U0134005

沈舒文临证心悟

沈舒文 著

全国百佳图书出版单位
中国中医药出版社
·北京·

图书在版编目（CIP）数据

沈舒文临证心悟 / 沈舒文著 . —北京：中国中医药出版社，2023.10
ISBN 978 - 7 - 5132 - 7987 - 1

Ⅰ . ①沈…　Ⅱ . ①沈…　Ⅲ . ①中医临床—经验—中国—现代
Ⅳ . ① R249.7

中国国家版本馆 CIP 数据核字（2023）第 243669 号

中国中医药出版社出版

北京经济技术开发区科创十三街 31 号院二区 8 号楼
邮政编码　100176
传真　010-64405721
三河市同力彩印有限公司印刷
各地新华书店经销

开本 710×1000　1/16　印张 22.5　彩插 0.5　字数 346 千字
2023 年 10 月第 1 版　2023 年 10 月第 1 次印刷
书号　ISBN 978 - 7 - 5132 - 7987 - 1

定价　92.00 元
网址　www.cptcm.com

服 务 热 线　010-64405510
购 书 热 线　010-89535836
维 权 打 假　010-64405753

微信服务号　**zgzyycbs**
微商城网址　**https://kdt.im/LIdUGr**
官 方 微 博　**http://e.weibo.com/cptcm**
天猫旗舰店网址　**https://zgzyycbs.tmall.com**

如有印装质量问题请与本社出版部联系（010-64405510）

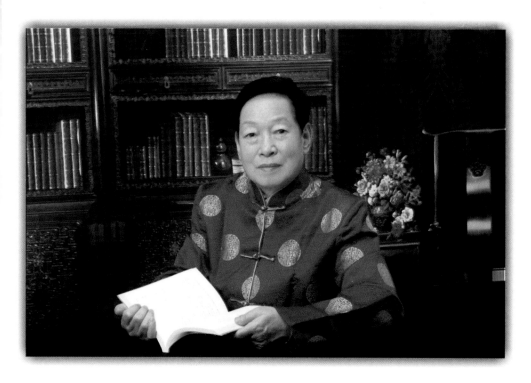

◆ 沈舒文教授近照（摄于 2020 年）

悬壶道浅 难济世
丰存验案 能医人
癸卯孟秋书

◆ 积验可鉴，开卷有益

中医学在积淀
好医生在悟性

积淀是中医理
论素养与临床
经验的积累。悟
性是建立在积
累基础上的临
床思维积累越
厚，师悟越透临
床方效越显著

戊戌春 王三虎

◆ 临证疗效悟真

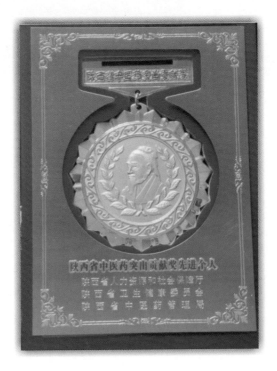

◆ 2021 年获陕西省中医药突出贡献奖奖章

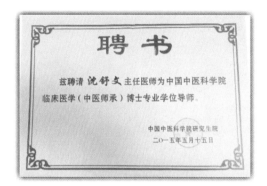

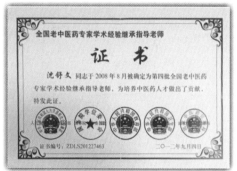

◆ 所获聘书与证书

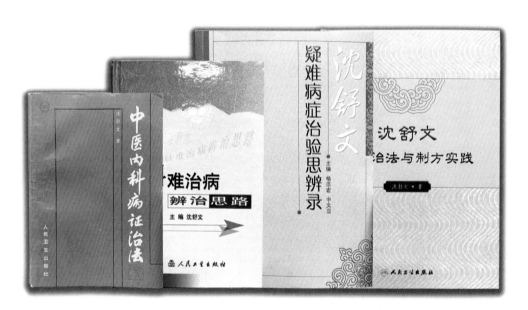

◆ 部分著作

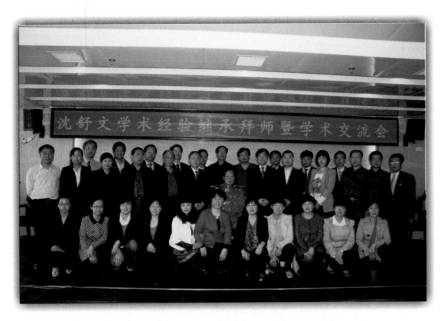

◆ 2014 年 4 月沈舒文学术经验继承拜师暨学术交流会合影

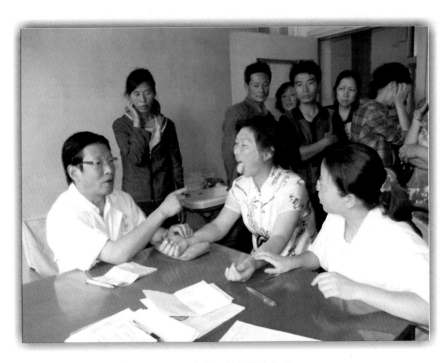

◆ 2002 年舒文教授诊病带教

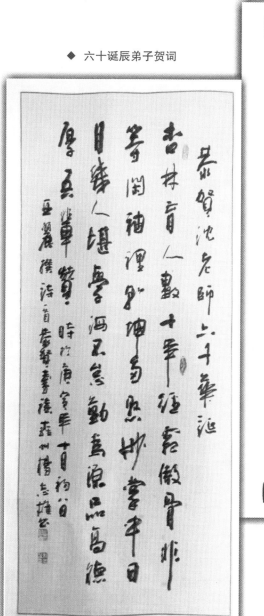

◆ 六十诞辰弟子贺词

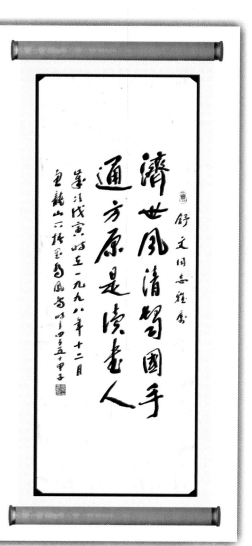

◆ 西府名医乔凤鸣题词

恭庆恩师七十寿辰

时唯十月岁在庚子紫微焜耀
霞焕七彩恩师沈舒文教授七
十寿永众弟子欢聚一堂僅以
芳花书写谨贺寿辰桃疫殊心
问道挹咸阳一生勤勉毕力于岐
余于乌堂吾师乾乾生栖凤翔
黄四十五季学验俱煌尔单所
幸师承红术重意诚胆若左
立明宥言仁人之言其利溥哉
于兹良承伏噫感慷澈逦通
再拜双星逸成文顺而之寿
望告曰
吾师厚德如兰斯恻隐为怀
谋简恭良孝子以诚笃善状匡
仁心仁术杏林数扬吾师尚志
衔苦涵水历险沧桑筚路蓝缕
问苦涵水历险沧桑筚路蓝缕
砥砺成钢吾师硕学医术昭彰

長耽典籍治学累长著述立论
远树泽泽见帅鹤碎沁人心房
治难左授智圆川方法古推陈
助业焯吾师精医悬壶济锡
夫贤基础坚守临病承生活济乐
典要敷畅招点金石端介咸韶
玄奥桃李斎芳果果主堂
不負师恩济济天下岁月留兵
如年如同慈济天下岁月留兵
爱生若子匡我蕖棠打莲南隊
大法功高术乃之天保官示
鸣瑞呈祥七十仁寿呈椿龄
恩重如海长不老煌煌星芷
岐黄大义仲景丕为厚资掖踵
医道大义太平盛世天下腾骧
杏林祈祥伏噫再期福汤久
吉涸九如寿域无疆嘉仪改来
三亥九如寿域无疆嘉仪改来
有诗赞上邪曰

南山鹤鸣郢未央
醫存仁心技称宰
法古创新勤业焯
金秋日朗照杏林
醫名车承兰桂芳
寿紅仁者傳心事
共報恩法祝福康
弟子
杨志宏 刘长江 答 强 雷根平
董 盛 杜晓泉 王捷虹 惠建洋
韩红艳 崔泰蜀 韦永红 宗健
叶峰嵘 黄航娟 许永攀 胡亚莉
梁海云 李敦杨 红莲 刘花梅
许鹏   稽首
时在庚子年阳月初八日吉时
导志宏弟及诸贤远之嘱书
于咸阳逸蘭阁冯养宁

自　序

中华文化是中医学的母体，临床疗效是中医学的生命线。先秦时期，前贤们将自然哲学观的阴阳五行学说与道家的精气神学说移植到医学领域并加以推衍，形成了中医学理论，指导人们养生防病治病，在维护中华民族健康中发挥了重要作用。两千多年来，中医药始终在追求疗效的扬弃中发展，守正创新，不断体现出它的人文属性和科学价值。我常为中医学的博大精深感慨不已，深感作为一名中医，没有在中医典籍中潜心研思的修炼难得领悟其真谛，不经在临床实践中摸爬滚打几十年的经验积累不堪称为良医。

我本农家子弟，早年目睹社会底层民众病痛之苦难，怀恻隐之心就读并供职于陕西中医学院（陕西中医药大学前身），步入医林，传道授业，悬壶济人近五十载，潜心于中医理论与临床的融会贯通中不断提高医术。曾编著《中医内科病证治法》《内科难治病辨治思路》《沈舒文疑难病症治验思辨录》等临床体悟之作。2008年誉获首批"陕西省名中医"荣誉称号，自愧名不实归，传道解惑医理难通达，悬壶施术济世难周全，曾自勉"恻隐为怀，但愿春风来指下；恫瘝在抱，不求医誉满三秦"。

2014年陕西省中医药管理局要求开展首批名中医学术经验整理工作，本人授业诊务一生，很有必要给后学者留些临床借鉴，于是近几年在诊务之余梳理学术观点，反思临床实践，总结成败经验，筛选精准用药，本着"医存仁心，学贵心悟"的治学思想，在我迈入古稀之年的2020年终完成斯作，贯名为《沈舒文临证心悟》。

斯书以我近五十年的中医生涯中逐渐积累的疗效领悟为主线，贯穿于学术主张、证治思维、经验体会、精准方药、医论释惑，一脉相延。全书内容突出了学术性、经验性、疗效性。不足之处，望读者不吝赐教。

沈舒文于陕西中医药大学

庚子年十月初八七秩虚度

目　录

第三部分　辨治心悟

第四部分　临证经验

第七部分　论著选录

第八部分　学术传承

第一部分

医存仁心，技在所悟
——我的中医之路

学中医在积淀，好医生在悟性。积淀是中医理论素养与临床经验的积累，悟性是建立在积累基础上的临床思维，积累越厚，所悟越透，临床疗效越显著。

——沈舒文

一、恻隐为怀，立志学医

我出生在陕西省凤翔县城北一个叫沈家沟的小村，祖辈以务农为生。听父亲讲，新中国成立前家里只是种几亩薄田，难以维持生计。他农闲时跑"脚户"，从甘肃、宁夏到宝鸡贩运粮、盐补贴家用，供叔父读书。我的童年是在国家困难时期渡过的，由于营养不良，身体单薄，父亲说难耕农事，鼓励我好好读书，做个有文化的人，长大后能吃上口"轻松饭"。因此，吃"轻松饭"就成了我儿时的理想，并懂得只有靠努力学习才能实现这个理想，为此我小时候学习一直比较努力。陕西西府人家普遍重视对子女的文化教育，过去每家每户都将"家传耕读""耕读人家"雕刻在大门的门楣上，把"种好庄稼，供子女读好书"作为家风传承，我家也是保持这样的治家理念。记得1976年春节时，我对自己的家境心有所感，写了副对联贴在家里的大门上："几间破屋半藏农器半藏书，几亩薄田时盼春风时盼雨。"这后半句其实也是农家人对生活企盼的真实写照。

1964年我考到了凤翔县西街中学。正当踌躇满志为圆大学梦刻苦努力时，

1966 年"文革"开始了，年底学校停课闹革命。1967 年眼看复课无望，我于是返乡，和父辈一样在家乡贫瘠的土地上"面对黄土背朝天"地耕作务农。1968 年底知识青年上山下乡运动开始，我和城里来的知青们一样，满怀"敢教日月换新天"的豪情壮志，在生产队不管干什么活我都不甘落后，勇为人先，拣最重最累最危险的活干，三年中经历了参加修凤翔柳沟水库、三岔水库，数九寒天在十八岭修战备公路，生产队打大口井我下井底掏泥，寒冬腊月鸡叫头遍就拉着架子车进山砍柴烧砖瓦窑；酷暑七月驾大型东方红拖拉机参加夏耕，农业学大寨参加农田基本建设……农村艰苦的岁月，练就了我坚强的性格、吃苦耐劳的精神、不断进取的上进心，以及对贫苦人的同情心，这些优良品德成为后来支撑我坚韧不拔追求知识的精神力量。1969 年 12 月我被公社推荐参加凤翔县知识青年积极分子代表大会，受到表彰，可谓用汗水换来了荣誉。

选择中医作为职业志向，还是从 1968 年参与中医事、接触中医人开始的。时年 7 月，大队医疗站接到县卫生局通知，要医疗站对所辖生产队的重病患者进行入户调查、登记建档，开展定期送医送药上门诊疗活动。沈家沟大队下属 8 个小队（自然村），其中 5 个村分布在三条沟里，道路崎岖难行，医疗站只有一个叫史道明的中医大夫，一个人翻沟上山实有困难。大队党支部书记安振华叫我给史大夫当助手，背药箱带路。我随先生走遍了 8 个自然村，接触到了 10 多名重病难愈、卧床不起的患者，每去一家我心情沉重一次。半山区人本来就穷，穷又患病，雪上加霜。记得第一个上门入户的患者，住在玄武山下半山坡上的一个破窑洞里，一进门臭气扑面而来，只见土炕的光席上躺着一个脑出血偏瘫、褥疮感染的患者，身上盖的破棉絮上面苍蝇嗡嗡乱飞，揭开棉絮给患者侧身检查，只见右髋部有半个手掌大的疮面溃烂流脓，患者呻吟不止。史大夫给他清理了疮面，撒上红药粉（后来才知道是生肌散），开了中药方并到医疗站帮他取了药。又如蔡家山半山沟的一户袁姓患者家，患者女性，40 多岁，患有营养不良、腹泻脱水，丈夫患类风湿丧失劳动力，儿子智障，家贫如洗。患者躺在铺着麦草的土炕上，眼眶深陷，四肢无力难以坐起，打开灶连炕的锅盖，前一天剩在锅里的玉米面糊已有异味仍留着吃。史大夫让其家人与我用架子车将患者送到医疗站给打点滴纠正脱水。当时所谓送医送药，只不过是给患者发些土霉素、四环素、消炎粉、止痛片之类，开几副中药、做做针灸治疗而已。农村医疗站的条件就是如此，每次出诊我总要感慨良久，农村缺医少药使不少患者得不到及时、有效的治疗，忍受着疾病的折磨，以至有些患者致残或早逝。我的恻隐之心油然而生，逐渐产生了学中医的念头，像史大夫那样做一名乡村医生，为村民解除疾苦。

从此我对学中医逐渐产生了兴趣，便主动结交医生。当时离我们村不远有个董家河地段医院，县城西北乡的人都到那里去看病。为落实毛主席 1965 年提出的"626"指示"把医疗卫生工作的重点放到农村去"，医院曾先后分配来了 6 个医科院校毕业的大学生。他们医术良好，且遇到重病不推诿，真正践行着救死扶伤的职责，医院常人满为患。我有事没事常去医院，和医生们认识并交上了朋友。他们送给我一些《赤脚医生手册》之类的医学读物让我看。当时医院条件很艰苦，没有自来水，要用笨重的辘轳自己搅井水，吃菜要到 10 多公里之外的县城买。大夫们每天除了繁重的院内医务工作外，还要担负出诊、支援生产队三夏、培训乡医等工作。他们为患者服务的高尚品德深深地感染着我。有一件发生在董家河医院的事使我终生难以忘怀。那是 1968 年隆冬一个大雪纷飞的傍晚，孙家堡大队高家庄小队一个患者家属到医院请求大夫为重病母亲出诊看病。当班的医生是西安医学院（西安交通大学医学院前身）毕业的大学生张居谦大夫，他毫不迟疑便跟随家属到家中出诊。患者家距医院有四五里山路，看完病已是晚上 9 点多钟，家属送到村口，张大夫拒绝了远送，只身返回医院。大雪不停地在下，村间的小路已被大雪覆盖，漆黑的夜晚，旷野白茫茫一片，只能凭感觉辨别方向朝医院艰难地行进。在经过一个荒废院落的崖背时，由于看不清路，张大夫失足掉进了崖背旁约 4 米深坍塌的废窑孔里，窑底积雪尺余，眼镜也跌落了，胸痛得爬不起来。直到第二天早晨 9 点多钟我与村里几个人去董家河商店路过此处，听见窑里有人微弱地呻吟，才发现了蜷曲在窑洞底雪坑里已经冻得即将昏迷的张大夫。我们立即将他救出来送往医院，经检查有 3 根肋骨骨折。这是发生在那个年代大学生医生的真实故事，这些品德高尚的医生将自己的青春、知识乃至生命都献给了农民群众，无怨无悔。这批大学生直到20世纪80年代初才相继回到城市。他们一切为了患者的高尚品德一直感染着我，至今每次回老家路过已废弃的董家河医院，我都要驻足看看，感慨良久，它曾给了我青春的理想，曾经的大夫们为我树立了青春的榜样。

对我踏上学中医之路影响很大的一个人我不得不提，他就是前面说的沈家沟医疗站的史道明大夫。先生精通文史，后涉岐黄，学识在凤翔有一定影响，看病以经方称著。记得1967年冬的一天，我进山干农活口渴喝了山沟里的水，晚上回到家开始腹绞痛。我父亲急忙叫来史道明大夫，他说像肠梗阻，怕肠坏死，建议送县医院。我父亲面有难色，家距县医院20多里路，天色已晚，用架子车送怕在路上出现意外，恳求他先给治治看。先生就开始给我扎针、艾灸，一直守候在我身旁，直到天亮疼痛逐渐缓解，他才带着一脸倦意回家。我感激他的仁心，更感悟到中医的神奇。之后我在沈家沟学校教书，与医疗站一墙之隔，常去他那里看他治病，他常在诊余给我介绍一些中医中药知识。有一次，他语重心长地对我说："我看你有知识，诚实、善良、勤奋，不如学医当个医生，救死扶伤，积德行善，这才是实实在在地为人民服务。"老先生的话使我感触良深，其实我何尝不想学医。有人说人生的道路靠自己选择，关键时刻只有几步，就看你能否把握机会。但在那个年代，机会不是你自己能把握的。我想学医，但1969年4月大队书记对我说农村需要农业技术人才，队里研究决定，让我去县里刚成立的农业技术学校学习。学习了一年多农业机械，后因公社农机站未能建立起来，大队书记又找我说沈家沟学校缺一名教数学、物理课程的教师，让我担任民办教师，于是我又在教师岗位上一直干到上大学前。但在此期间我对学中医仍是矢志不移，1970年与我关系甚好的一个知青娄国振招工回城，临行前给我送了一箱子医学书，我在任民办教师期间抽空读完了部分中医药书籍，对中医药知识已有了肤浅的了解。

二、学府深造，步入岐黄

1972年4月，一个偶然的机会，我被选送进入陕西中医学院中医专业学习，终于圆了我学中医的大学梦。因为"文革"而荒芜了6年的校园迎来了莘莘学子。教师与学生们的热情都非常高，缺少教材，教师们边讲课边编写补充讲义；校舍不够，学员们课余搬运砖瓦建楼。我从内心里珍惜这次进大学深造的机会。我们这级学生进校后首先补3个月的文化课；暑期到延安军训拉练，去秦岭涝浴采药、认药，基本掌握了七八十种中草药的形态特征与功效主治；1972年8月底开始学习专业课。

开学后一段时间，学员中出现了学中医好还是学西医好的争论，影响到专业思想的巩固，不少有医疗工作经历的人说学医应该学西医，那时各县尚未成立中医院，学中医英雄无用武之地。当时年级主任在班务会上的一席话我至今仍记忆犹新，他讲道："西医看病是靠仪器，检查做了一大堆还未必能搞清什么病。中医看病靠三个指头，脉一把就能搞定你是什么病，你看中医神奇不神奇。"我决心对中医的神奇的探个究竟。

那时的教育方案是在毛主席"学制要缩短，教育要革命"指示精神下制定的，学制缩短后课程之间衔接跨度大，有些课吃夹生饭，仅凭课堂所学难以系统掌握医学知识。为此，我课堂上认真听讲，勤于记笔记，下课后及时梳理出知识要点，反复记忆、思考、领悟中医理论与临床联系的问题，弄不明白的就请教老师，好在那时老师上完课后每晚都要去教室给学生辅导答疑，向老师请教很方便。同学们回宿舍讨论最多的是课程知识的问题，迫切地追求知识只为一个目的：将来能独当一面，胜任医疗工作。

给我们上课的中医老师都是中医世家出身，医道之精令我敬佩不已，怎样才能像他们那样成为中医大家是我思考的问题，经向老师们取经得知，他们都有从小背诵中医，练就中医童子功的经历。在他们的指点下，我借来了《医学三字经》《汤头歌诀》《濒湖脉诀》及老师发的《内经选读》辅导册子早晚背诵，晚上躺在床上背着背着就进入了梦乡。这是我背诵中医补练童子功的"加餐"。随着对中医兴趣的不断提高，课外背书已不能满足我对中医知识的追求，我与班长冯仁杰和另外几个同学自发成立刻蜡版印医籍小组。由于当时很多中医书籍买不到，在图书馆借书每次只有两周时间要按期归还，我们便将老师推荐的中医小册子，抄写刻蜡版、油印装订。我刻板的是秦伯未《谦斋医学讲稿》，刻了几个通宵，我抽烟的不良习惯就是从那时开始的。刻蜡版抄书是对中医知识记忆最深刻的方法，刻板小组也将课外的抄书刻印称为"加餐"，晚饭后班长在教室通知几个人"加餐去"，我们就心领神会地出了教室，每本印10余册，视为最珍贵的礼物送与最要好的同学学习。后来其他同学知道了此事，索要书的人多了，刻蜡版印书的"加餐"也停止了。另外，那时学生与老师间的走动交流很普遍，我差不多每1～2周去同乡王正宇、张志华老师家一次，向他们请教学习中遇到的问题，受益匪浅，几十年间一直保持着这种联系。通过课程学习与课外"加餐"、请教，我在医学知识几乎是一张白纸的基础上，不断勾画出中医的理论体系与临床辨证思维方法，但离全面掌握中医深奥的理论还相差甚远。

那时的教育强调实践的重要性，制定的教学计划在结束基础课进入专业课程学习时，由临床各科老师组成医教工作组带学生下基层医院"开门办学"。我们班为期一学期的"开门办学"是在兴平145医院与建筑公司医院，上午随带教老师进入医院各科室看病，下午集中上临床课，及早地对临床常见病产生了感性认识，授课老师结合临床问题讲授课程，提高了学生的学习热情与积极性。下课回到宿舍后，同学们常为一个所见的典型病例各抒己见，争论不休。周休日，有比较熟悉的患者要求我给诊病开方，我大胆地给开了药方，有些竟然疗效还不错，这更增加了我的临床自信心。自"开门办学"之后，每次回到家乡，我就大胆应诊患者，到家里求诊的乡亲越来越多，我就去大队医疗站看病，到毕业时家乡的患者已求诊不绝。三年半的大学学习，客观地讲，我的成绩不是最好的，但我是比较努力的，也是比较善于思考的，掌握了中西医学的基础知识、基本理论、基本技能，学会了在中医的临床疗效中领悟辨证施治，这也为我后来善于从学术层面思考临床疗效问题奠基定了思维习惯。

三、留校从教，夯实基础

1975年10月，在陕西中医学院75届毕业大会上我意外地被宣布留校了。一心立志于毕业后回家乡做个好中医的我一时茫然，凭自己的"半桶水"中医水平，怎能成为传道、授业、解惑的尊师大医呢？这是现实对我的严峻考验。在留校后，当年 11 月我被借调到西安医学院（西安交通大学医学院前身）医教队，分配到岐山益店教学基地给刚入学的 78 届 5 班讲授中医课。对我来讲，这真是赶着鸭子上架！我只有认真备课，编写教案。没有办公桌，医疗队给每位教师发个小马扎，我伏在床上备课，常熬到夜里 12 点后，第二天给同学们"热蒸现卖"。在课堂上，每当看到同学们渴望知识的眼神，我不禁惶恐不已，于是暗下决心，一定要充实自己，研习中医，吃透教材，强记教案，梳理逻辑，琢磨如何表达才能将授课内容讲得更好，以不误人子弟。当时基本上是下午隔日上课，上午在益店医院或村医疗站看病带学生，周围村里的乡民听说是西安医学院来的大夫看病，患者应接不暇。在日渐获得中医临床疗效的同时，我探索中医的兴趣与信心得到了不断提高。

1976 年 3 月，我结束在西安医学院开门办学带教工作，回到了陕西中医学院。当年 7 月恰逢唐山大地震，陕西中医学院附属医院接来了一批地震伤员，医院专门成立唐山病区，我被抽调到该病区从事伤员的医疗护理工作。在重伤员中有 10 多个是截瘫患者，普遍出现褥疮，医院于是成立了褥疮攻关小组，我是组员之一。当时听说汉中市 3201 医院治褥疮疗效好，李堪印老师和我就被派往汉中取经。3201 医院采用的主要是用疮面植皮、轻者护理勤翻身的方法。学习回来后我们将所学经验在本院推广，采用邮票式植皮，但成活率很低。王树梓教授说我是学中医的，让我能否试着用中医方法治疗。我查阅了大量中医外科文献，筛选出象皮（当时未找到象皮，因而未用）、乳香、铜绿、血竭制成褥疮散，对疮面清疮祛腐后先用黄柏、苦参洗剂清洗疮面，再撒上褥疮散，并口服当归补血汤托疮生肌，疗效非常好，受到王教授的赞赏，他让我留在外科病房工作直到 1977 年。

1977 年国家恢复高考招生，5 年制大学生入校。陕西中医学院与其他中医学院一样，对师资队伍进行考试，根据考试结果个别调整岗位，并举办脱产师资培训班、派出进修学习等加强师资培养建设，当时称为"回炉培养"。我被分配到中药方剂教研室，教研室主任聂伯纯随即派我去广州中医学院（广州中医药大学前身）进修。白天我随78届本科生听梁颂铭、洛和生老师授课，下午、晚上则借来大量教学参考资料，学习琢磨老师的教学方法，充实编写教案。教研室每周三下午举行教学研究活动，培养青年教师，我也荣幸地被纳入培养。在参加培养性试讲的过程中，我得到了难点的阐述、内容的取舍、表达的逻辑性及语速、板书等方面的悉心指导。梁主任还专门派一位博学多才、纵横古今中医的张老师作为我的指导老师。张老师60岁开外，一般不来教研室，但很好客，我常去他家请教问题。有一次我向他请教水肿用逐水剂的利弊与时机问题，他引用张景岳的一句话"温补即所以化气，气化而疣愈者，愈出自然；消伐所以逐邪，逐邪而暂愈者，愈出勉强"，告诉我理解了这句话问题就解决了。后来我在《景岳全书·杂证谟·肿胀》中找到了这句话，竟一字不差，于是感叹前辈们深厚的中医功底，并激励自己深研中医典籍的决心。进修期间适逢广州中医学院举办的第二期青年教师"四大经典"师资培训班开课，我听了其中的《内经》《伤寒论》《温病学》及日语等课程，对中医理论体系有了较为深刻的了解。此次师资培训班配备的教师都是学校的顶级教师，其中有几位老师讲课的艺术感染力令我至今仍记忆犹新。1978年以后，随着国家开放政策的实施，中药方剂教研室几位有海外关系的老师准备出国，导致师资紧张。教研室梁主任给我安排了中医专业78级本科26学时大班讲课任务。为了完成此项工作，我每晚都会将第二天要讲的课一遍遍试讲、反复琢磨练习。功夫不负有心人，我的讲课竟一炮打响，在广州中医学院教务处组织的评教评学活动中，学生给了我很高的评价。此次讲课为我之后讲好中医课开了个好头。

　　1979年6月底我进修结束，8月又参加了陕西中医学院第二期师资培训班，这次师资培训班可以说使我对中医的系统性认识有了进一步提高。学习内容仍是"四大经典"，上课的老师是引领陕西中医学院中医发展的"三驾马车"傅贞亮、张学文、杜雨茂老师，以及其他名师。他们的授课从系统阐释原文开始，旁通博论，使我真正学到了中医的精髓。老师们要求严格，每节课布置作业、讨论问题，在吃透原文的基础上引导学生从古代哲学层面理解中医的文化背景，这也促使我开始思考中医学内涵相关的学术问题。老师们要求学经典要背诵原文，深刻理解并善于结合临床，我们照此而学，逐渐对经典产生了浓厚的兴趣，遵老师言，整日在经典中遨游爬疏，中医理论大有长进。现在回想起来，有"独上高楼、望尽天涯路"的感慨。学校给我的这个平台，使我有了不断超越自我的机会。

四、博览医籍，躬身实践

20世纪80年代之后，我经历了中医理论与临床实践滚动发展的提高过程。1980年2月师资培训班结束后，我进入中药方剂教研室工作。由于教研室课时不多，我同时又去附院内科上临床，在内科病房任住院医1年。因急诊缺人，我又被调去内科急诊近1年，独立处理了大量急、危、重病患者，如急性脑血管病、心梗、心衰、高热、中毒等患者。那时内科床位紧张，内科重病往往先压在急诊室，由急诊大夫处理，这段工作充实了我的西医知识，锻炼了我处理危重患者的能力。之后每当教学任务不忙时我就去内科上临床。需要一提的是，进入教研室后我的指导老师是何伦，他是陕西城固人，中医世家，16岁便是当地一隅良医。何老师对制方理论造诣极深，临床处方严谨、用药灵活，被称为"活方剂"。他在制方理论与临床处方配伍方面对我进行了悉心指导，引导我研读《成方切用》《医方集解》《景岳全书》，奠定了我的临床治法与处方理论基础，帮助我掌握临床中处方用药的方法，提醒我不断熟悉中药性能，告诫我证候确立后不能凭经验任意选药堆砌成方，或守一方而应多证，将复杂的证候辨证方药单一化，这是影响疗效的隐性伤。恩师的教导我牢记在心，并在临床中不断悟到，看病施治开处方，处方的组织配伍要受制于临床治法的指导，所谓辨证施治，就是完成理法方药的诊疗过程，辨证要有严密的中医逻辑思维，施治要有严格的治法理论指导。同时我在临床中发现，有些中医大夫临床疗效平平的原因在于不注重治法对处方用药的指导作用，脉一切处方就出来了，简化了治法对处方用药的指导，有方无治，疗效靠碰。故此，我逐渐对病证的临床治疗方法产生了研究兴趣，进入教研室后，我将此前背诵经典的学习方法转为阅读摘抄内科病证临床治法理论与有效制方的研究上来。中医内科医籍肇始于先秦、汉唐，丰富于明清，《内经》是中医学理论之源头，《伤寒杂病论》开辨证论治指导临床实践之先河，金元四大家创学术流派及争鸣之端。我利用5年时间将这三个时间段所涉及各种病证治法的医籍基本都查阅了一遍，摘录出不同年代医家对内科病证论治的观点及历代名方资料三大纸箱，作为研究资料研读领悟。毫不夸张地说，20世纪80年到90年代，我是去学校图书馆最多的教师之一，少有人借用的孤本书不少有我借阅的签名。治法是建立在辨证的基础上，研究内科临床治法，必须先将不同历史阶段不同病证辨证论治中的治疗观点、名方特点研究一遍，尤其注重原创理论的临床价值。之后我又对新中国成立后中医类杂志中的内科疾病辨证论治方法、学术经验论点进行了摘录。当时学校图书馆假期不开放，我就通过熟人关系找到某职工医院资料室阅读、摘录中医期刊资料。沉闷的资料室没有电风扇，更没有空调，酷暑难当，身上布满了痱子，臀部坐出了水疱。资料室下班后，我就把部分资料带回家继续阅读。整整一个暑期，共阅读摘录杂志近千册。经过十多年"三更灯火五更天"般在古今中医内科证治领域的耕耘，我对内科病证临床治法理论及治法指导临床处方用药有了一定的学术性、疗效性的认识。编著了《中医内科病证治法》一书，1992年由人民卫生出版社出版发行。北京中医学院著名中医学家董建华教授在该书序言中写道："作者从源到流把古今医籍记载的治疗方法进行了系统整理、阐述，所立各法论理通达，提出的方药切于临床应用，并反映出了时代治法、方药特征。"

临床实践是通向名医的必由之路，作为一名中医教师，既要有坚实的中医理论素养，又要有扎实的临床功底。从事方剂教学的我虽然没脱离临床，但总觉得临床经验积累是自己的"短板"。1984年学校实行机构改革，将基础学科从中医学一级学科分离出来，临床学科归医疗系，我先后担任了医疗系办公室主任、系副主任、主任，从此逐渐脱离了方剂教学，专业归属于中医内科教研室。这一变化给了我更多上临床的机会。除每周在附院上两次临床外，每逢寒暑假有些老师要休假，我就补空扎在内科上临床。20世纪80年代初陕西中医学院附属医院大内科划分为病区，病区间临床大夫不固定，很难形成各人的专业特长。之后病区发展为科室，要求科有专长、人有专病，我开始重点治疗脾胃病。脾胃病是中医脏腑疾病中理论最为丰富的，我在临床辨证思维中寻找理论依据，在经验积累中追求疗效提高。"经过一番寒彻骨，迎得梅花扑鼻香。"至 90 年代中期，我已对慢性萎缩性胃炎、胆汁反流性胃炎、食道病、消化性溃疡、溃疡性结肠炎、肠易激综合征等消化系统常见病的临床疗效有了八成的把握，患者也越来越多。随之我在追求临床疗效中不断领悟脾胃病原创理论，从学术层面探讨如何实现临床疗效突破的问题，逐渐在脾胃病辨证论治中形成自己的学术观点与诊疗特色，如治脾胃病擅从胃纳脾运、胃降脾升、胃湿（润）脾燥功能失衡中整体调治，恢复脾胃化纳、升降、燥润的协调功能。对脾胃病建立"三维六纲辨证方法及维度组方"，创造性地将脾胃病辨证论治纲领化，提高辨证论治的精准度，使脾胃病辨证有了严密的逻辑思维，施治有了严格的用药法度，形成以寒热虚实调病性、升降宣摄调病势的临床思维方法；对慢性胃炎提出"滞损交夹"病机理论，胃癌前病变提出"毒瘀交阻"核心病机等新理论，并创院内制剂"金果胃康胶囊"，使用多年来对逆转胃癌前病变有良好的效果；对慢性难治病首次提出虚实关联证候类型，对辨证的精准施治提出多维协同组药的制方经验，对胃食管反流病、贲门失弛缓症、食管癌、胃癌呕吐等消化难治病发微叶天士养阴论，提出以润为降取效的观点，将润分润枯、润降、润燥，胃痛润枯，胃逆润降，胃燥润通。对食管癌、胃癌润降胃气，破泄毒瘀结滞，促进纳食进谷，治疗别具一格。随着医疗经验的不断积累，临床疗效不断提高，诊疗技术的社会影响越来越广泛，省内外慕名而来的求诊者应接不暇。

五、治难在悟，融会贯通

人们常说看中医找人，看西医找门，临床所见世俗确实如此。当一个中医大夫逐渐成名之后，患者的医疗请求往往会超出他们从事的专业范围，迫使其向最棘手的疾病扩展。患者的医疗需求就是中医大夫的从业领域。古有扁鹊过邯郸，闻贵妇人，即为带下医；过雒阳，闻周人爱老人，即为耳目痹痛医；入咸阳，闻秦人爱小儿，即为小儿医。扁鹊实乃随俗为变，这对现在培养全科医生很有现实意义。我是从事脾胃病学科的，随着医龄的延长，求治脾胃病之外难治疾病的患者越来越多。难治病是世界医学界共同努力的难题，我曾说，谁能在难治病的疗效上有所突破，谁就站在了中医临床的制高点。我从 20 世纪 90 年代初开始研究难治病的中医治疗问题。辨证论治是中医的核心技术，也是临床治疗各种疾病的共性技术。学科、专业可以说是人为划分的产物，各学科临床辨证论治的原理是相通的，尽管难治性疾病目前疗效难有突破，症情多疑惑难解，但用个体化的辨证论治临床思维方法释疑破难，都可以给内科不同的难治疾病一个合理解释，使不少难治病的疗效取得突破，这已是不争的事实。近 20 年来，我在坚守追求脾胃病疗效的不断提高外，又逐渐涉足内科难治病临床治疗研究领域。如对肾病综合征蛋白尿同时见水肿者，若着眼尿蛋白固肾摄精微则水肿难消，立足消水肿纵利水湿则尿蛋白可能加重，我采用补肾固精与疏利水湿并举的方法，称为"纵擒摄宣"法度，消蛋白与消水肿效果良好。慢性肠炎、肠易激综合征便稀与便滞同现者，固肠止泻则便滞加重，导滞通便则稀更甚。慢性前列腺炎尿滴白与尿频数共存者，利湿浊与固肾精两难。解决此类病势相反的治疗难题，我皆用纵擒摄宣法，独有建树。对于肝硬化腹水、肾功能衰竭等腹胀、水肿、小便少者，我在悟透"百病生于气"、气为百病之先导理论的基础上，分别采用益气通肝络、温肾补脾阳之法，重点是宣郁破壅导气机，对消除腹胀利水湿可起到事半功倍的效果。又如对高血压我从肝阳化风、痰瘀互结论治，对糖尿病从肾虚阴亏、脾不散精论治，都获得了较为显著的疗效。对病及多脏受损，兼症环生，虚实难辨的难治病，我擅长从病机辨析因果关联，把握标本虚实，做到辨疑不惑，治难不乱，显著提高了临床疗效。

中医临床大夫随着执业年限延长，业务扩展有个走向，如妇科医生找看不孕症者逐渐增多，内科医生找看癌症者不少。患者找我治消化道癌，迫使我下决心去研究如何提高消化道癌的疗效问题。如我对食管癌咽食受阻，从润降胃气、宽膈破结治疗效果良好，未做手术、化疗或化疗中断存活 3 年以上者不少。近期遇到一位家住西安市长安区斗门街道的食管癌晚期患者，吞咽难下，进食即吐痰涎，我从"以润为降"出发，用麦冬 12g，石斛 15g，苏梗 10g，瓜蒌

12g，威灵仙 12g，姜半夏 15g，硇砂 4g（冲），炙甘草 5g，姜 4 片，大枣 4 枚，煎汤剂频服，服 2 剂后即呕吐止，能进流食。对胃癌从毒瘀交阻、气阴两虚治疗，肠癌从解毒破泄、润降通滞治疗，都取得了比较好的疗效。之后找我求治各种癌症的患者日益增多，每天的门诊有 1/5 左右为癌症患者，这促使我进一步研究其他癌症的中医治疗。如对肺癌从痰毒结聚、损肺伤肾治疗，肝癌从软坚通络、解毒柔肝治疗，也都能取效良好。对于癌症患者化疗期间的中医药治疗，我不失时机地予以补益气阴、和降胃气，消除化疗的副作用，恢复患者的体能。对癌症发热，依我所见，一种是癌瘤聚结，郁而发热，在扶正解毒抗癌的同时，配柴胡、僵蚕、蝉衣疏散郁热有效果；另一种是瘤聚体内，热伏阴分，以养阴透热可收效。逐渐地，我形成了自己治癌"扶正气，调脏腑，破毒结"的诊疗组方模式。

在几十年的躬身临床实践中我逐渐认识到，治疗难治病辨证施治首要问题是理清临床思路。思路是出路，临床思路不仅是规范难治病辨证施治的技术方法，更是经验性学术思想的体现，也正是临床疗效之所在。为此，我在治疗脾胃病获得名医虚名之后，因患者的医疗需求开始研究内科难治病，历时 10 多年，对内科 38 个难治病的临床辨证论治思维方法进行了深入研究，编著《内科难治病辨治思路》一书，由人民卫生出版社 2002 年 9 月出版发行。该书对每个难治病的辨证立足于原创理论，着眼于临床疗效，悟透证治机理，理顺临床思路，在临床理清难治病辨治思维中有一定高度，出版发行以来连印 3 次。2007年我提前一年卸任中医系主任职务，此后扎根于临床，躬身实践不辍歇，在中医药的知识海洋里遨游，将中医辨证论治的诊疗方法贯通于难治病的治疗中，拓宽思维，提高疗效，积累经验。天道酬勤，技渐长进，2010 年之后全国慕名而来的患者络绎不绝。之后我又组织指导继承人杨志宏主任医师、宇文亚博士整理我近 10 年的医案，编著成《沈舒文疑难病症治验思辨录》，2013 年由中国中医药出版社出版。2015 年、2017 年《中国中医药报》连续发表我的学术经验文章近 20 篇，社会影响广泛。我常说："中医学在积淀，好医生在悟性，积淀是中医理论与临床经验的积累，悟性是建立在经验积累上的疗效思维，积累越多，所悟越透，临床疗效越好。"

中医学道行高深，我虽于 2008 年被评为首批"陕西省名中医"，但与前辈相比踮足也难及其肩，中医的博大精深有所悟而难悟透。如果说我的行医之路有所借鉴的话，我认为有三点：其一，对患者要有恻隐之心，孙思邈"大医精诚"给我们作了典范，医者仁术，必具仁心。我在 2012 年收徒弟时给每人的题词中有句"恻隐为怀，但愿春风来指下，恫瘝在抱，不求医誉满三秦"，强调对患者要有恻隐之心。临床应诊中与患者保持发自内心的同忧同乐情感，患者反馈病好了，不炫耀、不吹嘘，总结经验；患者反馈无效果，先从自身医疗技能上找原因，竭尽医术之能事，提高疗效。其二，中医理论与临床相应提高，滚动发展。中医看病的临床思维以基本理论为指导，大凡名医都是中医理论扎实、临床经验丰富，经历了理论与临床滚动发展，经验在临床中凝练提高的过程，医技才能不断长进。第三，熟悉临床组方用药。临床制方贵在根据病理结构的多维性与证候演变的动态性确立相应治法，在治法指导下处方用药，临床要求对处方用药相当熟悉，制方灵活多变，法随证变，药随法变，用药如"盘中走珠"，贵在权变，我常抱着"临疾兢兢，犹恐捡方未到；虚实翼翼，总觉济世难周"的心态临床处疾。识中药面广，处方配伍得当，可能是我临床之所长。我带过的学生常说沈老师处方太灵活，用药面太广泛，很难掌握，这得益于我在中药方剂教研室读研方药的知识背景，临床辨识证候固然重要，然方药乃为施治思维的具体实践，犹治病之利器。临床熟悉掌握处方配伍、中药性能是"恪守病机"、组方用药之前提，尤其是临床遣药组方，知药面要广泛，如"韩信用兵，多多益善"，中药掌握得越广泛，临床组方用药的余地就愈大，疗效的胜算也就愈大。以我在临床带教之所见，不少青年医生包括高学历的研究生最生疏的是制方用药，用成方不知组成，遣药组方无所适从。一个好的中医大夫必须有丰富的方药知识素养。以前讲"四大经典"是《内经》《神农本草经》《伤寒论》《金匮要略》，现在又加进《温病条辨》，《神农本草经》退出了，我以为"本草经"类的中药知识素养应该具备。

六、守正创新，打造团队

创新是科学发展的原动力，中医学术创新要坚持原创理论的创新与发展。20 世纪 90 年代初，我开始研究慢性萎缩性胃炎癌前病变，围绕癌前病变展开从基础到临床的研究，立题多项，提出了"虚实关联"的证候特征、"毒瘀交阻"的病机特点，并针对毒瘀交阻为本、气阴两虚为标的本虚标实证候研制"金果胶囊"作为院内制剂应用，在逆转胃癌前病变方面显示出了良好效果。2005 年我主持国家自然科学基金项目"胃黏膜异型增生虚实关联证候结构特征与血清肿瘤相关物质水平关系动态研究"（N3057238），实现了陕西中医药大学国家自然科学基金零的突破；2008 年又主持国家自然科学基金项目"基于慢性萎缩性胃炎癌前病变虚实关联证候辨治的临床疗效评价方法学研究"（N30873266）。我带领脾胃病研究团队开展的"胃癌前病变虚实关联证候特征与金果胃康证治效应"研究持续近 20 年，2012 年获陕西省人民政府"陕西省科学技术二等奖"。胃肠动力障碍是临床最常见的一组病症，我于 1999 年开展的"胃肠舒泰胶囊促进胃肠动力研究"中标陕西省科技厅基金项目，2002 年开展的"新发现抗风湿植物索骨丹有效部位及质量标准的研究"中标陕西省教育厅科研项目。1996 年之后我作为陕西中医学院附属医院脾胃病科学科带头人，引领本院脾胃病学科取得长足的发展，2006 年陕西中医学院附属医院脾胃病学科被评为陕西省中医药管理局重点学科；注重打造科技创新团队，2011 年我作为学科带头人的脾胃病学科又被评为国家中医药管理局重点学科，组建了以刘力教授，杨志宏、汶明奇、王捷虹、杜晓泉主任医师，宇文亚副研究员及惠建萍副教授等为主体的脾胃病创新团队，2012 年担任国中医药管理局确定的陕西中医药大学中西医结合基础重点学科学术带头人，指导学科发展。坚持以人才培养为支撑，以科技创新为动力的发展理念，研究方向稳定在胃癌前病变、胃肠动力障碍、溃疡性结肠炎的中医药研究与疗效评价方面，团队开展深入胃癌前病变"毒瘀交阻"病机理论研究，中标 4 项国家自然科学基金，多项省部级科研基金。2016 年陕西中医药大学附属医院沈舒文工作室被国家中医药管理局确定为传承建设项目，为学术经验传承搭建了国家级平台，得以更好地开展学术传承，培养高级临床专业人才。继 2008 年被评为首批"陕西省名中医"后，2011 年我又被中共陕西省委、陕西省人才资源和社会保障厅聘为陕西中医学院首位二级教授，团队中有不少人已成长为学科带头人，如雷根平任副院长，杨志宏、杜晓泉、王捷虹、许永攀、王苏丽、张贞鲁、梁海云等任科室主任、副主任，2018 年雷根平、杨志宏、杜晓泉、王捷虹 4 人被评为第三批"陕西省名中医"。2019 年 4 月由我设计，继承人王捷虹主持完成的"李东垣脾胃升降理论的临床规范性效应研究"获得 2018 年度陕西省科学技术奖三等奖。工作室坚持每月组织随诊的继承人进行病案讨论两次，评议所诊典型病例临床疗效之得失，领悟辨证施治之体会，不断总结临床经验，使团队的诊疗水平不断获得提高。

在传道授业的生涯中，我始终致力于中医教育与人才培养。1994 年开始任陕西中医学院医疗系主持工作副主任，着力于临床教学的"院系合一"体制改革，研究后期教育临床能力的培养问题，主持的"临床实践教学的质量控制研究"获 1995 年陕西省人民政府优秀教学成果二等奖。1995 年组织申报陕西中医学院中医内科、妇科、儿科等临床类硕士研究生培养点。1997 年开始担任中医消化专业硕士研究生导师，同年招收硕士研究生并担任中医内科导师组组长，组织制定临床类专业研究生培养方案，担任本科中医内科学教学工作。2003 年担任陕西省普通高校精品课程中医内科学主讲，编写中医内科硕士研究生教材《内科难治病精要》《循证医学与中医学》并担任主讲，编写消化专业研究生教材《脾胃病临床与进展》并担任主讲。2006 年我被上海中医药大学聘为中医内科博士生导师，次年招收博士生惠建萍，于 3 年后如期获医学博士学位。并于2008 年、2012 年、2017 年分别被确定为第四批、第五批、第六批全国老中医药专家学术经验继承工作指导老师，开始通过师承方式为国家培养中医优秀人才。2013 年被聘为第三批全国优秀中医临床人才研修项目指导老师，2015 年被中国中医科学院聘为临床医学（中医师承）博士专业学位导师，培养的师承博士许永攀如期毕业。胡亚莉、叶峥嵘顺利出师，相继培养的学术继承人还有成坤、韦永红、李敏、温国军、刘长江、韩红艳、许鹏、崔秦蜀、杨红莲、文旭、刘宝峰等，在不同的中医药岗位上发挥了重要作用。担任研究生导师以来，培养硕士研究生56人，博士生4人。2016年12月我被国家中医药管理局确定为2016年全国名老中医药专家传承工作室建设项目专家，2021年4月被陕西省人力资源和社会保障厅、陕西省卫生健康委员会、陕西省中医药管理局授予"陕西省中医药突出贡献奖"。

中医之学，在于积淀。回顾我在中医学知识海洋里遨游摸爬40余年，虽躬身实践不辍不歇，但对中医的博大精深仍难悟透，更难以与前辈比肩。我认为学习中医无止境，入了中医门，做了中医人，就要不懈努力。百尺竿头，更进一步，这是中医人永恒的追求。

第二部分

学术主张

论多维协同组药是精准施治的关键

辨证论治是中医诊疗疾病的核心技术，辨证论治的精准化包括前端病理状态的精准梳理与后端施治方药实践的精准遣组。由于辨证论治具有个体化经验性技术成分，其后端施治的研究处于弱化状态。为此，我提出了精准施治。所谓精准施治，就是针对疾病病理状态的维度与异常指标，构建起与之套合的多维协同组药。多维协同组药体现了"多靶点"的方药组合，是精准施治，提高临床疗效的关键。

一、整体观念与多维度调理

整体观念是具有人文属性的中医学理论，源于古代哲学思想的核心——阴阳五行学说、天人相应学说及道家"精""气""神"学说，经古代医家移植到医学领域，加以推衍和发展而形成中医诊治疾病的临床思维方法，其特点在于宏观整体调治疾病的临床思维。它将疾病发生的原因放在自然、人文环境中思考，将病理机制从病性的寒热虚实、病位的脏腑经络、病势的滞通顺逆及正邪盛衰的进退进行综合辨析，最后抽象出就诊时所处的病理状态，即证候。治疗定格在病理状态的多维调治上。现在中医治病多采用病证结合。病是贯穿于疾病始终的纵向生物学病变。证是疾病演进发展中横断面上的时段性病理单元，这个病理单元是用中医理论思维辨析出的病理状态，它包含了病因、病位、病性、病势等多维度病理结构及理化指标，调理先要对病理状态进行精准的维度梳理，进而建立起套合病理状态结构的多维度综合调治的遣药组方，多维度施治策略是建立在病理状态的多态性维度调理的基础上的。依据病理结构维度的整体调治，多维协同组药的精准遣组，体现了辨证论治"多靶点"整体调治的临床思维方法。

二、慢性病病理状态的多维度特征

中医的疗效优势主要体现在慢性难治病的治疗上，慢性疾病多具有积年累月的病史，脏腑正气亏损与组织器官变性、内邪滋生共同存在于一个病机的统一体中，在疾病的动态演化中多表现出正虚与邪实交错的病理状态。辨虚实一般用中医标本理论，辨识病理状态的虚实结构本虚标实的关联性、脏腑气血阴阳的虚实属性，以确定治疗的轻重缓急与原则。慢性病多具虚实相兼，本虚标实，虚可两虚并存，实可多邪叠加的病性结构特征。补虚泻实、虚实兼顾是对病理虚实结构调治的总体把握，对虚在何处、实是何邪及其相互的关联性、多态性进行二级深层临床思维，从而构建成以虚实病性调治为核心的多维组方用药格局。如一个慢性萎缩性胃炎患者，有多年胃病史，因饱食、饮酒后出现胃脘嘈杂不适，反酸，隐痛，口干思饮，困倦纳差，恶心欲呕，嗳气频；舌红，苔薄黄。辨析其病证，病因维度为饮食伤胃滞脾，病性虚实维度为气阴两虚、湿热蕴胃，病势维度为胃气上逆，综合三个病理维度状态调治，养气阴，清湿热，降胃气，选配单维用药，多维协同调治。又如一冠心病患者，形寒肢冷，胸闷气短，偶发刺痛，痰多唇紫。用标本理论辨析其病性，胸阳不振为本虚，痰阻络瘀为标实，调治以温通心阳补虚培本，化痰通络祛邪治标，标本兼治，深化到虚与实关联的病理层次，其虚在气与阴，实在痰与瘀，要从补气阴、化痰通心络之维度组方用药，综合调理。

三、精准辨证与多维度协同组药

追求疗效是辨证论治永恒的主题，疗效存在于人文属性的多维度整体调治的临床思维及其个体化经验性诊疗方法中。在辨证论治的诊疗程序中，前端精准辨证，对临床采集到的"四诊"资料、检查异常指标用中医理论思维进行去伪存真、去粗存精的病理状态思维推理与维度梳理，确定证候状态。一个精准的证候状态辨识与梳理，至少包括对病因、病位、病性、病势等病理结构状态的维度梳理，精准不但来源于患者对证候要素描述的准确，还在于尽可能减少医生对证候辨识的主观误差。后端精准施治，根据病理状态结构维度逆向思维（正治），多维度精准协同遣药组方。在此重点强调病理结构上的多维度经验性组分用药问题。

辨证论治的发展总是将中医理论与临床经验捆绑在一起，临床实践不断给辨证论治注入有效性创新思维，丰富其内涵。医生对一个疾病的辨证施治总是以追求疗效为目标，思考病理状态，确定调治思路，斟酌处方用药，预测诊疗效果，在经验的积累中不断提高临床疗效。根据证候病理结构维度协同组药，在药物的选择、主次的搭配、药量的确定等方面最具个体化的经验性。这也是对于同样一个病，同水平的医生诊治处方用药却不同的原因。我在多年临床中悟出了精准辨证要精细梳理病理结构状态，确定治疗维度，构建套合病理维度的协同组药对提高临床疗效最为关键。所谓协同组药，先要针对病理结构单维度或异常指标进行有效性核心组药的探索，如胃肠病，病性、症状维度为胃受寒疼痛，我的经验性单维用药：用高良姜、香附、香橼散寒止痛；胃寒隐痛，用炙参芪、肉桂、白芍为核心组分药，取黄芪建中汤之意，温中补虚止痛；腹痛寒凝气结，用乌药、小茴香、三棱、莪术为核心组分药。病性虚实维度：口干思饮，为胃阴虚，用太子参、麦冬、石斛为核心组分药；嘈杂反酸，为胃郁热，用吴茱萸、黄连、刺猬皮为核心组分药；胃脘痞满饱胀，以半夏、枳实、黄连为核心组分药；排便不畅，以枳实 30～40g，加槟榔、炒莱菔子为导滞通便核心组分药。又如对眩晕、苔腻从风痰治，用龟甲、半夏、天麻、泽泻为核心组分药；颈源性眩晕，眩晕站立明显者以葛根、黄芪、天麻、白蒺藜为核心组分药；伴肢体麻木，为血不荣，以参芪、当归、鸡血藤、蜈蚣为核心组分药。针对单维病理结构的有效性核心组分用药，是在临床经验的积累中探索、筛选出的确具疗效的组分用药。疗效肯定的核心组分用药经反复验证，一旦形成后储存脑中，在临床中根据病理维度拿来组合配置，构建成多维协同作用的处方用药。此经验性核心组分药具有医者的独有性，也是医生临证胸有成竹，对疗效自信的底气所在。依据单维病理结构的经验性核心组分药，经多维协同搭建，构成多维度协同整体性、经验性组方格局。多维协同组药并不是药物的无序堆砌，而是根据病理维度主次结构选药搭配组方，其中有药力的主次、药味的多寡、剂量的多少之别，君臣佐使在处方结构中会自然形成。

四、单维组药的精准化可能是中医标准化出路所在

多维协同组药是建立在对一个疾病病理结构多态性分析基础上的施治策略。准确来讲，辨证是辨识疾病病理状态的多态性与疾病演进的动态性。病理状态的多态性包括了对疾病病因确定、虚实辨析、寒热定性、病势顺逆等论治要素的综合梳理。如上所述，慢性病的病理状态多是虚实相关联，且虚可两虚并见，如气阴两虚、气血双虚，实多诸邪叠加，如气与血滞、痰与瘀凝，故而病理状态表现出多态特征。多维调治就是依据病理结构的多态性，构建成套合病理维度的协同组方，也即多靶点施治策略，它最能体现辨证施治宏观整体调治的临床思维方法。

技术标准是提高国际竞争力的要素之一，目前世界各国不同技术行业都在强化技术标准，中医的辨证论治是诊疗技术，怎么走标准化是值得深入思考的问题。目前围绕疾病证型开展标准化研究，背离了辨证论治的宏观整体、个体化治疗的人文属性特征，与临床实践拉开了距离，要实现中医辨证论治诊疗技术标准化，最有可能的是先实现单维度核心组分药的标准化，再根据不同疾病呈现的病理状态进行结构维度梳理，然后进行单维度核心组药的疗效精准化研究，进而构建起套合病理维度的多维协同组药。精准施治的多维协同组药体现了辨证论治宏观整体调治的临床思维方法，其根据病理维度随机协同组药也体现了个体化的诊疗特征。这种多维度协同组药、聚小合众的研究，也可能是中医辨证论治诊疗技术标准化的出路所在。

综上所述，多维协同组药是由单维组药协同组建的临床制方法。用中医辨证论治方法辨析疾病的病理状态，绝大多数呈现多维结构，制方要针对病理维

度构建起套合病理维度的多维协同组药制方。单维组药是制方构件，多维协同是制方的成品，多维协同组药体现了辨证论治整体调治的方药实践，其中单维组药具有经验性，对疗效的影响最为关键，也是中医传承的核心内容之一。在此，我将自己四十余年经验性单维组药举例阐述如下。

（一）心系疾病单维经验组药

1. 养心定悸经验组药

人参 10g，麦冬 12g，五味子 10g，紫石英 20g（先煎），酸枣仁 15g，山萸肉 10g。养心阴，制动悸。可单独用治心气阴两虚心悸，早搏、心律失常。常用协同配组：与化瘀通络经验组药协同配组，补心气阴与化瘀通络两维并治，治冠心病心前区疼痛并发心悸、心律失常。

2. 化瘀通络经验组药

丹参 15g，檀香 5g，降香 10g，三七粉 4g（冲），水蛭 5g。活血化瘀，通络止痛。治瘀血阻滞心络，可单维用治心血瘀阻心前区疼痛（冠心病心绞痛）。常用协同配组：与养心定悸经验组药协同配组，治疗见养心定悸经验组药与化瘀通络经验组药常用协同组药。

3. 化痰宽胸经验组药

瓜蒌 12g，薤白 12g，半夏 10g，枳壳 15g，檀香 10g（后下）。化痰宽畅胸膈。可单独用治痰阻气机所致胸闷，或冠心病胸闷、心前区有压榨感。常用协同配组：与化瘀通络经验组药协同配组，化痰与化瘀两维并治，治痰瘀结阻心胸的冠心病胸闷、心前区疼痛。

4. 安神经验组药

酸枣仁 15g，夜交藤 30g，珍珠母 30g（先煎），石菖蒲 10g，远志 6g，琥珀粉 4g（冲）。养血安神。可单独用治心血不足的心神不宁、失眠、多梦。常用协同配组：与多梦经验组药协同配组，养心定志两维并治，治失眠多梦。与解郁抗焦虑经验组药协同配组，解郁安神两维并治，治肝郁心虚所致的焦虑、抑郁失眠。

5. 多梦经验组药

人参 10g，茯神 15g，龟甲 15g（先煎），石菖蒲 10g，远志 6g。补心神，安神志。可单维治疗多梦。常用协同配组：与安神经验组药协同配组，安神定志，治疗失眠多梦，作用增强。

6. 解郁抗焦虑经验组药

郁金 10g，酸枣仁 15g，合欢皮 15g，白蒺藜 10g，琥珀 3g（冲）。可单独用治情志抑郁、焦虑不安。常用协同配组：与安神经验组药协同配组，养心解郁安神两维调治，治情志抑郁，焦虑不安；或去琥珀加人参 10g，竹茹 10g，治情绪低落，失眠少寐，心神不宁。

7. 嗜睡经验组药

附片 10g（开水先煎），黄芪 15g，石菖蒲 10g。振奋阳气，宣通机窍。治阳气不足，湿蒙脑窍所致的困倦嗜睡。常用协同配组：与化湿宣窍经验组药协同配组，温阳化湿与宣通脑窍两维并治，治阳气虚湿蒙窍所致的头昏闷，嗜睡不醒。

8. 化湿宣窍经验组药

苍术 10g，郁金 10g，菖蒲 10g，远志 6g。化湿宣窍醒脑。可单独用治湿蒙清窍所致的头昏闷。常用协同配组：与嗜睡经验组药协同配组，温阳与化湿两维调治，治阳不振奋，湿蒙脑窍所致的嗜睡、困倦乏力。

（二）肺系疾病单维经验组药

1. 止咳经验组药

紫菀 10g，款冬花 10g，桔梗 12g，百部 10g。温润宣肺止咳。用治各种新旧、痰热、虚实咳嗽，少痰。常用协同配组：与清肺热经验组药协同配组，清宣肺热止咳喘；与温肺化痰止咳经验组药协同配组，温肺化痰止咳嗽；与补肺纳气平喘经验组药协同配组，治肺肾两虚喘咳；与疏风止咳经验组药协同配组，疏风止咳嗽。

2. 清肺热经验组药

桑白皮 15g，地骨皮 10g，杏仁 12g，枇杷叶 10g（发热喘甚加石膏 30g，麻黄 8g）。清宣肺热止咳。可单独用治热伏于肺络的发热咳嗽，甚者气喘。常用协同配组：与止咳经验组药协同配组，清肺与止咳两维配治，治发热咳嗽，或肺热咳喘；与化痰热经验组药协同配组，清化热痰与宣肺止咳两维配治，治痰热阻肺所致的咳嗽气喘，痰黄而稠。

3. 化痰热经验组药

瓜蒌 12g，贝母 10g，黄芩 10g，前胡 12g。清化痰热。可单独用治痰热阻肺，咳嗽，咳痰黄稠。常用协同配组：与清肺热经验组药协同配组，增强清肺化痰止咳作用。

4. 温肺化痰止咳经验组药

半夏 10g，细辛 5g，干姜 10g，白前 10g，苏子 10g。温肺化痰。可单独用于肺虚饮停所致的咳嗽，咳痰白稀，受寒加重。常用协同配组：与止咳经验组药协同配组，温肺与止咳两维并治，用于肺寒痰饮阻肺所致的咳嗽不止，咳痰清稀。

5. 补肺纳气平喘经验组药

人参 10g，蛤蚧 1/2 对，苏子 10g，沉香 5g，肉桂 5g。补肺肾，平虚喘。可单独用治肺肾两虚，肾不纳气之虚喘，气短不足以息。常用协同配组：与止咳经验组药协同配组，补肺肾与止咳喘两维配治，治肺肾两虚之虚喘，咳嗽不止；与温肺化痰止咳经验组药两维配治，标本兼治，治寒痰壅肺，肺肾两虚所致的痰多胸闷，气喘气短无以接续。

6. 疏风止咳经验组药

苏叶 10g，杏仁 10g，枳壳 10g，旋覆花 6g，陈皮 12g。疏风止咳。治伤风咳嗽，咳白痰。如咳甚者，可与止咳经验组药协同组配。

（三）脾胃疾病单维经验组药

1. 养胃阴经验组药

太子参 15g，麦冬 12g，石斛 15g。滋阴养胃。治胃阴不足之口干思饮，舌红少苔。常用协同配组药：与清胃制酸经验组药协同组配，养胃阴与清胃热两维配治，治胃阴亏虚，胃有郁热所致的胃脘灼热，口干思饮，嘈杂反酸不适；与化瘀行气止胃痛经验组药协同配组，养胃阴与化瘀血两维配治，治胃阴不足，胃络瘀滞所致的口干思饮，饥不欲食，胃脘隐痛，嘈杂不适。

2. 清胃制酸经验组药

吴茱萸 4g，黄连 6g，刺猬皮 15g，栀子 10g。清胃热，止反酸。配组治疗胃郁热、湿热所致的反酸，嘈杂不适。常用协同配组：与养胃阴经验组药协同组配，养胃阴与清胃热两维配治，治胃阴不足，热郁于胃所致的胃脘灼热，嘈杂反酸，口干思饮；与化瘀行气止胃痛经验组药协同配组，养胃阴与化瘀血两维配治，治胃阴不足，瘀阻胃络所致的口干思饮，胃脘疼痛不休或夜间疼痛。

3. 化瘀行气止胃痛经验组药

丹参 15g，檀香 5g，刺猬皮 15g，蒲黄 15g，没药 15g。化瘀行气止胃痛。可单维应用（或加白芍 30g，炙甘草 6g），治血瘀气滞，胃脘疼痛。常用协同配组：与养胃阴经验组药组配，养阴与化瘀两维配治，治胃阴不足所致的口干思饮，胃脘疼痛；与清胃制酸经验组药组配，化瘀与制酸两维配治，治疗胃脘嘈杂、疼痛；与温胃止痛经验组药协同配组，散寒与化瘀两维配治，治胃寒络瘀之胃脘疼痛，畏寒凉饮食，喜温喜按，舌淡苔白，脉沉迟。

4. 温胃止痛经验组药

高良姜 15g，香附 10g，檀香 5g（后下），荜茇 5g。温胃散寒止痛。可单独用治寒凝胃气之胃痛。常用协同配组：与化瘀行气止胃痛经验组药组配，温胃止痛与化瘀行气两维配治，治寒凝胃气，气滞血瘀之胃脘疼痛。

5. 除痞满经验组药

半夏 10g，枳实 15g，黄连 6g。辛开苦降，消痞散结。用治胃脘痞满，或饱胀。常用协同配组：与四君子汤（党参 15g，白术 15g，茯苓 12g，炙甘草 5g）协同组配，补脾气与消痞满两维配治，治脾虚食少，胃脘痞满，饱胀；与和降胃气经验组药协同配治，消痞胀与降胃气两维调治，治胃脘痞满饱胀，嗳气频作。

6. 和降胃气经验组药

姜半夏 10g，佛手 15g，旋覆花 10g。用治胃失和降、嗳气频作或呃逆。常用协同配组：与温胃止痛经验组药协同组配，温胃与降逆两维调治，治胃气虚寒，气机上逆所致的呃逆或嗳气频作，喜温喜按；与除痞满经验组药协同组配，消痞与和胃两维配治，治胃脘痞满，呃逆嗳气者。

7. 调气柔肝治腹痛经验组药

枳实 30g，白芍 30g，青皮 15g，乌药 15g，小茴香 5g，炙甘草 6g。调气柔肝止腹痛。可单独用治气滞肝旺，气血不和的腹痛（如肠功能紊乱、结肠炎腹痛）。常用协同配组：与通腑导滞经验组药协同配组，调气血、通腑滞两维配治，治腹痛，大便不畅、便细，如不全性肠梗阻表现为腹痛便滞者。

8. 通腑导滞经验组药

枳实 30g，槟榔 15g，炒莱菔子 30g，瓜蒌仁 15g。通腑导滞，促进排便。单独用可通腑、促进排便，用于排便障碍，无便意，大便滞而难下。常用协同配组：肠道津亏大便难下，可与增液汤（玄参 15g，麦冬 12g，生地黄 20g）协同组配，润肠与通腑两维配治，用于肠燥气滞，大便干结难下。

（四）肝胆疾病单维经验组药

1. 平肝止眩经验组药

天麻 15g，钩藤 20g，白蒺藜 15g，泽泻 20g，菊花 10g。平肝息风止眩晕。可单独用治肝阳偏亢，风阳上旋的头昏、眩晕。常用协同配组：与化痰息风止眩经验组药协同配组，平肝与化痰两维配治，治风阳卷痰上扰清窍之眩晕，如颈椎病、耳源性眩晕、脑供血不足、低血压引起的眩晕。

2. 化痰息风止眩经验组药

龟甲 15g，半夏 10g，白术 15g，天麻 15g，僵蚕 10g，蔓荆子 12g。可单独用治眩晕、头昏，站立转侧眩晕尤甚。常用协同配组：与平肝止眩经验组药协同组配，治风阳卷痰上扰清窍之眩晕重症。

3. 脑梗眩晕经验组药

龟甲 15g（先煎），天麻 15g，白蒺藜 15g，水蛭 5g。潜阳息风，通络止眩。用治腔隙性脑梗死引起的眩晕。常用协同配组：与平肝止眩经验组药协同组配，风阳与风痰相兼治，增强对脑梗死引起的眩晕的治疗。

4. 肢麻经验组药

黄芪 30g，当归 12g，川芎 15g，鸡血藤 20g，蜈蚣 1 条。益气养血。可单维治疗营血亏虚，络脉瘀滞所致的肢体麻木。常用协同配组：与前述心系病单维经验组药之化瘀通络经验组药协同组配，治营血不荣，络脉瘀滞所致的肢体麻木不仁，多见于血黏度高、血脂异常的肢麻者；与平肝止眩经验组药协同配组，益气通络与平肝息风两维配治，治气虚血少，风阳夹瘀引起的眩晕、肢麻，多见于高血压病肢麻。

（五）肾与杂病单维经验组药

1. 耳鸣经验组药

女贞子 15g，旱莲草 15g，生龙骨 30g（先煎），生牡蛎 30g，龙胆草 10g，夏枯草 10g，路路通 10g。滋肾阴，清胆热。治肾虚胆热，耳鸣如蝉，昼轻夜甚。常用协同配组：与止盗汗经验组药协同配组，补肝肾与泻相火两维组配，治肝肾亏虚，相火内扰所致的耳鸣、盗汗。

2. 止盗汗经验组药

知母 12g，盐黄柏 10g，山萸肉 15g，酸枣仁 15g，五味子 15g。泻相火，止盗汗。可单独用治相火内扰的盗汗。常用协同配组：与治耳鸣经验组药协同配组，补肾泻相火，治肾虚火扰之耳鸣、盗汗；与固精止遗经验组药协同配组，泻相火与固肾精两维配组，治相火内扰，精关不固之遗精、盗汗。

3. 性功能障碍经验组药

淫羊藿 10g，蛇床子 6g，枸杞 10g，沙苑子 12g，王不留行 10g，蜈蚣 1 条，九香虫 3g。补肾起痿。治肾虚宗筋不举，性事勃起疲软。常用协同配组：与固精止遗经验组药协同配伍，兼治早泄。

4. 固精止遗经验组药

山萸肉 15g，沙苑子 12g，煅龙牡各 30g，莲须 10g，刺猬皮 10g，五味子 15g。补肾固精止遗，可单独用治肾虚精关不固的遗精、滑精。常用协同配组：与止盗汗经验组药协同配组，泻相火、固肾精两维配组，治相火内扰，精关不固之梦中遗精。

5. 滋阴生津经验组药

石斛 15g，天花粉 15g，玉竹 12g，葛根 15g。滋胃阴，生津液。配组或单维治疗糖尿病口干思饮，干燥综合征口干、咽干、眼干。常用协同配组：糖尿病若气虚燥热，与玉液汤 [生山药、生黄芪、知母、葛根、天花粉、五味子、生鸡内金（《医学衷中参西录》）] 协同配组，益气润燥、养阴生津，治气阴两虚、燥热伤津的困倦乏力、口干思饮；治干燥综合征与滋肾阴药（天冬、枸杞子、女贞子、龟甲）核心配组，滋胃生津与滋补肾阴两维配组，治口干、咽干、眼干作用优于单维滋阴生津。

6. 烘热经验组药

龟甲 15g，青蒿 10g，牡丹皮 12g（多汗用地骨皮 15g 易牡丹皮），煅龙骨、牡蛎各 30g，五味子 15g。滋阴潜阳、退虚热，可单独用治绝经期综合征烘热、多汗。常用协同配组：颜面烘热协同配引火归原方（熟地黄 30g，肉桂 5g）。潜阳透热与引火归原两维组配，治阴虚火旺，火不归原的烘热脸烧、颜面泛红；若与六味地黄汤协同配组，治肾阴不足，虚火浮越的盗汗、烘热。

7. 背痛经验组药

千年健 15g，姜黄 15g，鸡血藤 20g，蜈蚣 2 条。强脊通络。配组治疗督脉虚滞的背痛。常用协同配组：与治腰痛的杜仲丸 [杜仲、续断（《证治准绳》）并加狗脊] 配组，补肝肾、强腰脊与通经络三维并治，治肝肾亏损，经络瘀滞所致的腰背痛；与肢体痛经验组药组配，祛风通络止痛，治身痛背痛、肢体疼痛。

8. 肢体痛经验组药

羌活 12g，川芎 15g，鸡血藤 20g，蜈蚣 2 条。祛风活血，通络止痛。可单独用治寒湿阻滞经络所致的肢体疼痛。常用协同配组：与背痛经验组药配组，治背痛、肢体疼痛；与杜仲丸配组，强腰脊、祛风寒、通经络三维配组，治肢体、腰背痛。

慢性难治病病理结构的虚实关联论

慢性难治病是与急性病相对而言的，具有病程长、病情反复、缠绵难愈的特点，半数以上的慢性难治病目前缺乏完全治愈的医疗方法。中医辨证论治的干预措施是治疗慢性难治病的疗效优势所在。辨证论治是建立在证候治疗的基础上，证候是施治的基点。慢性难治病的病机特征是什么？证候结构的内在关联是什么？这是辨证论治中必须明晰的问题。

一、虚实相关联是慢性难治病最具特征的病理状态

中医的辨证论治，辨虚实最为关键。它是指判断疾病正邪盛衰的变化，确定病性的虚实结构而调治。慢性难治病多具有积年累月的病史，在疾病进展过程中，脏腑正气亏损与内邪滋生多数情况下共同存于一个证候状态的统一体中。在正邪盛衰的动态变化中，病机处于正虚与邪实交错的状态，这种病理状态表现在证候结构上往往是正邪相兼夹，虚实相关联，以虚实结构的复合证出现，单虚证多恋有实邪。如上所述，在漫长的病程中，脏腑正气亏损与内邪滋生（如气、血、痰、湿、瘀等）同时存在，虚实相兼夹。在病机的转化中，因实致虚，因虚致实，虚实互为因果、此起彼伏构成了证候虚实结构的动态特征，此证候结构可称为虚实关联证。虚实关联也即虚实相兼，言其"关联"表明了病机虚实结构中的因果变化动态特征。在我们开展的国家自然科学基金项目"胃

黏膜异型增生虚实关联证候结构特征与血清肿瘤相关物质水平的动态研究"中，324 例胃癌前病变（PLGC）虚实关联证占 72.4%，单结构证候占 27.6%①，实证多见于疾病初期或复发期、活动期，虚证多兼有实邪，纯虚证的概率很少。据此可以认为，慢性难治病的证候结构多具有虚实结构多维特征。病机转化中具有虚与实互为因果的动态病损特征，这些特征在慢性难治病中是较为普遍的，如冠心病、糖尿病肾病，甚至癌症等，在疾病的稳定状态时基本也以虚实关联证居多。临床可以认为，虚实因果相关联是慢性难治病具有共性的主要特征之一。如果将证候结构类型分单实证、虚实关联证、单虚证，虚实关联证是慢性难治病的主要证候类别。

二、虚实关联证明晰了慢性病虚实病理结构与动态特征

中医的辨证论治是将通过"四诊"采集到的临床症状体征信息资料，运用中医理论思维辨析病理状态，依据病理状态确定治法方药，病理状态的辨析是宏观整体临床思维过程，注重分析病机内在结构的多样性、相互之间的关联性、同外环境的协调性，以及病机转化的动态性。慢性难治病的病机状态主要表现在正邪盛衰的变化上，虚实相关联是主要证候类别。辨证论治时，用什么方法辨析证候的虚实结构、因果关联，确定治疗原则呢？大家知道，中医虚实标本理论可明晰病理结构，确定治疗原则。

中医标本理论是用标本概念辨析就诊时疾病病理结构虚实状态的因果关联、主次关系，从而把握疾病治疗中的标本主次、轻重缓急。虚实标本理论是用虚为本、标为实归纳确定虚实关联证候结构的病理属性，把握补虚泻实、标本兼治的组方方法理论。因此，虚实标本理论最能说明难治病病理结构的虚实状态，明晰调治思路。临床用虚实标本理论思维辨析难治病，多数具有虚实关联、本虚标实的结构特征。例如冠心病用虚实标本理论辨析证候结构，心损正虚为本，本虚导致气滞、痰浊、血瘀内生为标，虚实交损使脏亏心虚与邪滞心脉并存于

---

① 沈舒文，宇文亚，陈丽英，等 . 胃黏膜异型增生证候结构特征及其与血清肿瘤标志物水平的关系 [J]. 中医杂志，2009，50：541-543.

疾病证候中。乙肝、丙肝早期毒邪潜肝，滞气凝血，标实为主，本虚不显；病至中后期，毒邪久羁损肝，伤正为本，正虚毒恋不解为标；肝硬化期，瘀凝气滞水阻斯为标实，但标实也是在肝损脏虚，正气不足，其本虚的基础上产生的。肿瘤患者更是如此，在癌症的中晚期邪结成实，没有正气不受损者，本虚标实贯穿始终，即使正气脱败也不越本虚标实。故而认为，本虚标实是慢性难治病最为普遍的证候结构特征，权衡标本的临床思维也是中医辨治难治病最基本的思维方法。

三、虚实相关联的标本辨治，是对慢性病辨治的核心思维方法

上已所述，慢性难治病在疾病的稳定期正虚与邪实共同存在于一个证候的矛盾统一体中，对虚与实的病理结构、因果关系等病理要素，用标本理论辨析，进而采用标本兼治的宏观调理临床思维。然而本虚标实相关联的病理状态不仅仅是虚实结构的问题，深层辨析，更具有虚实结构的多态性与病机演变的动态性，如慢性萎缩性胃炎其本虚有气虚、阴虚、阴阳两虚、中阳虚寒的不同，其实有气滞、血瘀、湿阻、痰滞之异，就虚实相关联，气虚病偏于脾，运化有所不及，气、湿、痰等实邪内生，故而气虚多与气、湿、痰、积等相关联；阴虚病偏于胃，胃络有所涸滞，阴虚与络瘀、湿热最相关联。虚可多虚相叠加，如气阴两虚、气血并亏；实可诸邪并见，如气滞兼血瘀，湿与痰互结等。我们在324例胃癌前病变证候研究中，72.4%为虚实相兼（虚实关联），其结构类别有11种之多。就虚实结构中的虚实比重而言，虚与实也并非等量齐观，在疾病进展中，正虚与邪实此起彼伏的动态变化，构成了疾病不同阶段正与邪孰轻孰重的病理状态特征，虚实结构就有并兼、主兼之分，标本辨治用药也就有主次之别。

据上认为，在慢性难治病中虚实关联证是相对于单证候（单实、单虚）的一种证候类别，也是慢性病中最具特征的证候类别。这一证候类别具有虚实结构的多态性，反映着证候虚实结构的因果变化动态性特征。虚实关联证候类别的辨识最能彰显慢性病辨证论治的真实世界。虚实关联证的临床施治，将调治思路集中在补虚泻实、标本兼治的病性调治上，其施治遣药制方体现了补虚泻

实双向靶点宏观调治思维。

四、虚实关联证候类别的提出，还原了辨证论治的人文属性

辨证论治是中医诊疗疾病的核心技术，要被主流医学认可，走标准化的道路无可非议，但作为人文属性的辨证论治，怎么走标准化是值得深入思考的问题。目前围绕疾病证候开展的研究，试图以单结构证型的标准化实现辨证论治标准化。就临床而言，中华中医药学会此前先后发布的中医各科常见病诊疗指南等标准的实施，使临床辨证论治陷入了非实即虚、非此即彼、对号入座、按图索骥中，背离了辨证论治的宏观整体、个体化临床思维的人文属性特征，我认为是与临床拉开了距离。慢性难治病的病理状态具有虚实相关联的结构特征，施治具有标本相兼顾的多维协同组方用药。辨证论治的人文属性要求将疾病的发生放在自然环境、人文环境中去思考，辨析病因、病性的虚实寒热、病势的滞通顺逆，其中虚实辨析最为关键，而虚实关联证证候类型可以说是慢病的主要证候状态，虚实关联不但能说明虚与实的病性结构，又明确了虚与实在疾病演进中的动态特征。用中医标本理论辨析疾病的虚实结构病理状态，更明确了虚实治疗的轻重缓急与主次之别。据此我认为，虚实关联证的辨识与施治，维持了辨证论治的人文属性，体现了辨证论治在慢性病调治中整体观念的思维方法。

调治脾胃病的反向制衡论

脾胃是人体的消化脏器，胃纳脾运、脾升胃降是人体消化功能的基本形式。脾胃病的发生，多表现为脾与胃的纳与运、升与降功能失衡，脾喜燥、胃喜润

的特性失常。调理脾胃病，要在脾与胃功能的反向失衡、协调失常中建立调治基点，调整其失衡的病理状态。

一、脾胃功能特性与病机特点

脾与胃同居中焦，通过纳化、升降、化生以输转水谷精微，降泄谷粕湿浊，完成对饮食的消化、吸收、转输。脾与胃的升与降、纳与运、燥与湿特性相反，相互依赖的功能特征构成了消化的基本形式。如胃纳食消谷有赖于脾运化输转，脾运化输转有赖于胃的纳食消谷；脾气升清有赖于胃降泄浊阴，胃浊阴下降有赖于脾升发清阳；脾喜燥恶湿，胃喜湿（润）恶燥，脾胃燥湿相济的功能发挥可维持消化功能的协调。所以，治疗脾胃病要在脾与胃功能的反向失衡、协调失常中建立调治的基点，选用调治药物。脾胃病的发生，多因饮食、外感、情志等病因引起脾胃的纳化、升降、化生失常，其易患因素多是脾胃虚弱，所谓"土旺四时不受邪"，脾胃起病多因湿热、痰湿、食积、气滞、瘀血等实邪滞胃碍脾而发病，在慢性进程中因实致虚，致脾气虚、胃阴虚或中阳受损，形成实中有虚的病理状态，继而因虚致邪，虚中夹实，滞损交加。临床用虚实标本辨证思维，则具有本虚标实、虚实相兼的病理特征。脾胃病久延不愈，水谷不能化精微，气虚血少，可转为虚劳，脾胃坏证则"胃气虚败"，"绝谷则亡"。

二、纳与化的相辅相成调理

胃纳脾运是消化功能的基本形式，所谓阳明胃腑纳则和，太阴脾土运则健，胃的纳谷和降与脾的输转运化相辅相成，构成脾胃的消化功能。外感伤湿、情志犯脾、受寒伤中、食积内停都可影响胃纳脾运失常，出现饱胀、脘痞、纳呆、泛酸、嘈杂、嗳腐等，类似西医学的消化不良、慢性胃炎等疾病。调治要和胃气助纳谷，健脾气助运化，使化纳相助，发挥胃纳与脾运相辅相成作用，恢复消化功能。

胃不纳所致的纳呆食少、脘腹饱胀又关乎脾不运，用四君子汤加半夏、砂仁、苏梗补脾助运和胃气。胃脘痞满、纳呆食少，用半夏泻心汤开结除痞，和胃健脾助纳运。我用半夏、枳实、黄连组成消痞三角药，加党参、白术化纳相助，健脾助运，和胃消痞。反酸、嘈杂为胃有郁热，配左金丸、刺猬皮；遇寒胃痛，配良附丸；胃脘胀痛，配丹参饮（丹参、檀香、砂仁）；苔腻、腹胀，配平胃散（苍术、厚朴、陈皮、甘草）。和胃助纳与健脾助运是调治胃病的基本治法，并根据疾病的病性、病势，游刃变化于清胃、温中、降逆、化湿、消食积等之中。

脾胃纳化失常在疾病初发时可见实证，但在疾病的演进中往往因实致虚、因虚致实因果相关联。其虚者阴虚病偏于胃，气虚病偏于脾。胃阴虚胃津伤胃络多有涸涩，用自拟养阴益胃汤（太子参、麦冬、石斛）养胃阴，络涸胃隐痛配丹参饮化瘀通络，舌红呕哕配竹茹、橘皮清胃止呕。脾气虚运化有所不及，气滞、湿浊、食积旋即而生，影响到胃之降纳，调治重在健运脾气，脾气健则胃气和，湿滞呆滞用六君子汤加砂仁补脾助运，呕恶苔腻配平胃散再加砂仁、佩兰化脾湿，脘腹胀满配枳实、大腹皮、陈皮行脾气，嗳腐用保和丸消导食积助纳运。只有将促进胃的和降纳谷与脾的运化输转相结合，使两者化纳相助，才能有效地恢复脾胃的消化功能。

三、升与降的反向制衡调理

脾升胃降是脾胃气机运动的形式，也是消化功能的表现形式之一，所谓"脾宜升则健，胃宜降则和"。脾主升清，升发清阳之气，输转水谷精微；胃主降浊，通降胃肠气机，疏导谷粕外泄。本人以为，脾胃的升与降是胃肠动力的表现形式。当脾胃升降失常，中焦气机壅滞，便表现为脘痞满、呕吐、腹泻、呃逆、反胃、便秘等，西医学的胃病、肠炎、胃食管反流病、胃轻瘫、排便障碍等关乎脾胃升降失常。升脾降胃能促进胃肠运动，有效改善消化功能。

升脾气重在补健脾气助其升，用黄芪、党参、白术、葛根、陈皮等温补升运。黄芪升阳治虚陷，葛根升阳可生津，升麻升阳举重若轻举其陷，藿香叶升阳可和胃。如久泻小腹坠胀、胃下垂等脾虚气虚陷者，久服补中益气丸升阳举陷。脾不升清，若腹胀便溏，用七味白术散（人参、白术、茯苓、炙甘草、藿香叶、木香、葛根）补脾升阳止泻；脾不升清，同时"脾不散精"，水谷不能化精微，精微（蛋白）渗漏尿中的糖尿病等，黄芪、葛根、白蔻仁、薏仁补脾升阳使脾散精，配山萸肉、怀牛膝、覆盆子、芡实固涩精气摄蛋白。

降胃气重在和降胃气导其滞，用苏梗、佛手、旋覆花降胃气，枳实、炒莱菔子、槟榔通腑气。呃逆、嗳气频作，降胃气罔效，配香附、佛手之属疏肝理气。慢性胃炎、消化性溃疡反酸水，用左金丸配乌贼骨、刺猬皮制胃酸；吐清水，用理中丸加砂仁、益智仁温脾摄涎。食管炎胸骨后疼痛不适，用瓜蒌、黄连、枳壳（小陷胸汤）及苏梗与太子参、麦冬、石斛相配，宽胸降气兼养阴，使胃润则降；胃食管反流，用上述降胃气药配代赭石、刺猬皮、煅瓦楞等镇降胃气制酸药；脘胀配半夏、陈皮运其中。上述仅是升脾与降胃的单向功能而言，临床中多相兼而配，反向制衡，如慢性胃炎"心下痞"，胃气不降则生热，脾气不升则生寒，寒热互结则生痞，用半夏配黄连，辛开苦降调升降。临床上多数情况是因证情中脾不升与胃降的轻重不同、用药有偏而异。

四、燥与湿（润）刚柔相济调理

脾为太阴湿土，以燥为健，胃为阳明燥土，以润为降，脾胃燥湿相济是维持脾胃对水谷的纳运、转输的功能保证。在慢性胃病中，脾湿太过，运化呆滞的呕吐、恶心、纳呆、苔腻，与胃燥太过，胃阴不足的胃脘隐痛、灼热、口干、似饥不欲食、舌红少津可同时出现，治疗要燥脾湿而润胃土，用药刚柔相济。燥湿健脾药性宜刚燥，如平胃散配砂仁、白蔻仁燥湿健脾，口黏腻配佩兰化湿醒脾，口臭、苔腻用草果化湿和中。养胃阴药性阴柔，用养阴益胃汤滋胃生津，胃有灼热感配石斛，刚柔相济。脾湿过甚者则为水湿内生，表现为痰饮、水肿，用胃苓汤渗湿利水，渗利太过伤阳劫津，也可形成寒湿阴亏证，用药化寒湿与养阴相配。

脾湿与胃燥并见多出现在慢性胃炎湿热伤阴证中，临床既见胃脘痞满、灼热、反酸、嘈杂、口苦、苔黄腻等湿热表现，幽门螺杆菌（helicobacter pylori，Hp）多为阳性，又有口干不欲饮、似饥不欲食、舌红少津等胃阴虚证候，用左金丸配半夏、栀子、白蔻仁清化脾经湿热，养阴益胃汤滋养胃土阴亏，燥湿

（润）相济以收良效。久患胃病胃阴亏虚者，若过食滋腻或寒凉伤中，也可形成脾寒湿与胃津亏并见的证候，症见舌红苔白腻、口干不欲饮、脘腹胀、纳食呆，治疗要化脾寒湿与滋养胃阴并举，配伍用药刚柔相济。

五、通与摄的纵擒双向调理

所谓纵擒通摄，是在肠道疾病治疗中采用纵通腑气与擒摄肠津并用的治法。根据腑气以通为用、肠津以摄为要的治疗用药法度，在溃疡性结肠炎、肠易激综合征等疾病中如表现为腹泻与便秘交替出现，或同时并见，既有大便溏稀，又有排便不畅，此时若着眼于便溏用补涩固肠则大便更加滞涩难下，若立足于便滞用通腑以导其滞则便稀更甚，治疗用药要补脾固肠擒而摄之，通导腑气纵而泻之，通腑气与固摄津双向调节。我常用理中汤合四神丸健脾固肠止泻，配枳实、槟榔、木香、炒莱菔子通腑导滞，固摄与纵通并用。便滞腹痛，加三棱、莪术破气血结滞；水样便，配赤石脂、石榴皮、葛根固肠升阳。临床在纵通腑气与擒摄固肠比重的把握上，要根据泻与滞的孰轻孰重调配药味与药量，以达到泻止便通，恢复腑气通畅、肠津固摄的作用。

脾胃病治脾调虚滞与治胃润络涸论

脾胃秉承土性，共司对饮食的受纳腐熟、谷精转输、化生气血的消化过程，故而脾胃病常脾胃并称。但其职不同，胃主纳而降浊，脾主化且升清。其性也异，"脾常湿，胃易涸"。脾喜燥而恶湿，燥可运，湿则滞；胃喜润而恶燥，润可降，燥则结。脾胃病多病史漫长，迁延难愈，久病多虚，其虚有在胃在脾之所偏。气虚者病偏于脾，治疗重在调理虚滞；阴虚者病偏于胃，治疗重在润养胃涸。

一、气虚病偏于脾，病机滞损交夹

根据清代医家薛生白所言"中气实则病在阳明，中气虚则病在太阴"（《湿热病篇》），我认为，胃病者，其虚多在脾，其滞多在胃。辨虚损，要区别气虚与阴虚；辨其滞，先辨析滞与虚的相关性。气虚病多偏于脾，脾气虚运化有所不及，因虚而滞，气先滞于胃，常表现为脘腹胀满，饱胀纳差，谷不转精便为湿滞、食滞，湿滞纳呆苔腻，食滞嗳腐吞酸。气滞在经，久滞入络，便为络滞，络滞胃必痛；气虚可及阳，中阳虚损，寒从中生，便为寒滞。故而胃病脾气虚常与气滞共存，与湿滞、食滞相兼，与络滞同现，阳虚与寒滞多并见。

"中气虚病在太阴"，多是在脾胃病久延不愈，以脾气受损，运化不及而致虚中常兼滞。进而我认为滞损交夹是慢性胃病、功能性消化不良、糖尿病胃轻瘫等病具有共性的核心病机。在疾病的进展中，因虚而滞，因滞而虚，虚滞因果相关联。若以正邪辨病态，疾病常处于正虚与邪滞交错的证候状态，且虚与滞变动于彼此的盛衰变化中；若以标本辨虚与滞，虚为本，滞为标。虚以气阴两虚者多，滞有气、湿、食、络之别，且多呈兼夹之势。

二、补脾慎守运补，补虚与通滞相兼

脾胃病病偏于脾者共有的病机特征是滞损交夹，补虚要慎守病机，以"运补为宜，守补为谬"。通补者，即通其滞而补其虚。补其虚根据其损有气虚者补脾气、气阴两虚兼养阴之不同，而行滞又有行气滞、湿滞、食滞、络滞之异，大法补虚行滞则一，而具体施法用药则异。通滞重于补虚，在胃病有胀、满、痞、痛者通其滞可达到恢复胃纳降、脾升运的效果。补虚通滞的临床用药，临床见困倦乏力、纳差，用黄芪、人参、白术、茯苓补脾气；见口干、舌红少津，用太子参、麦冬、石斛养胃阴；二者兼见，则气阴两补。而通滞，临床见胃脘胀满、饱胀，用枳壳、半夏、佛手、甘松行胃气；兼见胁肋不适、嗳气等肝胃气滞者，用柴胡、郁金、香附疏肝气；胃气逆滞之呃逆、嗳气频作，用苏梗、佛手、旋覆花和降胃气。湿滞有湿浊困脾与湿热蕴胃之异，见纳呆、腹胀、苔白腻，用苍术、砂仁、白蔻仁醒脾化湿滞；胃脘痞满、嘈杂、口苦、苔黄腻，用半夏泻心汤加栀子辛开苦降，开泄湿热之滞。嗳腐吞酸，用炒枳壳、槟榔、炒莱菔子导食滞；胃脘喜温喜按、隐痛，受寒饮冷加重者，用良附丸、黄芪健中汤温中散寒滞；胃病久治不愈，疼痛屡发，遵"必有凝痰聚瘀"之说，用丹参、檀香、乳香、没药通络滞；伴肠腺化生、不典型增生者，补气养阴通滞的同时用莪术、枸橘、山慈菇、半枝莲等破毒瘀之结滞；胃癌痰瘀毒凝结，屡发胀满、疼痛，消瘦明显，纳食极差，为胃不纳食进谷、脾不转谷为精之胃土衰败，则破痰瘀毒滞为辅，益气养阴、健运脾胃为主，促进纳食进谷为要务。

三、阴虚病偏于胃，病机胃络涸滞

胃为阳明燥土，阳气隆盛，最易化燥伤阴。如清代叶桂《温热论》曰："在阳旺之躯，胃湿恒多；在阴盛之体，脾湿亦不少，然其化热则一。"化热者也，必以耗伤胃阴为代价，故而邪在胃最易化热伤阴。正如叶桂所说："太阴之土，得阳始运；阳明胃土，得阴自安。"此乃脾胃病"胃易涸"与"脾常湿"的病理特性有别。胃病阴伤病偏于胃，胃络有所涸滞，"胃为水谷之海"，胃主纳谷，纳谷胃难消磨，故胃阴虚，常饥不欲食。胃涸者水谷之海干涸，以口干思饮、饥不欲食、消瘦为主要表现。胃涸则胃络失濡，失濡则络滞，故而胃阴亏损，常有胃脘隐痛，治以甘凉滋补、润养生津。以我临床之见，胃病论虚，胃阴虚多于脾气虚，络滞隐痛并不少于气滞胀痛。

四、养胃当守润补，润络当兼和降

胃主受纳，性喜润降。辨治胃病临证尤要注重胃阴的充旺与涸枯。口干思饮，舌红嫩，胃阴必伤，用太子参、麦冬、石斛、沙参、玉竹等甘凉润养，养阴生津。我辨胃阴，但见舌红或有剥脱苔、口干，不论舌苔之有无、薄厚、色之黄白，皆认为存在胃阴亏虚，用药滋养胃阴，并拟养阴益胃汤（由太子参、麦冬、石斛组成）甘凉濡润，养胃阴而清胃热作用甚好。阴虚胃络涸涩，见胃隐痛，用芍药甘草汤合丹参饮；胃阴虚嗳气呃逆，用《金匮要略》麦门冬汤（麦冬、半夏、人参、甘草、粳米）。在贲门失弛缓症、食管癌等病症中，口干噎塞食难下，"以润为降"，润则食下咽、促纳谷。对胃食管反流病、胆汁反流性胃炎反酸、嗳气，只要见有口干舌红，都可从胃失润降辨证，以润为降，和胃气。此外，对食欲不振，人们多从健脾治，但有口干者，我认为润胃助纳谷胜于甘补运脾气。治胃病"除湿热尚易，育胃阴恒难"，养胃阴需要一个较长的疗程方能收恒功。

论脾胃病的三维六纲辨证与维度组方

辨证论治作为中医诊疗疾病的核心技术，迄今为止仍发挥着其他医学无法替代的疗效优势，但其自身存在的证候辨识依据不确定性与施治方药的个体经验化成为影响辨证论治发展的瓶颈。尤其作为证候依据的症状资料，通过患者对病情的描述而获得，当病情复杂或缺乏医学常识的患者往往病情描述不清，主诉不明，再三询问引导有些仍答非所问，或喋喋不休，不知所云，使医者挠头难辨，不知所措。笔者在长期的临床实践中不断反思，如何将证候辨识按照病系特征纲领化，执简而驭繁，或许是减少证候误辨，提高辨证精准度的方向之一。据此，我对脾胃病提出三维六纲辨证方法。

所谓三维六纲，三维是病因、病性、病势三维度，六纲是寒热、虚实、滞逆六纲领。三维六纲辨证是将病性的寒热虚实与病势的常逆辨析限定在病理状态的三维度中，从而使脾胃病辨治精准化、规范化。

一、病态辨识的精准化必须执简驭繁纲领化

辨证纲领是辨识证候的要领。《内经》辨证论治理论框架的构建，基本是从疾病的病理状态与临床表现确定病性与病位，如"阳盛则热，阴盛则寒""邪气盛则实，精气夺则虚"，以及"病机十九条"中的诸如"诸呕吐酸，暴注下迫，皆属于热""诸病水液，澄澈清冷，皆属于寒""诸痛痒疮，皆属于心""诸湿肿满，皆属于脾"等，构建了辨证纲领，后世将其总结为阴、阳、表、里、寒、热、虚、实八纲。东汉张仲景外感六经方证辨治是以八纲辨证为基础，清代温病学家将外感热病按卫、气、营、血传变规律辨证纲领化，起源于金元时期的内伤杂病脏腑辨证、气血津液辨证逐渐完善了内科疾病辨证体系。

脾胃病理论体系自《内经》构建理论框架之后，张仲景、李东垣等医家不断丰富，使其在病因、病性、病势方面特征明显，具体表现在以下几个方面：

1. 病因以伤食劳倦内伤为主

中医将疾病的病因从外感六淫、内伤七情立论者居多。但对脾胃病的病因，李东垣认为劳倦过度则脾病，饮食不节则胃病，立脾胃元气内伤学说。"夫喜怒不节，起居不时，有所劳倦，皆损其气"(《兰室秘藏·劳倦所伤论》)，临床确实如此，胃病患者大多数诉病因有饮食不慎(饥饱无常)，或劳累过度而发病，以此提示临床，从病因维度要补脾益胃，减少复发。即李东垣所说："胃中元气盛，则能食而不伤。"

2. 症状以寒热感受最普遍

脾胃病论病性有寒热虚实之异，但患者最为普遍存在的是胃脘、腹部或寒或热的感受。如胃痛，不少患者就诊时诉病情不是胃寒畏凉食，就是胃脘有灼热感，也有平素胃怕凉，受凉食冷出现反酸烧心。萎缩性胃炎常见的症状"心下痞"也是寒热互结心下所致；肠病也是如此，如腹痛、腹泻者受寒多加剧。《难经》曰："损其脾胃，调其饮食，适其寒温。"李东垣引《灵枢》"热无灼灼，寒无凄凄"，使"寒温适中"，足见脾胃病从病性维度调寒热使"适其中"的重要性。

3. 病势在气机的滞与逆最为突出

脾胃是气机升降之枢纽，胃纳脾运，脾升胃降是脾胃气机运行的表现形式，脾胃病的病势可理解为气机运行的功能状态。从临床所见，气机为病是脾胃病最突出的病势表现，气机病变有气滞、气逆和气陷。气滞在经以胀为主，气滞又常与湿、食相兼，与血相凝，兼湿滞苔腻可见，兼食滞嗳腐便是。气滞及血病入络，以疼痛为主，气滞为引发内邪滋生之先导，如《丹溪心法》越鞠丸所治就是气郁导致湿、食、血、痰、火诸证，气郁解则诸郁消；气逆以嗳气、呃逆、呕吐为表现，胃气不降便上逆；气陷关乎脾，脾气虚陷病多在肠，如久泻、腹坠胀。气机失调是脾胃病最常见的病理机制，治脾胃病从病势维度要辨治气机之滞、逆与陷，恢复脾升胃降的功能。

二、脾胃病三维六纲辨识证候的基本方法

目前，中医治疗脾胃病基本采用的是病证结合的诊疗模式，在明确西医学疾病诊断的前提下，采用个体化辨证论治。病证结合，病是贯穿始终的纵向生物学疾病，证是存在于疾病过程中的横向社会－生物医学模式的阶段性证候。如果将证候理解为疾病演进中的病理单元，辨证论治就是把对一个疾病的治疗转化到不同病理单元证候的治疗上。

脾胃病证候单元的内涵基本上包括病因、病位、病性与病势（气机）四个方面的病理状态。病位一般在患者主诉中一问便知，除病位之外，证候的其他病理状态就由病因、病性、病势三维度结构组成。为此，脾胃病在辨识证候，采集病情资料时要紧紧围绕病因、病性、病势三个病理结构维度进行，尤其问诊直击维度要领，执简驭繁，取舍心中有数，将患者对复杂病情的杂乱无序描述引导到病理状态的结构维度要领上来。

所谓六纲，即病性的寒热虚实、病势的滞与逆（病势陷归于脾虚气陷）。寒热虚实是各类疾病的核心辨证纲领，内伤杂病的脏腑辨证纲领较为丰富，但脾胃病病因、病性的寒热虚实、病势的逆与滞与其他脏腑相比具有特异性。

笔者在临床中将辨寒热、虚实、逆滞六纲贯穿于证候结构维度中，形成三

维六纲辨证体系，能起到执简驭繁，使脾胃病辨证精准化的作用。这一方法可概括为：围绕主诉明病因，寒热感受定病性，滞逆症状判病势，再参舌脉辨虚实。至于虚证辨析，患者一般先叙述的是实证的病情表现，如胃脘痛、胀满、烧心等；除非迁延日久，虚衰显露，患者才诉其虚。判别虚证，要追询补问，合参舌脉，久病多虚，脾胃病有积年累月病史者，必有虚证存在。多数其虚不是脾气虚就是胃阴虚，所诉困倦乏力、纳差食少者偏于脾气虚，口干思饮、胃隐痛，舌红少苔者偏于胃阴虚，两者兼有者为气阴两虚，畏凉食喜温者为中阳虚。脾胃病尤其是胃病，多数是因实致虚或因虚致实，虚实因果相关联。笔者对慢性萎缩性胃炎曾提出虚实关联证候类别和滞损交夹的病机特征。

只有从繁乱复杂的症状体征资料中将辨识证候提纲挈领化，才能将复杂的问题简单化。如一个慢性胃炎患者，以"胃脘嘈杂不适3年，加重1个月"为主诉就诊，已知病位在胃。一问病因：因何加重？答曰：近期加班劳累，3周前吃烧烤、喝啤酒后而发病。根据李东垣饮食劳累脾胃内伤学说，脾胃气虚为主因，饥饱不节为诱因。二问病性：胃脘寒热感受为何？若畏凉食饮冷为胃寒，若有烧心胃有热。答曰：有烧心，偶反酸，郁热无疑。三问病势：有无嗳气、呃逆？答曰：嗳气频，病势状态为胃气上逆。补问：有无食少乏力或口干思饮？答曰：夜间口干。斯知胃阴亏虚，结合舌红少苔，脉细弦，三维六纲辨证为：肝胃郁热，胃气上逆，胃阴亏虚。三维三问敲定证候，八九不离十。

三、套合证候维度结构的组方施治方法

理、法、方、药是中医辨证论治的诊疗环节，即依据四诊资料分析病情，辨识证候，证候确定之后立法施治，组方用药，至此算是完成了辨证论治。证是施治的基点，脾胃病证候具有病因、病性、病势三维度病理结构特征，施治组方用药方案的设计，就是要构建成套合证候病理维度的方药组合。也就是说，证候多维结构的病理因素，决定了治法组方用药的多维度，多维度构建施治方药组合，体现了多靶点宏观整体调治的临床思路。

按证候病理维度结构的处方组织配伍法，临床有选方组配与遣药组配。选

方组配是选成方组配，包括经方、时方、经验方，遣药组配是在无成方可选时遣药自组方。临床一般选方和遣药结合，以选方为主，遣药为辅。

证候病理维度的组方配伍中也有主次之分，主要维度结构或主要病机层位选主方，次要维度选配方或遣药组配的方法。主要维度可能是病因，也可能是病性或病势。以此前所举慢性胃炎患者为例，主诉的"嘈杂"与寒热感受的"烧心"，是病性维度的胃郁热表现，也是核心病理状态，套合病性维度的主方当选清泄胃热的左金丸配栀子、知母；参合舌脉追问虚证，有口干思饮、舌红脉细微的胃阴虚表现，针对病性的虚象维度滋养胃阴，选方自拟养阴滋胃汤（太子参、麦冬、石斛）；病势滞逆维度伴有嗳气频作，遣药配伍佛手、旋覆花和降胃气。由此组成套合证候结构维度的处方是：太子参、麦冬、石斛、黄连、吴茱萸、栀子、知母、佛手、旋覆花，若再有排便不畅，配枳实、炒莱菔子导滞通便，修剪病理枝节。

四、脾胃病三维六纲辨证纲领的临床意义

脾胃病三维六纲辨证将寒热、虚实、逆滞六纲辨证贯穿于证候病理结构的病因、病性、病势维度中，进而构建成套合证候结构维度的施治处方格局。此法不但在证候辨识中起到执简驭繁作用，其主要临床意义在于提高了辨证论治的精准性。

如何在错综复杂的症状、体征中执简驭繁，将证候辨识提纲挈领化，是历代医家精化辨证论治的不断追求。如《伤寒论》101 条中"伤寒中风，有柴胡证，但见一证便是，不必悉具"，是说少阳证病"口苦、咽干、目眩"及"往来寒热，胸胁苦满"等症中，只要见到一部分症状即可使用小柴胡汤。脾胃病三维六纲辨证是对脾胃病临床辨识证候时的提纲挈领性规范，首先要求在采集病情资料问诊时当问什么，不问什么，舍繁取要，心中有数，将患者对病情的描述引导到预定的纲领性规范中，提高证候辨识的精准性。

脾胃病病位不离脾和胃，病变中心外展可涉及肝与肾，病因以劳倦、饮食、思虑为主，病因导致病性的寒热、虚实及病势（气机）逆与滞。病因与病性、

病势因果相关联，病性之间多相叠加。如寒有实寒虚寒，热有实热虚热，虚有气血阴阳之损，又有虚实标本相兼，病势有滞、逆、陷之变。病势之滞，气滞在经，血滞入络，湿滞在脾，食滞在胃肠；病势之逆病在胃，病势之陷虚在脾。

三维六纲辨证以维为经，纲为纬，将脾胃病如此复杂的辨证统摄在多维度辨证纲领中，将证候辨识中来源于患者与医生的主观性、随意性规范在维度纲领之内，可最大限度地提高证候辨识的可控性与操作性。

胃癌前病变高危证型毒瘀交阻论

1978 年世界卫生组织（World Health Organization，WHO）将慢性萎缩性胃炎列为胃癌前状态，在此基础上伴发的不完全型肠上皮化生和（或）中、重度异型增生则被视为胃癌前病变（pre-cancerous lesion of gastric cancer，PLGC）。如何阻止 PLGC 向胃癌发展是胃癌二级防治的重要课题。据报道，中医治疗PLGC 有明显的疗效优势。那么，中医怎样辨识胃癌前病变？胃癌前病变的高危证候类型是什么？这些问题值得深入研究。我在多年的研究中发现，产生于气阴两虚基础上的毒瘀交阻是胃癌前病变的高危证型，现论述如下。

一、病理基础气阴虚，湿热毒瘀损胃络

PLGC 多数是在慢性萎缩性胃炎的基础上衍化而来的。疾病进入 PLGC 阶段久病必虚，虚以气阴两虚为主，在虚的基础上湿热毒瘀阻滞胃络是损伤胃黏膜、导致肠上皮化生或异增生的直接病理因素。有研究报告显示，Hp 相关性胃炎发

生肠上皮化生是非 Hp 感染的 9.7 倍，胃黏膜异型增生 Hp 检出率高达 89.5%[①]。Hp 滋生于胃黏膜临床多是以湿热的证候状态出现。胃属阳明，阳气隆盛，感邪最易化生湿热，所谓"在阳旺之躯，胃湿恒多；在阴盛之体，脾湿亦不少，然其化热则一"（《温热论》）。脾胃湿热与 Hp 关系最为密切，我们曾研究 Hp 与 PLGC 相关性，结果表明，脾胃湿热型胃炎 Hp 阳性者高达 49.4%[②]。瘀是在湿热毒邪蕴胃之后，邪先滞胃气，进而凝血阻络所致。所谓"凡气既久阻，血亦应病，循行之脉络自痹"（《临证指南医案》），叶天士所言"病初气结在经，病久则血伤入络"是也。毒与瘀交阻胃络，从而导致胃黏膜腺体萎缩，肠上皮化生或异型增生。有研究报道，慢性胃炎伴肠上皮化生或黏膜异型增生患者舌有瘀象者占 64.9%[③]。实验报道，萎缩性胃炎胃黏膜血流为正常者的 53.9%，进展性胃癌的微循环灌注已处于血供不良期[④]，表明胃络瘀血的存在。

久病入络，络脉瘀可以与痰相凝，尤其在久痛屡发，行气化瘀痛不止时多兼痰凝，如叶天士所云"胃痛久而屡发，必有凝痰聚瘀"（《临证指南医案》）。痰与瘀同源而异类，瘀形成于气不运血，痰生成于气不化津，痰与瘀凝滞胃络，一遇冷热不调、情志不遂便发胃痛。由此可见，当 Hp 滋存于胃，邪毒蕴郁，先滞胃气，继伤胃络，伤络者毒与瘀交阻，也可与痰相凝。毒、瘀、痰诸邪叠加者疼痛明显，也是酿成 PLGC 重症的病理特征。

二、正气损阴耗气伤，邪气结毒瘀交阻

如前所述，Hp 是 PLGC 的主要致病因素，感染 Hp，"阳旺之躯，胃湿恒多"，疾病以湿热为表现。热为阳邪易伤阴，湿为阴邪易伤气，湿热久蕴于胃，耗伤胃阴，伐残胃气，导致气阴两伤。气虚运血乏力，阴虚津不濡络，尤其是

---

① 项伯康 . 胃癌前病变的研究现状与前景 [J]. 浙江中医学院学报，1990，22（2）：1.

② 沈舒文，宇文亚，赵运，等 . 胃黏膜异性增生证候演变及肿瘤标志物水平两年跟踪研究 [J]. 中华中医药杂志，2010，25（1）：38-39.

③ 徐珊 . 慢性胃炎胃络瘀血证论治 [J]. 中国中西医结合脾胃杂志，2004，4（8）：243.

④ 王雁，朱良湘 . 溃疡病、慢性胃炎和胃癌患者胃黏膜血流量的研究 [J]. 中华内科杂志，1993，4（32）：240.

津不濡胃络致胃络涸滞，血运不畅，瘀凝胃络，从而因虚致实、因实致虚，形成气阴两虚为本、毒瘀交阻为标的虚实标本相关联的病理状态。在 PLGC 中，多数病例气阴虚与毒瘀实彼此动态起伏变化于病程中。其气阴两虚以我临床所见，口干思饮、胃脘隐痛、舌红少苔、不思饮食较为普遍，可认为是阴虚重于气虚，这是湿热伤阴致虚的病理特性所决定的。而毒与瘀之中，疾病早期毒重于瘀，中后期瘀重于毒，且毒瘀交阻，与气相结，也可兼湿阻或兼食滞。故补虚治本养胃阴要在补胃气之上，我常用太子参、西洋参、百合、黄精等甘平之品气阴双补，偏重补阴；对口干食少用麦冬、石斛配半夏，刚柔相济，养阴和胃。毒瘀之治，治毒化湿热，见胃脘痞满，口苦苔腻，Hp 阳性者，用黄连、黄芩、半枝莲、蒲公英等具有清热解毒作用的清化湿热药；治瘀必通络，见口干思饮，胃痛屡发，痛无休止，配丹参饮、失笑散、蜈蚣等化瘀通络药。在疾病中后期，由于 Hp 感染者用三联疗法等抗 Hp 疗法，Hp 多已转阴或转弱，邪毒已成强弩之末，胃黏膜损伤的主因是瘀阻气结络伤，因此补虚化瘀散结当在解毒之上。

三、癌变高危毒瘀结，制止癌变化毒瘀

我曾从中医证候层面研究 PLGC 的癌变趋势，对 324 例胃黏膜异型增生患者进行了为期 2 年的临床跟踪研究，其毒瘀交阻兼气阴两虚证的癌变率为 13.2%[1]，是癌变率最高的证候类型；进而分析病机认为，毒瘀交阻兼气阴两虚是 PLGC 的核心病理状态。所谓毒，是蕴郁于胃的湿热之邪，久郁为毒，湿热毒邪蕴胃碍脾，入络凝血，形成毒与瘀交阻、气与血结滞。此证可见于中、重度异型增生或肠化中，临床表现为湿热蕴胃，瘀凝胃络的证候特征，如胃脘痞满、饱胀、疼痛屡发、口苦、口干不欲饮，伴困倦食少，久治不愈者。毒与瘀交阻于胃，往往是在气阴两虚的基础上疾病向癌变的趋向发展。治疗在解毒化瘀，兼益气养阴，标本兼治，我常用生晒参（或太子参）、白术、麦冬、石斛养

---

① Shen Shu-wen,Hui Jian-ping,Yuwen Ya,et al.Study on Canceration Law of Gastric Mucosal Dysplasia Based on Syndromes of Chinese Medicine[J].Chinese Journal of Integrative Medicine,2011,17(5):346-350.

气阴，配半枝莲、藤梨根、黄药子、山慈菇之属破毒瘀。毒瘀交阻必滞气，朱砂七并配莪术、枸橘、九香虫之属开气结，气开则毒消结散。我 20 年前用太子参、枸橘、半枝莲、朱砂七等制成治疗 PLGC 院内制剂金果胃康胶囊，应用至今对逆转 PLGC 效果良好。总之，中医治疗 PLGC 要坚持个体化辨证论治的临床思维，标本兼治，治癌必扶正，癌从毒治，结从气破，早治以防癌变，发挥辨证论治诊疗措施在制止癌变中的疗效优势。

第三部分

辨治心悟

提高辨证论治疗效的几个关键问题

中医历经几千年而不衰的根本原因是客观存在的临床疗效。辨证论治作为中医诊疗疾病的核心技术，如何提高其临床疗效是临床医生永恒追求的主题。笔者积几十年的诊疗体会，以下谈一谈如何提高辨证论治的疗效问题。

一、中医诊疗措施如何处理诊病与辨证的问题

现在中医治病多采用"病证结合"诊疗模式。病是贯穿于疾病始终的纵向生物学疾病，证是疾病演进发展中横断面上的时段性病理状态，也可理解为病理单元，如慢性胃炎在疾病演化的纵向轴线上可能出现肝胃不和、寒热互结、湿热蕴胃、胃寒气滞、气滞血瘀等证候状态。中医辨证论治就是把对一个生物学疾病的治疗转化到不同病理单元病态的治疗上，这个病理单元的病态包涵了病因、病位、病性、病势等多维度病理结构，调态施治要针对病理结构维度，建立起套合病理结构的多维度协同遣药组方。

诊病是为了明确疾病的个性特征，把握疾病的演变规律；辨证则是为了明确疾病就诊时所处的病理状态，也就是确定证候单元。施治是依据就诊时疾病表现的证候状态制定治法和处方用药的施治方案。由此进而认为，中医辨证论治的诊治模式将对一个病的治疗转化到不同病理单元阶段性证候治疗上，这种治疗实际是对疾病证候动态演进的断层治疗。所以，临床诊疗在明确疾病诊断的前提下辨识就诊时证候状态，施治的思维紧紧跟随证候状态进行多维度调治的方药实践。

然而不少医生在辨证论治的临床实践中，由于受经验性疗效思维定势的影响，对一个病的治疗固定在某一证态治疗的经验性方药实践上，充其量是做些随症加减用到底。另有一些人纯粹用西医的单质诊疗思维模式运用中医施治方药，忽略了辨证论治理、法、方、药的诊疗程序，选用针对生物学疾病的单验方或用中医药理对应疾病治疗。凡此种种都是影响辨证论治临床疗效的因素。

二、证候辨识中如何执简驭繁精准化的问题

如前所述，辨证论治的基本模式是将对疾病的治疗转化在对疾病阶段性证候状态的论治上，论治的有效性必须要求辨识证候的准确性。证候是通过"四诊"采集到的疾病表现于外的征象（症状、体征），用中医理论辨析出疾病在就诊时的病理状态，也即证候单元，它概括了病因、病位、病性、病势等多维证据信息。然而由患者描述所采集到的症状体征信息是繁杂的，有些存在语言描述的模糊性，其中也混杂着与证候辨识无关紧要的信息，又隐藏着证候辨识中的关键要素信息。如何在辨识证候中执简驭繁、去伪存真，将一个复杂问题简单化，紧紧抓住证候辨识的关键要素，这是提高疗效的关键之一。

我在临床中只抓辨识证候特征性的病位、病性、病势状态要素。例如慢性萎缩性胃炎我只采集病性之虚实、寒热，病势之滞通顺逆，三个症态维度观测点上的判断资料，而胃病的病位不言而喻在胃。以纳食辨虚实（胃主纳脾主运），食少乏力为气虚，食少口干为阴虚；以胃脘寒热感受辨病性，以胀逆表现辨病势（气机），胃脘胀满为气滞，痞满为寒热互结，呃逆、嗳气为胃气逆，胀而呃逆为气滞逆，苔腻兼湿，嗳腐兼食，久痛不止病入络辨证。应将复杂的问题纲领性简单化。如溃疡性结肠炎只采集病性是寒还是热，病位在气在络，是否有虚，以及四个病理状态观测点上的判断资料，如黏液便、舌腻黄腻为湿热，大便白冻为寒湿，腹痛里急关气滞，脓血不除肠络伤，久泻不止脾肾虚。如高血压病眩晕只需采集以下三个证候辨识判断资料：病性有无虚，虚是肝肾虚还是脾气虚；病势是风火还是风痰；痰是否带瘀。眩晕必有风，风火与肝有关，风痰与脾相关。眩晕脑胀、面赤、耳鸣是风火（阳）；眩晕头闷、纳差、苔腻是

风痰；舌质暗、有瘀斑，血压值居高难降，往往是风痰带瘀阻滞络脉，多见于顽固性高血压。采集临床资料时以肯定与否定的判定为主，执简而驭繁，力求精准化，这就要求临床对疾病证候单元的特征性、证候演变的规律性相当熟悉，积累丰富的临床经验。

三、辨证论治中寒热病性的辨识问题

影响疗效的首要问题往往是证候状态辨识上的错位。证是论治的基点，是对疾病阶段性病性、病位、病势特征性的高度概括，它决定施治的方向性。在中医辨证的理论体系中，八纲辨证辨病性，脏腑辨证定病位。八纲中寒热虚实病性辨识最为关键，而在寒热虚实病性辨识中最容易出差错、影响疗效的多数不是虚实，而是寒热。临床中疾病单纯实证、单纯虚证辨识不难，难在慢性病演变中因实致虚、因虚致实和虚实因果相交错的病理状态的辨识。此病理状态一般按虚实标本理论辨识虚实结构特征，往往为本虚标实，虚实相兼证也不易出差错。而对于寒与热的病性辨识，寒象明显者不难，或寒热不显，可视为中性；但在有些病证中，往往寒热并见，这并不仅仅是《内经》中寒热真假的问题，而是寒热相兼，或外寒里热，或上热下寒等多态复杂性最难辨，稍有不慎即出现差错，进而影响疗效。如慢性萎缩性胃炎，患者诉胃脘灼热、反酸、嘈杂、口干，分明是胃热，但又不能进凉食，胃有凉感，此证寒热夹杂，往往是素有中阳虚寒，在疾病的活动期出现胃热郁。又如肝硬化腹水，患者口干舌燥、胁隐痛、喜怒等为阴虚肝火，又有恶寒、腹胀、小便不利之阳虚水停。有些更年期综合征患者烘热多汗，又有恶寒怕冷，或发冷后烘热汗出，并非少阳伤寒，而是少阴阴阳两虚，浮阳外越，可用附子龙骨牡蛎汤加清骨散。有些抑郁症患者，恶寒、受惊出冷汗，又有烘热、心烦、易怒、面赤（戴阳证），这就是《内经》说的"阳虚生外寒，阴虚生内热"，属阴阳两虚，外寒里热。

四、辨证论治中的整体与局部的问题

人文属性的辨证论治具有整体观与个体化特点。所谓整体观念，就是将疾

病病理状态放在自然、人文的外环境与脏腑气血阴阳失调的内环境中进行宏观临床思维，辨析疾病病因、病位、病性、病势等病理状态，即证候，将证候作为治疗干预的基点进行多维协同处方用药施治，这就是宏观辨证论治。它立足于对机体病理状态的整体调整。但医学发展到今天，中医学要取得疗效上的突破，不但要坚持宏观层次的证候论治，还要关注局部病变及微观层次的病态治疗，例如理化检查的异常指标治疗，如无症状的肝功异常、高尿酸症、尿蛋白等临床无症状可辨者，中医可按病理特征探索治疗。在癌症治疗中，对于宏观整体调治与局部癌瘤实体的问题，宏观整体体现在机体功能状态的调治上；与此同时，还要针对癌瘤实体进行抗癌中草药的应用。前者整体调治，扶助正气，恢复脏腑的功能，正旺有利于制止局部癌瘤生长或转移。后者局部抗癌药也必须用，如肺癌我常配炒蜂房、夏枯草、重楼，胃癌配藤梨根、半枝莲、黄药子，食管癌配石见穿、浙贝母、硇砂，肠癌配苦参、乌骨藤、三棱、莪术，乳腺癌配天葵子、夏枯草、王不留行等。对于无症状的肝功异常、高尿酸症、尿蛋白等，我也在探索中医治疗，内容详见本书后面的相关病案与验方。宏观对证治疗问题、局部用药微观单质对病治疗问题，与辨证论治宏观调治用药并不存在排他性，而是具有相辅相成的协同性，因而在临床思维模式上就形成了三个层次，即：辨病（明确诊断）→宏观辨证论治→微观单质用药。

五、疗效不显如何调整诊疗思路的问题

疗效是临床诊疗技术中追求的最终目的，好的疗效是临床医生对一个患者诊务结束后最殷切的反馈期盼。然而有些患者的疾病，你认为辨证是对的，处方用药也没错，但患者就是说没效果。对此，当你不愿反思你的诊疗措施时你会束手无策，但临床却要求你必须改弦易张，寻求有效的诊治方法。出现辨证论治药不达效的情况，多见的原因是证治错位、方药偏差，或重病难返。遇到这种情况，切不宜一味肯定自己，继以原方击鼓再进。医生治病，对一个病取得显著疗效后，其施治用药可固化成自己的经验反复用于临床，但当你的经验性用药未达到企盼的疗效时就应该更换辨治思路，施治易方。如何更弦？我的

体会是：其一，按疾病深浅变更。如中医学认为"经主气，络主血""气病及血""久病入络"是规律，调理证治思路，如据此诊治胃痛、肝区痛，治气（行气止痛）不应就通络，通胃络用丹参饮配失笑散，通肝络用鳖甲配地鳖虫、丝瓜络。其二，按中医理论更法。如"痛主肝"，若腹痛调气罔效则柔肝，（重用白芍30g，柔肝缓急）；又如"肾主水"，肾病水肿，利尿无功，则温肾阳（如配真武汤），"血不利则为水"，肝硬化腹水用化瘀利水（配益母草、川牛膝、泽兰）。其三，经验性更药法。如对慢阻肺，止咳无效纳肾气（如配蛤蚧、五味子），哮喘难平配虫药（如全蝎、蜈蚣）通络解痉。此外，要取得好的疗效，临床要对疾病演变趋势有一个准确的预测，治疗现证时其思维要随之提前到下一个可能演进的证候，截断病机演进，将疾病控制在轻浅阶段，促其向愈。无论是疾病的发生，还是证候的演变，都是有规律可循、有迹象可察的。如中风病在未卒中前往往先见有头痛眩晕、肢体麻木，当预知有卒中的可能，治以平肝潜阳、活血通络，防止卒中的发生。胃病患者若胃镜报告有慢性萎缩性胃炎，病理报告有不典型性增生，则预知有癌变的可能，就应配抗癌中药设堤防变。糖尿病患者在多尿、烦渴、乏力后，出现食欲减退、恶心呕吐、嗜睡、烦躁等症状，预知疾病有将出现酸中毒的可能，数天之后可能发生意识障碍，治疗时应提前采用温肾化湿泄浊毒，以防止毒壅神昏的出现。

六、临床处方用药中的杂方与精方问题

辨证准而用方精是提高临床疗效的关键。临床中组方用药我倡导精方之道，不主张无章法的杂方、大方。何为精方？精方之道是什么？这是临床处方用药时应认真思考的问题。我认为精方体现在方证统一、配伍严谨、用药精炼；简言之，在套合病证的前提下，能以最少的药味、最小的剂量达到最大的临床疗效，斯为良方、精方。然而，精方之道有时往往体现在组方药味的多寡问题上。由于不同的医生各自的处方习惯不同与经验的局限性，临证制方药味多寡历来就很不一致。如黄程山说："方取简炼，不求繁多。盖简练熟历则一茎草可化六丈金身，繁多散漫则头绪杂而莫知所从。"组方刻意求简。有的则认为"用药如

用兵，韩信用兵多多益善"，主张用药量多，多则照顾全面，以致于现在二十多味庞杂大方在医生笔下屡见不鲜。我认为，处方的药味多少，既有一个原则依据，又有一个量的概念。原则依据就是疾病证候的复杂程度，如病证比较单纯，治法需要专一，处方药味应力求少而精；症情比较复杂，需要两种以上治法配合应用时，处方的药味就必然要多一些，不强求一律。吴瑭《温病条辨》曰："所谓有制之师不畏多，无制之师少亦乱也。"对一般证情单纯者，处方用药 9味左右；证情复杂者，12 味左右，我主张一般不宜超过 15 味。以我的临床体会，再复杂的证情，在处方用药时只要多费匠心，遣药精到，12 ～ 15 味药可以照顾到病情，如俗语"用药十七八，大夫无主张"；处方药味太多，过于庞杂，不仅造成药材的浪费，更会造成功用相互牵制，进而影响疗效。针对证情复杂的病证，处方用药如何做到制方精到？我认为在处方的组织配伍上要下功夫。其一，法古遵旨，遵守君臣佐使的配伍法度，君药尽可能选针对主证、主病效专力宏的药，突出君药对病因、主证的治疗作用，可减少协助药物。如清热泻火主选石膏，泄热通便主选大黄，补脾气用党参，养心安神用酸枣仁；再如左金丸君药黄连泻肝经郁火，配吴茱萸一取和胃降逆，二可取制黄连之苦寒，一药而佐使兼备。其二，对证情复杂者，针对兼夹证尽可能选配一药多能的药物，使其一箭双雕。如慢性胃炎气阴两虚者，选用具有益气养阴的太子参，可不以党参配麦冬；湿与食滞的食少苔腻，选用化湿且可消食的白蔻仁，而不以化湿与消食药配伍；慢性胃炎胃痛反酸，选用化瘀止痛并制酸的刺猬皮两相兼顾；肝肾病瘀阻水停，选用具有利水作用的化瘀药如泽兰、半边莲、川牛膝之属瘀与水同治，而不用化瘀与利水两组药相配。总之，精方重在制方用药的精练，但精练贵在合证，在方证相符的前提下精选药物，药味的多寡并不是衡量精方的标志，证情复杂，多而不杂，证情简单，少而精专，从而无一药游离，无一药不对证，制方处处能显其精。

从前贤医案解析"阴中求阳，阳中求阴"

"阴中求阳，阳中求阴"是以阴阳互根、互为化生为基础，以阴中求阳生、阳中求阴长为目的的理虚变法，它异于"形不足者，温之以气；精不足者，补之以味"的理虚常法，而是立足于化生之本源，动补以求生化，为虚弱病证的治疗提供了动补理论依据。以下为笔者从前贤相关医案中解读"阴中求阳，阳中求阴"的临床意义，彰显中医阴阳动补理虚法则，拓宽临床理虚门径。

一、理论渊源

"阴中求阳，阳中求阴"理虚法则渊源于《内经》阴阳学说。阴阳学说认为"人生有形，不离阴阳"（《素问·宝命全形论》），阴阳的相对平衡，依赖二者的相互化生，孤阴不生，独阳不长，阴阳不能独治，"独治者，不能生长也"（《素问·逆调论》）。东汉医家张仲景深领《内经》阴阳互根之奥旨，创建中汤温建中气生营卫以阳中求阴，立肾气丸补阴精生肾气以阴中求阳，从而开拓了这一法则临床应用之先河。金代李东垣遥承仲景法，提出"阳旺则能生阴血[①]"，制当归补血汤补益元气以生阴血。尔后对这一法则独有建树者，当推明代张介宾，其不但首先提出"阴中求阳，阳中求阴"的理虚法则，且对法理的阐发更为精辟，曰："善补阳者，必于阴中求阳，则阳得阴助而生化无穷；善补阴者，必从阳中求阴，则阴得阳升而源泉不竭"（《景岳全书·新方八略引》）。此论一出，

---

① 李东垣.内外伤辨感论 [M].北京：人民卫生出版社，1959：11.

大开阴阳动补理虚门径，医家将阴中求阳、阳中求阴广泛用于虚证治疗中。

二、阳中求阴

1. 甘温建中化阴阳以治虚劳验案析

虚劳病因化源不足，阴阳匮乏所致者，宗"阳生阴长"之旨，立足于生化之源，求治于中宫之气，甘温建中化阴阳。此法重用甘补温运之品，温运中阳而调升降，激发化源以生气血，使脾胃振发，生化有源，气血渐旺，阴阳相随，不失其平而虚弱自愈。例如叶天士治仲某虚损案，因"劳倦内伤"，"久嗽神衰肉消"，医反"苦寒沉降，致气泄汗淋，液耗夜热，胃口得苦伤残，食物从此顿减。老劳缠绵，讵能易安，用建中法。黄芪建中汤去姜"（《临证指南医案》）。此案化源匮乏，脾肺双虚，又以苦寒沉降伐伤中阳。叶氏论治未以滋补求成效，而在化源下功夫，急急建立中宫之气，阴阳冀其以生，虚劳乃愈。

2. 温补元气生阴血以退虚热验案析

阴血亏虚，阴不维阳，虚阳浮越之发热，宗"气旺血生"之旨，治从求阴于阳，温补元气生阴血。此法重用甘温补益元气，激发化源，使"有形之血生于无形之气"，少佐养血和营之品守气涵阳，冀此而使阴血徐徐而生，虚阳内潜，阴平阳秘，虚热自退。如朱炼之治查某尿道修补术后血虚发热案，前医屡用滋阴养血清热方发热未退，仍入夜心烦失眠，终日怔忡、耳鸣、眩晕、腰酸、面色㿠白无华，脉细数重按无力，体温 37.9℃，血色素 3g。治以温补，益元气、培命门，拟方苁蓉、党参、山药、茯苓、谷芽、麦芽各 12g，淫羊藿、巴戟天、枸杞子、黄芪、当归、白术、焦山楂各 9g，炙甘草 4.5g，连服 20 剂症情改善，后继以温补益气助阳调理告愈[①]。此案由血耗气弱，阴损及阳，渐致阳不生阴，气不生血。前医囿"补之以味"，妄投柔腻，反郁遏中气，碍升运之机，中州已滞，何以"受气取汁"，化赤为血？血不生，浮越之阳难以潜守，热反缠绵。朱氏探本治源，温补求阴血，血生而热退。

---

① 朱炼之.血虚发热，温补获效[J].浙江中医药，1979（11）：422.

3. 培补中气摄阴血以治失血验案析

崩漏、吐血、诸出血证，其虚者，多缘于脾之阳气虚血无依统，正如张景岳所言"气伤则血无以存"。治之宜阳中求阴存，动中求血静，培补中气摄阴血。通过补益脾气，使脾气健旺，统摄有权，阴血得以内守；又使化源得资，气壮血旺，血载气，气摄血，营血随经，不失其常。如潘静江介绍[1]：刘某吐鲜血一年余，每月三四次，每次五六口，伴体倦、肢软，胃口较差，间有头晕眼花，气促心悸。舌淡苔白，脉虚缓。曾服多剂清凉止血药未见效，以脾虚不能统血论治，用归脾汤加田七4.5g，6剂而愈。此失血案，先将虚证当热治，妄用寒凉涩止，以求阴血宁静；然愈凉则愈伐中气，致气不摄血，血无所主而更离经妄行。后另具慧眼，治从中州，补脾气以求血宁，则营血随经，失血乃止。

4. 补健脾气生心血以治心悸验案析

心经阴血亏损所致的心悸、怔忡，治不重滋补以直养其心，而阳中求阴用归脾汤之属主益脾气，乃立意于补脾气以生心血。通过补健脾气，激发化源，使营血资生，心血渐充，心神得以育养，心悸诸症自愈，也即《备急千金要方》"心劳甚者，补脾气以益之，脾旺则感于心"之意。例如昔"马元仪治一患心悸症，肢体倦怠，或以阴虚治之不效，诊其脉浮虚无力，盖得之焦劳思虑伤心也……法宜大补心脾，乃与归脾汤二十剂，即以此方作丸服之痊愈"（《续名医类案》）。此案先从阴虚论，治以纯静滋补阴血，反复蹈壅遏脾土之辙，脾气壅滞，心血难生；后另辟补气生血法门，投以归脾汤使血生而神得养。

5. 温补肾阳化津液以治消渴验案析

消渴乏津，因肾虚无力蒸化者，宜温补肾阳化津液，火中求水生。此法通过温壮元阳，激发命火，使阳气升腾，命火升动，津液得以蒸化，上承四布，消渴自解。如昔陆祖愚治两广制府陈公消渴，症见"口渴茶饮不辍，小便极多，夜尤甚，大便秘结"，用生津润燥清凉未获效。陆氏认为："……阳不生则阴不长，津液无所蒸以出，故上渴而多饮，下燥而不润，前无以约束而频数，后无

---

① 中山医学院《中医方剂选讲》编写组．中医方剂选讲 [M]．广州：广东科学技术出版社，1983：33.

以转输而艰秘，食减肌瘦，皆下元不足之过也。"乃治以温补，以"八味丸料，加益智仁，煎人参膏糊丸。每服五钱，白汤送下，日进三服"而愈（《续名医类案》）。此案先以甘寒滋润，水中取水非但津未复，反致寒凉伤弱阳，后越凉润生津之藩篱，立足元阳，求水于先天命火，使得津复病除。

三、阴中求阳

1. 水中取火温肾阳治水肿验案析

命火式微，阳虚水泛之水肿，欲使水气化，当温命门火，然命门之火乃水中之阳，其化生全赖肾水以滋培，故求火之生，必须水中取火。该法纳温热阳刚之品于阴柔纯静之中，藉以使肾水得滋，火生有根，命门火气复燃，周身阳气有蒂，脏腑得以温煦，水湿蒸化，水肿自消。如黄竹斋治一男，患肾炎水肿四年，两腿自膝以下胫胕浮肿，重按则陷之不起，小便混浊，两手脉弱，尺部微弦。给予济生肾气丸汤剂，连服 30 剂而愈[1]。肾气丸温阳化水，并非一派温补求阳，而是阴中求阳，水中取火，使命火升发，水湿蒸化。若单一温热竞进，必有助无根之火，俾"壮火食气"，使肾阳未复而肾水先伤，何益于肾阳振复？

2. 引火归原纳浮阳以降虚火验案析

肾阳虚衰，弱阳不能内守，命门虚焰上浮所致之眩晕、耳鸣、牙痛诸虚火证，既不能用六味地黄丸填补阴精，以水折之；又不能单用桂附纯温壮阳，以求降之，可用肾气丸之属引火归原。该法乃温肾植于壮水之中，意在求火于水，使有根之命火徐徐升发，逼其无根之虚焰下撤，归于"封蛰之本"，虚火乃除，诸证自解。如《薛氏医案》载："陶天爵妾滕素多，时患头晕痛甚，劳则肢体痿软，筋骨作痛，殊类风证，以为肾虚，不能纳气归原，用加减八味丸（即肾气丸肉桂易桂枝，去附子加五味）而痊。"此案水中求火，使命火生发，浮阳下潜而虚火尽除。然肾阳贵乎凝降，引火归原之意，在于命火旺而虚火降，故去温升的桂枝，以免再拨升浮之虚焰。

---

[1] 苏礼. 黄竹斋医案 [J]. 中医杂志，1958（12）：828.

3. 阴中取阳纳肾气以治虚喘验案析

肾虚而喘者，一则弱阳不能上温肺金，致肺寒贮痰留饮；二则下元失于封蛰之职，气不归根而浮越于上。治之故当补肾阳纳肾气，但欲使阳生有根，还须阴中取阳，水中补火，火得水培，有根之阳振复，在上肺金得以温养，贮痰自消；在下摄纳有权，气归于根，虚喘乃平。如《续名医类案》载："王观察在太史时方酷暑，令媳面红唇燥，发喘不止，足冷至胯，危甚，两脉鼓指，按之微细。必过服苦寒所致，询之果然。急以人参三钱，熟附子一钱五分，投之喘定，又加肉桂一钱五分，夜半尚发烦躁，足冷未愈，遂以六味汤内加桂、附一钱五分，六剂并煎，冰冷，频频饮之而愈。"此虚喘案，先以苦寒求肃降，致元阳伤而虚阳浮，喘亦未定，继用温补助元阳，似收小功，不知此乃无根之火难以久燃，便以为对证，又以温热击鼓再进，反激无根虚焰更浮，喘则愈甚，后出温热竞进巢穴，宗"阳根于阴"之旨，用八味丸阴中求阳生，方一举而收全效。

4. 水中补火温命门以治泄泻验案析

肾虚泄泻，缘于命火衰微，脾土失于温煦，中州温运失职，水谷不能化精微而直走大肠所致。欲止其泻，当温命火，然而要使命火生发有根，唯当水中补火，冀此求火于肾水，使元阳振发，釜底弱焰复燃，脾土得以温煦，泄泻何愁不止。如昔"薛立斋治沈太尹病泻，五更辄利，此肾泻，与五味子散，数服即愈。后起居不慎，泻复作，年余不瘥，此命门火虚，不能生土，遂用八味丸，泻即止，食渐进"（《续名医类案》）。就八味丸治泻，并非单一温热竞进以求命火升达暖脾，而是宗"阴中求阳"的法则，纳温补于滋阴之中，意在水中取火，使下焦生出有根之命火，中州得此火以温，升运有权，泄泻乃止。

5. 从精化气立中气以治内伤验案析

内伤病，若"劳倦伤阴，精不化气"者，当补肾精以化中气。此法熔甘温益中气与填补培下元于一炉，将后天脾胃之气的化生寄于先天肾精的栽培之中，使元气化生有根，清阳升发有源，肾精之中生发出脾胃元气，则劳伤自愈。如《续名医类案》载："薛立斋治李阁老序庵，有门生馈坎离丸，喜而服之，曰：前丸乃黄柏、知母，恐非所宜服者。《内经》有云：'壮火食气，少火生气。'今公之肝肾二脉数而无力，宜滋化源，不宜泻火伤气也。不信，服将二月，脾气渐弱，发热愈甚……遂朝用补中益气汤，夕用六味地黄丸，诸症悉愈。"此案阴虚，妄进苦寒，伐伤脾气，致阴火内炽，发热愈甚，后以六味合补中，求气于肾水，使中气旺，热自退。就这一治法，薛立斋常以六味地黄合补中益气"壮水生土"，张景岳继承其法，创补阴益气煎治"劳倦伤阴，精不化气"，至此使精化气一法跻身于理虚法门，但后来论及者并不多。此法不但具求气有根之能，且有脾肾互生之妙，实为补虚正路，足堪后人师法。

四、内涵释义

"阴中求阳，阳中求阴"是根据阴阳互根学说，探本治源，以求化生的理虚法则。"阴中求阳，阳中求阴"的内涵有水与火、气与血互求化生之意，水火阴阳化生求治先天肾脏，气血阴阳化生求治后天脾胃。如水火阴阳火中求水，立足阴津蒸化之源，重在温补肾阳，激发命门之火，使肾阳蒸发，阴液上腾四布，阴亏自复；水中求火即在肾水之中求命火升发，重用滋腻填补的同时，少佐温阳之品激发肾阳温动之机，引动命火，藉以使肾阳振复，命火升动。有人认为，水火阴阳其阴中求阳、阳中求阴用药阴阳双补，有点玄学之嫌，但就张介宾补益肾阴的左归丸、补肾阳的右归丸制方与治疗目的还是有区别的。气血阴阳化生其气中求血生，立足生血之本，重用甘补温运之品温补脾胃，鼓舞中气，激发生化之源，使中州脾土生发出营卫、阴血。

另外，还有水中求气，即在先天肾水之中以求后天之气生，即纳益气于滋阴之中，使脾气得肾水资助，中气升发有源。阴阳化生理虚将静补变为动补，其义不仅在治求于本，且避免了阴药求阴碍中运、阳药求阳助壮火之弊端。

应用阳中求阴，并不是单一温热求阴生；阴中求阳，也并非单纯阴柔求阳长。盖阴阳互根而不可分，阴损必及阳，阳损必及阴，一方匮乏，另一方必然不足，所谓阴虚、阳虚不过谓其矛盾的主要方面罢了。若求其生，孤一不长，故阳中求阴，必纳阴柔于温补之中；阴中求阳，须纳温补于阴柔之内。寓柔于刚，动中有静；寓刚于柔，静中有动。如此组方，方能求生有根，求化有源，阴阳相配，不失其平。

从"脾统血、肝藏血"治疗虚劳出血

"中焦受气取汁，变化而赤"，生成的血液能够川流不息地行于脉渗于络，有赖于心肺两脏推动运行，以及肝脾两脏的藏敛统摄，故而有"脾统血、肝藏血"之说。所谓脾统血、肝藏血，是指脾与肝对血液的统摄、藏泄功能，这一理论对中医治疗血液病具有极高的理论指导价值。笔者在脾统血、肝藏血理论指导下治疗原发性血小板减少性紫癜、再生障碍性贫血疗效显著，简要介绍如下。

一、理论渊源与原理

脾统血、肝藏血来源于《内经》和《难经》。《难经·四十二难》曰："脾……主裹血，温五脏。""裹血"可理解为统血，统摄血液在脉内运行。赵献可曰："阳统乎阴，血随乎气。故治血必先理气，血脱必先益气，古人之妙用也。"（《医贯·绛雪丹书·论血症》）。沈目南《金匮要略注》说："五脏六腑之血，全赖于脾气统摄。"脾虚统血失固，血不归经便出现血症。《素问·五脏生成》曰："人卧血归于肝。"肝主疏泄，血藏于肝，肝对血液的藏与泄发挥着调节作用。血液病虚证的出血症不但关乎脾的统摄，又关乎肝的藏血功能。对于出血症用药，李梴提出"诸般血药不能止，必然气郁血无藏"（《医学入门·衄血》）；对于血不归经，他认为"阴虚补涩自归藏"（《医学入门·吐血》）。据上而论，对于出血性血液病而言，脾不统血是指脾气虚不能统摄血液归经运行，肝不藏血在于肝藏血量少，正如景岳全书·血证》所谓"真阴内损，络脉受伤"。对虚证出血，补脾气可统摄血液运行脉内，补肝血可充其血量，固养络脉使血自安。

二、统血、藏血的用药

增强脾统血、肝藏血的功能是临床治疗血液病虚证出血行之有效的方法。统血在于甘温益脾气，藏血在于味厚养营血。脾为后天之本，脾气生血，营血载气。脾虚不能化纳水谷转精微，变化而赤为血，则显贫血多见，如再障贫血、中医的虚劳等；脾虚又不能统摄血液在脉内运行，则见出血症，如血小板减少症、中医的肌衄等。补脾统血用药以甘温益脾气药如黄芪、人参、党参、白术、山药等为主，少佐当归等血分药守气涵阳，如当归补血汤重用黄芪、少用当归（二者比例 5∶1），并配具有补涩作用的止血药，如仙鹤草、鹿角胶、蒲黄、地锦草等。

肝为藏血之脏，所谓肝不藏血乃是肝血不足，血脉不充盈。络脉破损见出血，用药以阴柔养肝药为主，如白芍、熟地黄、当归、阿胶、枸杞、旱莲草之属，如张景岳所言"惟用甘醇补阴培养脉络，使营气渐固，而血自安"（《景岳全书·杂证谟·血证》）。需要一提的是与肝有关的出血证，有虚实两端，虚者为肝不藏血络损出血，实者为肝疏泄太过化火动血。此外，肝藏血，与肾乙癸同源，肾藏精，肾精可化血，肝虚不藏血也与肾不生精有关。补脾血可益肾精，使肾精化血，阴血回藏，故而在虚寒性出血症的治疗中，阴柔补肝的同时当配鹿角制品（如鹿茸、鹿角胶）、熟地黄、肉桂等温肾填精，使精化血。肝血旺则脉充络盈，血之藏泄有度，无出血之虞。气主经，血主络，补脾统血止血在固其经，补肝藏血止血在养其络，气经与血络同补，对于脾不统而肝不藏的出血症，化生与固藏相得益彰，制方配伍有动静结合、刚柔相济之特点。

三、医案二则

1.血小板减少性紫癜案

刘某，女，23岁，西安某高校学生。2017年5月6日以牙龈出血、下肢出现紫色斑块半年就诊。曾在西安某医院诊断为原发性血小板减少性紫癜，服用强的松，发现"脸胖"，自行停用强的松后血小板降至$40×10^9$/L以下，改求中医治疗。患者面色㿠白，下肢有多处瘀点、紫色斑块，不思饮食，困倦，头晕，心烦，失眠多梦。舌红少苔，脉沉细数。见1周前检查单：血小板$545×10^9$/L，血红蛋白84g/L。5月10日骨髓穿刺报告：巨核细胞减少障碍。患者一派脾虚血亏之象，属中医肌衄、虚劳，证属脾气虚不统血，肝血虚不藏血。治以补脾气、养肝血，使脾气旺统血，血归其经，肝血足藏血，络脉荣自固。方药：黄芪30g，白术15g，黄精15g，砂仁5g（后下），当归10g，白芍15g，旱莲草15g，仙鹤草20g，川牛膝10g，鸡血藤20g，阿胶10g（烊化），炙甘草6g。12剂。水煎，早晚服，服6剂后停两天继服。嘱：强的松递减量至停服（现日服2g量）。

二诊：5月20日。患者精神好转，下肢紫斑消退至仅见有2cm大两块淡紫色，面色有华，睡眠差，失眠，纳食少，大便干。舌淡苔白，脉沉细。查血常规：血小板$95×10^9$/L，血红蛋白92g/L。守法治疗，兼安神导滞。上方去黄精、川牛膝，加夜交藤30g，酸枣仁15g，炒莱菔子30g。12剂。水煎，前6剂早晚服，后6剂隔日服。

6月18日患者拿来血常规化验单征询治疗意见，血小板$108×10^9$/L，其他化验值均在正常范围，下肢紫斑消退，饮食正常。以二诊方又取6剂，水煎，每晚服，巩固疗效。

2.非重型再障贫血案

王某，男，54岁，西安市临潼区人。2018年5月8日以患再生障碍性贫血4年，近期乏力、头昏、气短加重就诊。4年前无明显原因逐渐出现困倦乏力、头昏、气短、刷牙出血，皮肤磕碰则见瘀斑，反复感冒，曾在西安某三甲医院诊治，诊断为再生障碍性贫血，住院治疗3周病情减轻出院。3天前血常规检查：

白细胞 2.86×10^9/L，中性粒细胞 10×10^9/L，血红蛋白 62g/L，血小板 34×10^9/L，1 年前骨髓穿刺报告示：骨髓增生不良，淋巴细胞、网状细胞、巨核细胞减少。患者面色苍白，唇甲无华，困倦乏力，头昏眼花，精神疲惫，气短，常觉感冒未愈，轻微咳嗽，不思饮食。舌淡苔白，脉沉细。诊断为非重型再生障碍性贫血，证属脾不生血、统血，肝不藏血、固血。治以补脾气生血统血，补肝肾养血藏血。方药：人参 10g，黄芪 30g，灵芝 10g，当归 12g，枸杞 12g，山萸肉 15g，鹿角胶 12g（烊化），巴戟天 10g，酸枣仁 15g，旱莲草 15g，仙鹤草 20g，鸡血藤 20g，砂仁 5g（后下），炙甘草 5g。12 剂。水煎，早晚服，服 6 剂停两天，继服。

二诊：5 月 22 日。患者困倦、头昏减轻，刷牙未见出血，气短好转，大便稍干。舌淡苔白，脉沉细弱。血常规：白细胞 3.8×10^9/L，红细胞 4.10×10^{12}/L，血小板 63×10^9/L。守法治疗，调整方药：上方去灵芝、巴戟天，加桃红 15g，酒大黄 6g 活血化瘀，使"瘀祛新生"。12 剂，用法同上。

此后患者在我处间断服用药 3 年，以首诊方为基础方调治，白细胞、血小板波动于正常值上下，但乏力气短、头昏等虚劳症状改善明显，感冒咳嗽很少复发。

异病同证的痰瘀互结证态辨治举隅

痰瘀互结是存在于不少难治病中共同的证候状态。中医学认为"久病入络"，我进而认为"难病痰瘀互结"，尤其是有些慢性器质性疾病具有痰瘀相凝滞的证态特征，从化痰消瘀施治可取得比较好的疗效。

一、痰瘀互结证态机制

中医治法有化痰法、化瘀法，适用于痰证或瘀证的单证候，而痰瘀并治是横架在痰瘀互结病证上的辨治方法。那么，痰与瘀是如何凝结的呢？痰与瘀都是脾胃运化吸收而来的水谷精微异化而成的病理产物。水谷精微正化为津与血，异化为痰与瘀。痰生成于气化失司，津凝为痰；瘀生成于气不运血，血凝为瘀。痰与瘀的生成具有同源性，生成之后痰黏血而瘀滞痰，又有互结性。痰瘀互结，形成黏滞凝结的病理状态，阻滞经络而阻碍气血运行。由于痰与瘀的生成都与气机有关，故而在不少慢性器质性疾病中，脏腑功能衰退、组织器官变性的病变都可以以痰凝、血瘀、气滞三邪鼎立的状态出现。其中痰与瘀互结为核心，治疗当化痰消瘀。但由于痰瘀互结因病而异，施治同在化痰消瘀，但制方配伍还是有区别的。举例论述如下。

二、医案六则

1. 化痰消瘀治肺纤维化案

李某，男，61 岁，陕西省乾县梁村人。2011 年 10 月 6 日以咳嗽气短、胸闷两年，逐渐加重 2 个月为主诉就诊。曾多处诊治，以气管炎、慢性阻塞性肺病诊断治疗，近 1 个月胸闷气短逐渐加重，并有气憋感，住院诊断为肺气肿、间质性肺炎、肺纤维化。治疗两周胸闷气憋减轻而出院，但出院后病情反复，咳嗽有痰，胸闷气短，时有气憋，气不接续，不思饮食，面浮肿，口唇青紫。舌淡苔白，脉沉滑、重按无力。辨证：痰瘀阻肺，肺肾两虚。治法：化痰消瘀，兼补肺纳气。方药：生晒参 10g，瓜蒌 10g，枳壳 12g，苏子 12g，白芥子 10g，百部 10g，款冬花 10g，川芎 10g，地龙 10g，全蝎 4g，蛤蚧 1/2 对，沉香 5g（后下），五味子 15g，炙甘草 3g。12 剂。水煎，早晚服 6 剂，停两天，继服 6 剂。

二诊：10 月 20 日。患者咳嗽气短明显好转，胸闷气憋消失，纳食好转，活动量大时仍有气短。舌淡苔白，脉沉缓。上方去瓜蒌、白芥子、地龙，加红景天 10g，肉桂 5g，制成浓缩丸，3 个月量。

2012年1月15日电话询诊：服上药3个月后患者咳嗽未发作，但时有气短、胸闷。嘱其汤剂可停，服中成药都气丸补肺益肾。

治验体悟：此案患者所患肺气肿、间质性肺炎、肺纤维化，乃久患咳嗽胸闷，肺气受损，失于宣肃，津凝聚为痰，痰滞血为瘀，痰浊瘀血凝滞，阻肺气而滞肺络则胸闷气憋；肺虚日久必及肾气，肾不纳气见气短、气不接续。治在化痰消瘀以治标，补肺纳气兼顾本。首诊因痰瘀阻肺显著，化痰必开气，用瓜蒌、枳壳、苏子开豁痰气；化瘀必通络，用地龙、全蝎通络平喘；治气短喘息，补肺气必纳肾气，用人参、蛤蚧、五味子、沉香之属补肺纳气。

2. 化痰消瘀治冠心病心绞痛案

刘某，男，56岁，西安市未央区三桥镇人。2015年2月16日以心前区闷痛两年，逐渐加重并心慌气短3个月就诊。两月前在西安某三甲医院诊断为冠心病不稳定性心绞痛、心肌供血不足，并诉冠脉造影狭窄70%（未见报告单）。现胸闷气短，心慌，偶发心前区疼痛，失眠，面色㿠白，口唇青紫。舌胖苔滑，脉弦。从痰瘀结胸，心气不足辨治。方药：人参10g，半夏10g，瓜蒌12g，丹参15g，枳壳15g，薤白12g，桂枝10g，麦冬10g，五味子15g，檀香6g（后下），降香10g（后下），水蛭5g，蜈蚣2条。12剂。水煎，早晚服6剂，后6剂隔日服。

二诊：3月7日。患者胸闷、心前区疼痛未出现，失眠好转，总觉气力不够，时有心慌。舌质暗，苔白。痰瘀结胸、心络瘀阻消失大半，病证转为心气不足，心阴亏损突出。治在补心气养心阴，兼消痰散瘀通心络，上方去半夏、枳壳、薤白、桂枝、蜈蚣，加黄芪20g，葛根15g，山萸肉15g，珍珠母30g。制浓缩丸，3个月量。

6月18日其子询诊，诉其父病情稳定，心前区闷痛未出现。嘱患者间断服丹参滴丸，或三七粉冲服。

治验体悟：张仲景将胸痹病机概括为"阳微阴弦"，后人解释为阴乘阳位。此案胸阳不振，痰浊阻胸，则胸闷气短；痰性黏滞，滞血为瘀，瘀阻心络，则心前区疼痛。证属痰瘀互结心胸，阴占阳位，胸阳不振。用瓜蒌薤白桂枝汤宣通心阳，半夏、瓜蒌化痰，丹参、檀香、水蛭化瘀通络，痰瘀并治，通络重于化痰。我的体会是冠心病痰瘀之治化痰不在燥湿而在通阳，化瘀不在活血而重通络。

3. 化痰消瘀治顽固性高血压案

陈某，男，50岁，西安高新区某公司高管。2015年10月6日初诊。患者患高血压病5年，服西药降压可维持正常血压，近1年服缬沙坦胶囊、硝苯地平缓释片、吲达帕胺血压仍不能控制在正常水平，偶有头昏，失眠多梦，精神疲惫，腰膝酸软，工作不能进入状态。测血压150/90mmHg；颈部血管超声检查：双侧颈动脉斑块；血脂检查：总胆固醇5.74mmol/L，甘油三酯2.6mmol/L。舌红苔白腻，脉弦。辨证：痰瘀互结，肝肾亏损。治法：化痰消瘀，兼补肾平肝。方药：人参10g，半夏10g，枳实15g，竹茹6g，天麻15g，菊花10g，川芎12g，地龙10g，夏枯草15g，白蒺藜15g，桑寄生15g，杜仲12g，郁金10g。12剂。水煎，早晚服，服6剂停两天，继服6剂。嘱其服药1周后减硝苯地平。

二诊：10月20日。患者遵医嘱用药，近3天血压在135～130/90～85mmHg之间波动，无眩晕，失眠多梦好转，大便干。舌红苔白，脉弦。守法治疗，调整方药：上方去竹茹、郁金，枳实用至30g，加决明子10g，丹参15g。18剂。水煎，前6剂每日早晚服，后6剂隔日服。可只用缬沙坦一种降压西药，每日80mg。

三诊：11月11日。患者遵医嘱用药，近3天血压在135～125/92～86mmHg之间，睡眠好转，头昏消失。

治验体悟：高血压病用3种以上降压药（包括3种）血压仍不能控制在正常水平者，称为顽固性高血压。血压值居高难降的顽固性高血压，多在肝肾亏虚的基础上有风阳夹痰、凝血滞络的病理状态。我曾提出"平肝不应化痰瘀"，痰凝瘀而瘀滞痰，痰与瘀互结，滞经阻络，使外周阻力加大，因而血压居高难降，多伴有动脉硬化，或有终端器官损害。施治宜以化痰消瘀为主线，变化配伍于补肾肝、平风阳之间。此案补肝肾未用滋潜之品养肝肾阴，而用桑寄生、杜仲平补肝肾。

4. 化痰消瘀治胃脘痛案

刘某，女，54岁，山西省运城市芮城县人。2017年9月9日初诊。患者有胃病史8年，经常发生胃脘疼痛胀满，近半年来胃脘疼痛加重，以夜间或空腹明显，伴胀满恶心，时吐涎沫，嗳气，畏寒凉饮食。3个月前做胃镜检查示：慢性萎缩性胃炎、胆汁反流、糜烂。病理检查：中度肠腺化生。舌淡苔白，脉弦数。辨证：痰浊瘀血，凝滞胃络。治法：化痰消瘀止痛。方药：姜半夏10g，浙贝母12g，吴茱萸5g，刺猬皮10g，丹参20g，檀香5g（后下），砂仁5g（后下），蒲黄15g，三七粉4g（冲），白芍30g，炙甘草6g，生姜3片。12剂。水煎，早晚服，服6剂停2天，继服6剂。

二诊：9月29日。患者服药1周后胃痛消失，饱胀减轻，停药1周胃痛未发生，但畏寒凉饮食，泛恶心，大便不成形。舌淡苔白，脉沉缓。治从温胃化痰、消瘀止痛调药：高良姜12g，香附10g，姜半夏10g，吴茱萸5g，刺猬皮15g，浙贝母12g，丹参15g，檀香5g（后下），砂仁5g（后下），藤梨根15g，守宫5g，炙甘草5g。12剂。用法同上。

此后以9月29日方去高良姜加党参、白术，变换配抗癌中草药服药40余剂。2018年4月来诊：患者胃痛未发作，1周前做胃镜检查示：慢性萎缩性胃炎。病理检查未报告肠化生。

治验体悟：叶天士曰"胃痛久而屡发，必有凝痰聚瘀"（《临证指南医案·胃脘痛》），慢性胃炎、消化性溃疡等胃病胃脘疼痛日久，要考虑痰瘀凝滞，脾湿积痰，滞凝胃络。痰与瘀交阻于胃致胃痛屡发；若痰浊弥留胃底，多呕泛痰涎。施治在消痰散瘀止胃痛。化痰用半夏、浙贝母，也可配制天南星；化瘀用丹参饮，甚者配乳香、没药。此案有肠上皮化生，用藤梨根、守宫解毒散结抗化生。

5. 消痰化瘀治疗高脂血症案

王某，男，42岁，陕西省延安市宝塔区公务员。2017年9月12日以血脂高、困倦乏力1年就诊。经常困倦，惰性大，1年前体检血脂高，间断服阿托伐他汀钙、非诺贝特等，血脂仍高，精神疲倦，易出汗，嗜睡，上肢麻，其父有高血脂病史。1周前血脂检查：总胆固醇 5.94mmol/L，甘油三酯 4.6mmol/L，高密度脂蛋白 0.76mmol/L。血压 142/90mmHg。患者体胖，舌淡，苔白腻，有齿痕，脉弦细。辨证：痰瘀凝为浊脂，混于血中。治法：化痰消瘀，补脾利湿。方药：黄芪 30g，人参 10g，茯苓 15g，白术 20g，泽泻 20g，苍术 10g，瓜蒌皮 15g，海藻 20g，山楂 30g，郁金 15g，三七粉 4g（冲），水蛭 5g。18 剂。免煎颗粒，服 6 天停 2 天，继服 6 剂。嘱其节食减肥。

二诊：10月6日。患者精神好转，出汗减少，食欲增强。1周前查血脂：总胆固醇 4.31mmol/L，甘油三酯 1.82mmol/L，守法调方：黄芪 30g，人参 10g，淫羊藿 10g，白术 20g，泽泻 20g，猪苓 15g，瓜蒌 12g，山楂 30g，川芎 15g，海藻 20g，水蛭 5g，郁金 15g，槐米 10g。浓缩丸，3 个月量。

2018 年 3 月 2 日电话询诊：患者甘油三酯 1.92mmol/L，精神好转，体重减少 5kg。嘱其可停药。

治验体悟： 高脂血症是脂肪代谢与转化异常，血浆中一种或几种脂质浓度高于正常水平。血中脂质升高与脏腑功能失常、津液代谢障碍有关，津从浊化凝为脂，其血中脂质浓稠，具有痰的病性特征，痰性黏滞，可滞血成瘀。据此认为，血中脂质升高往往以痰湿浊瘀的病理状态存在。此案施治除湿消痰、化瘀降浊、痰瘀并治，并用黄芪、人参补气增强代谢，乃取得降脂效果。

6. 化痰消瘀治疗脂肪肝案

欧阳某，男，23 岁，广东省中山市人，广州某大学在校学生。2019 年 7 月 10 日初诊。查体发现重度脂肪肝，西药治疗 2 个月未见好转，平素少运动，喜卧，否认饮酒等嗜好。患者肥胖，身高 172cm，体重 80kg。脂肪肝扫描（右腋下前线第 8 肋间）：肝脏受控衰减参数（CAP 值）332dB/m，提示肝组织脂肪变 ≥ 66%。肝功能正常。肝硬度超声：肝脏弹性值 11.2kPa。诊断为重度脂肪肝。患者多汗，肝区偶有胀满感，余无不适。舌淡，有齿痕，苔白腻。西医诊断：重度脂肪肝、肥胖。中医辨证：痰瘀滞肝络，脾气亏虚。治法：消痰散瘀，疏肝益气。方药：黄芪 30g，人参 10g，柴胡 10g，泽泻 30g，海藻 15g，昆布 15g，白芥子 10g，郁金 15g，荷叶 30g，鳖甲 15g，水蛭 5g，山楂 30g，泽兰

15g。18剂。免煎颗粒，服1个月。嘱其少食运动减肥。

6月12日电话告知：患者体重减至72kg，脂肪肝扫描（右腋前线第7肋间）：CAP 255dB/m。提示转为轻度脂肪肝。上方去柴胡、泽兰，加丹参15g，薏仁40g，15剂。继用免煎颗粒，每日服1次，服1个月。

治验体悟：脂肪肝是肝细胞内脂肪堆积而成，绝大多数脂肪肝是甘油三酯堆积所致。属中医学"肝着"范畴。多先发于肝脾失调，肝不疏达脾土，脾不运湿浊，湿聚成痰，痰瘀滞于肝。初起以痰滞肝气为主，久之痰凝肝血，络脉瘀阻，遂成痰瘀凝结于肝。施治宜痰瘀并治，且痰从湿治，瘀从络治，使痰消瘀散。

疑难杂症病理状态的重点突破与用药

中医学在长期医疗实践中所创造的治法理论，在临床中足以驾驭多种疾病的治疗，这是毋庸置疑的；但将其用于疑难杂症的治疗并不能完全取得显著的疗效也是客观存在的，尤其是21世纪中医药的发展面临西医学的挑战，疗效的突破至关重要。疑难杂症的病理状态，大多为痰、瘀、风、毒壅经滞络，损伤脏腑。慢病损脏以脾肾为著，老年病以肾虚瘀阻为显。现以上述几种病理状态为重点，谈谈疗效突破的问题。

一、怪病释难，治痰为先

痰是众多疑难杂症的病因之一，故有"顽症多痰"之说。痰为津液凝聚而成的病理产物，随气而流动，无处不到，若聚于肺、行于胃，则有形症可辨；

若流积脏腑窍道、经络，则无形症可查。因为无形之痰缺乏相对的临床特征，辨之隐晦难明，往往被人们所忽略。因痰致病的广泛性足以引起人们对痰在难治病中病理地位的正视，众多难治病可从痰论治，尤其对疑惑不解，或其他治法疗效不确切的疑难杂症，当调整思路，从痰论治寻出路。

痰性黏滞，对机体的病理损害主要是影响气血津液的流通，它可以黏着凝聚于人体任何脏腑组织器官的一切空隙窍道，造成脏腑组织器官的特异性损伤。如痰黏气道，气道阻塞或狭窄，则发哮喘；痰阻清阳，清阳不升则发眩晕；痰阻心窍，轻则心窍不宣，发为精神抑郁证，重则心窍壅塞，发为癫狂（精神分裂症）；肝阳化风，风鼓痰涌，可发脑卒中；痰阻胸阳，胸阳不振，可发冠心病心绞痛；痰湿瘀毒互结，凝聚成形，则发肿瘤、肝硬化；痰混于血，便发高脂血症；痰附于肝，便发脂肪肝；痰壅塞头面孔窍，阻格五脏之精气，则发耳聋、暴盲；痰窜皮毛，营卫不畅，可发生脱发、白癜风；流聚于局部，与湿相溶，使组织增生变性，乃发前列腺增生、乳腺增生、淋巴结核、骨结核；痰瘀凝滞经络，可发类风湿关节炎；痰湿弥漫体内，代谢不利，可发生肥胖症；痰湿濡宗筋，便发性功能减退；痰流四肢经络，便发肌无力。

众多疑难杂症的发病与痰息息相关，对其治疗要从化痰、消痰入手。由于痰流浸的部位不同，属性各一，兼夹有别，治疗时要追求个体化，选用不同性能的祛痰药。如祛除呼吸道痰，以二陈汤为底方治疗，热加清热化痰的瓜蒌、贝母之属，清而化之；寒用干姜、细辛、桂枝温而化之。心胸之痰多与瘀相结，与心阳有关，治之宜选瓜蒌、胆南星、枳壳，配葛根、丹参、水蛭、薤白、檀香之属，化痰瘀，通心阳。中风脑病风鼓痰壅与肝有关，且多为热痰，宜用天竺黄、牛黄、胆南星涤除痰热，风阳鼓荡可平息。痰横窜经络，易与血相凝结，形成关节疾病，治则转涤为消，用僵蚕、丝瓜络、白芥子、全蝎、白花蛇之属消散痰瘀，通经络。痰黏附于组织器官，引起组织器官的增生变性，发生肥厚性胃炎、脂肪肝等，非一般化痰药能胜任，当用瓦楞子、海藻、昆布、白芥子之属剔痰消瘀。前列腺增生用橘核、土贝母、海蛤壳、琥珀、路路通之属散结消痰。此外，治痰要善治源头。痰的生成与脏腑的气化功能有关，尤其与脾的运化、肾的温化、肺的布化最为密切，治痰要善于调节脾、肾、肺的相关功能，以绝生痰之源。痰的聚散与气机的滞畅息息相关，所谓"气滞则痰凝，气顺则痰消"，疏利气机有利于痰的消除。此外，痰又与血、与湿具有亲和性，尤其在代谢不利或代谢障碍类疾病中，痰与血相混、与湿相凝的机会最多，因此，治痰又要善于与血、与湿同治。

总之，痰致病理论虽不能圆满解释诸多疑难杂症的临床问题，但对某些疑难杂症，尤其是疑惑不解的疾病，从痰论治确能取得肯定的疗效。疑难杂症治痰的理论与临床尚有待于我们进一步深入探索。

二、久病顽疾，化瘀取效

瘀血是久疾难病比较广泛的一种病理改变，它通常是在气机不利或气乏不运的基础上形成的，所谓"经主气，络主血""初为气结在经，久则血伤入络"（《临证指南医案》）。人体经络外达四肢，内通脏腑，是一个密闭的气血运行系统。瘀血形成之后可随经移动入络，外滞形体，内凝脏腑，形成脏腑经络阻滞性病理损害。瘀血留蓄影响气机则气机不利，血瘀与气滞相兼；影响气化则津凝成水，瘀血与水湿共存；瘀从热化则伤津，脉道干枯，血液在热气持续熏灼下黏稠坚凝，使病久不解；瘀从寒化则阳伤，血液在寒气的持久困滞下冰凝难消，且与湿相混，胶着黏滞，使病深难愈。所以，在众多疑难杂症的形成与演进过程中都可形成瘀血。瘀血的形成更多地与气、湿、痰交混而生，久之便成顽病痼疾，使治疗进入艰难阶段。

近年来对瘀血证及活血化瘀的研究取得了长足的进展，尤其是将血液流变学理论引入临床，使瘀血证的诊断指标客观度量化，使一大批症状不显、凝瘀难晓的疑难杂症通过微观检测被证实有瘀血的存在，从而提高了瘀血证的诊断与治疗水准。例如对于心脑血管病，全血黏度检测、红细胞电脉测定等血液流变学检查增加了瘀血证的量性依据；对于再生障碍性贫血，在临床中将甲襞微循环检查作为瘀血证的依据，使诊断更加准确。由此可见，在疑难杂症的诊疗中充分利用现代科技的检测手段诊断瘀血证及判定疗效，将瘀血证的诊治提高到了一个新的水平。

瘀血多是广泛存在于心脑血管疾病、代谢性疾病、免疫系统疾病和多种老年疾病中的基本病邪。治疗要以活血化瘀为主,促进血液运行,消散凝瘀败血。但在活血化瘀疗法及药物的具体应用中,则要根据瘀血的部位、病损的脏腑、病性的寒热异化,以及是否与他邪互兼等问题,制定不同的活血化瘀疗法及用药方案。一般而言,心血管疾病、肝胆疾病,瘀血多兼有气滞,活血化瘀兼要行气,即古人所谓"治气滞不必活血,治血瘀必当行气";支气管哮喘,瘀血多与痰相结,化瘀当兼化痰;类风湿关节炎,风湿与瘀凝滞经络,治当化瘀通络除风湿;代谢性疾病如糖尿病、肥胖症,瘀与气虚津凝相混,治瘀兼调补气津;老年病肾虚气乏,代谢产物蓄积,瘀与痰湿易相混,且与正虚常相兼,治痰瘀兼补肾助气化。总之,疑难杂症使用活血化瘀疗法时,要根据瘀血证的不同病理特性,选用相应的治法方药。

此外,活血化瘀药,其药力有强弱峻缓之分,归经有走脏、走络之异,药性有寒热温凉之别,用之当有所鉴别。如丹参、当归、山楂、牡丹皮、赤芍、泽兰之属活血化瘀作用平和;桃仁、红花活血化瘀作用稍强;三棱、莪术逐瘀力峻,有推荡消散之性;水蛭、虻虫、地鳖虫破瘀之力尤猛,具消癥之功;乳香、没药、三七、血竭化瘀,尤长止痛;鸡血藤、全蝎、蜈蚣化瘀善于走络;川楝子、延胡索活血兼行气;益母草、泽兰活血兼利水;姜黄、鸡血藤、川牛膝活血兼舒筋通络。瘀血证用活血化瘀药,就其层次而言,瘀血初凝而病轻者用作用平和的活血化瘀药;瘀凝较久,用作用稍强之药;瘀血缘于气滞,用活血兼可行气之药;瘀血日久,与痰湿凝滞,或有形之癥瘕积聚者,用峻猛之破血逐瘀药;瘀血疼痛甚者,用长于止痛的活血化瘀药。就治疗部位而言,心肺瘀血(如心脑血管疾病、肺系疾病)化瘀当用平和之药,盖心性清灵,消瘀过猛则损心,肺为娇脏,化瘀过峻则伤络;肝脾瘀血(如肝硬化、肝脾肿大、肿瘤等),化瘀当用破泄力峻之品,其瘀血的形成经久蓄积,多在气机郁滞的基础上与痰湿混凝,渐缓积蓄而成,力缓性平和之药不足以逐荡凝结。腹内瘀血多与气食相凝,化瘀当用兼可消积之品为妥。余以为三棱、莪术消腹部瘀血有殊功，前人认为此二味药破血行气药力峻猛，有"推墙倒壁"之功，但实则不然，临床用之较为安全，对胃肠及下焦瘀血证可大胆使用。对各种经久不愈或疼痛剧烈的瘀血证，从"久痛入络"理论出发，可用具有通络作用的虫类祛瘀药；对瘀阻水停之疾，如慢性肾炎、肝肾功能不全，可用长于利水的活血祛瘀药；对瘀阻水道、小便不利，如前列腺增生等，用具有通淋通络作用的化瘀药，如琥珀、王不留行；对外周肢体瘀血证，如类风湿关节炎、骨质增生，用擅于舒筋通络的活血药。

三、顽毒久羁，以毒攻毒

毒邪不但是危重险恶疾病的致病因素，也是为数不少的现代难治顽症的病因之一。对毒的认识，不能局限于急性热病中的热毒、火毒、疫毒、脏毒。热病之毒，"毒随邪来，热由毒生"；而在疑难杂症中，大凡内邪滋生，代谢不利，致有害物质蓄积，损伤机体正气或组织器官者，也皆可视为"毒"，它相当于西医学之"内毒素"，"物之能害人者，皆曰毒"，表明毒在疑难杂症中是具有广泛存在的病邪。所以，祛除顽毒是疑难杂症治疗中一个不可忽视的、值得研究的课题。

疑难杂症中的毒邪不是一般的感染性毒邪，它是一种内滋的顽固毒邪，治之难除，除之复生，远非一般清热解毒药能胜任。难治顽毒的治疗，要根据中医学"以毒攻毒"理论，用有毒性的药物治疗，以药物之毒攻击凝蓄于机体脏腑组织之顽毒，促病康复。从现代药理学角度认识，毒性药物都含有较高的生物活性，毒性越强，生物活性越大，临床疗效越显著。用毒性药物治疗疑难杂症之顽毒，要针对不同的疾病，选用特异性攻毒药物。如乙型肝炎，乙肝病毒是一种隐潜于肝、深入血分、损肝伤气伤阴之顽毒，治之用蚂蚁、白花蛇舌草、蜈蚣攻散顽毒，破坏病毒复制；消化性溃疡、慢性胃炎可将 Hp 视为滋存于胃黏膜之顽毒，可用黄连、蒲公英、黄药子清热化瘀解毒；类风湿关节炎为寒湿瘀毒损骨伤筋，可用川乌、草乌、马钱子、全蝎等辛热有毒之药攻散顽毒；肿瘤为痰湿瘀血凝聚为有形之顽毒，可用虻虫、土贝母、山慈菇、半枝莲、露蜂房攻散顽毒结聚；肝硬化腹水、慢性肾衰可用大戟、商陆、二丑攻泻水毒；银屑病上皮细胞增生可视为皮肤顽毒，用狼毒、乌梢蛇、虻虫攻散损皮之顽毒。

"以毒攻毒"是中医治疗险恶大病的治法思路之一。这一治法思想也给疑难杂症的治疗开辟了新天地。早在 20 世纪初，这一治法理论就引发了一位外国科学家的灵感——德国著名科学家贝林就是在中医学"以毒攻毒"理论启发与指导下，成功地研制出抗毒素血清。今有陈竺、张亭栋用中药砒霜制成化学纯三氧化二砷制剂"癌灵一号"，用于治疗急性白血病。近期还有用蜂毒治疗艾滋病的报道。对于感染性多脏器功能衰竭，天津王今达研究认为内毒素血症是始动病因，并提出菌毒并治的思路。可见"以毒攻毒"治疗疑难杂症具有广阔的研究前景。但因有毒药物伤害机体而往往被人们畏而不用，"药弗瞑眩，厥疾弗瘳"，"瞑"即指毒反应，无毒则难以达到理想的治疗效果。若治疗疑难杂症求稳，用药平平，往往无功而返，奇才有怪癖，用毒走险或许可出奇制胜。问题是临床中如何应用毒性药物，只要严格掌握剂量，如法炮制，合理组方配伍，可将毒性降低到安全范围之内，则不会发生毒性反应。

四、久痛络病，虫药搜剔

络脉凝滞是众多疑难杂症病变由经入络、由气及血演进的必然归宿，经主气，络主营，"病初气结在经，病久血伤入络"，疾病进入络脉凝滞阶段，瘀血常夹带痰湿凝滞络道，久酿邪羁，经久不愈，疼痛顽固，治之颇难。治疗理当疏通络脉凝瘀滞邪，但邪入络脉，病深邪痼，非草木活血通络药所能通达，当用虫类药搜剔凝瘀，通络脉，疗顽痛以起沉疴。虫药具行窜之性，可入络搜剔窜透，"松动根基"，剔除凝瘀滞痰，使络脉通达，疼痛可止。

久痛络病用虫药，要根据不同疾病的特异性症状表现，有针对性地选用不同性能的虫类药。如全蝎、蜈蚣等通络长于祛风，僵蚕长于化痰，对神经血管性头痛、面神经麻痹等风痰瘀凝络之头面疾患用之优良；地龙、水蛭长于通络化瘀，与全蝎、蜈蚣多用于中风后遗症半身不遂；蝉蜕长于开音，中风失语可配；白花蛇、乌梢蛇、蜈蚣通络长于祛风定痛，骨与关节疾病用之为妥；虻虫、斑蝥、蜣螂、蛴螬、蝼蛄通络长于破瘀消癥，对肿瘤、肝硬化用之有效；地鳖虫剔络破瘀，与壮督脉药鹿角霜配伍，治腰椎增生、类风湿关节炎作用优良；刺猬皮、九香虫治慢性胃炎、消化性溃疡胃络凝滞疼痛作用肯定；蜂房、九香虫可壮督通阳明，与王不留行配伍可通精道，治疗阳痿作用明显。

此外，对络脉凝瘀的形成，人们多从经病入络、气病及血的转归来认识，笔者以为，经脉枯涩是形成凝瘀的一个重要因素，年老高龄阴虚津亏，阳旺之躯阴虚血燥，皆可造成络脉津枯，使血流缓慢，瘀留络脉。所以，治络病搜剔通络的同时，要注意配柔润活血之品释津润络，即叶天士所说的"辛润通络"。

络脉病变并不是一朝一夕形成的，瘀血都有一个微积渐凝的量变过程。在这一过程中往往瘀血与痰湿相凝，络瘀与络脉津枯并存，使病深难治，故在使用虫类药时要建立在辨证论治的基础上，组成套合病机的方药格局，通络与辛润同施，虫药与他药相配，整体调治与局部疏通相结合，方可取得满意的效果。

此外，需要一提的是，虫类药性燥力猛，多数有毒性，有些药对人体神经系统或凝血机制有不同程度的影响，用时须注意炮制，且一般不宜入煎剂，以研末冲服或装入胶囊内吞服为妥，以便于控制剂量，又由于人体对毒性药耐受性有差异，用时宜先以小剂量开始，逐渐增大剂量，以确保其安全性。

五、邪结病痼，痰瘀并治

疑难杂证经久不愈，脏腑隐性损伤，组织器官变性，代谢产物蓄积，从邪的角度讲多预示着痰瘀久羁不除。瘀有外证症可见，医者易识；痰多隐晦难测，外证不露，易被忽略。瘀多生于气机不利，痰多成于气化失司，二者的生成具有同源性，又二者皆属于阴，瘀可滞津生痰，痰可黏血成瘀，生成之后又有互结性。从病机的深层分析，瘀血证中痰的存在有着必然性，因此，对难治久疾，治瘀应当考虑有痰的存在，痰瘀并治往往能取得满意的疗效。

痰、瘀均属"浊邪"，共同的病理特性是黏滞凝涩，痰瘀凝结之后滞经滞络，阻气阻血阻津，尤其阻碍气机运行，实则形成瘀血、痰凝、气滞鼎足为三的病理改变，三者恋结不解，疾病根深蒂固，酿成难治之疾。痰瘀互结的治疗要痰瘀并治，消痰与散瘀并驾齐驱。具体治法要根据不同疾病痰瘀凝结的所在部位、病理属性、痰与瘀生成的因果关系，孰轻孰重，采用不同的治疗方法。如阻塞性肺系疾病，痰瘀阻塞气道，痰壅在先，血滞为后，痰又有寒热之别，瘀又有轻重之分，治当有别，寒痰凝血用细辛、半夏、皂荚、白芥子与川芎、姜黄、当归之属相伍温化寒痰消凝瘀，痰热凝血用瓜蒌、桔梗、贝母、南星与桃仁、红花、地龙之属相配清化痰热消凝瘀；冠心病痰瘀阻遏心阳，痰瘀难分先后，用丹参、三七、檀香、乳香与瓜蒌、薤白、半夏及行气药姜黄之属相伍活血化痰通心阳；类风湿关节炎、骨质增生、关节肿大疼痛，用鸡血藤、穿山龙、全蝎、与白芥子、僵蚕、南星、马钱子之属配伍搜剔经络滞痰凝瘀；肥厚性胃炎、萎缩性胃炎肠上皮化生属痰瘀凝滞者，用刺猬皮、乳香、没药、莪术配半夏、山慈菇、枸橘、贝母等化瘀消痰同施；脂肪肝用丹参、赤芍、山楂、郁金配石菖蒲、海藻、白芥子、丝瓜络、猪苓之属化瘀消痰利湿；精神分裂症用大黄、桃仁、郁金配天竺黄、牛黄、青礞石、石菖蒲、远志、枯矾破瘀豁痰；老年肥胖并心脑血管病用丹参、葛根、赤芍、三七、水蛭配槐米、泽泻、瓜蒌皮、路路通之属活血消痰滞，清除体内代谢产物蓄积；前列腺增生用山慈菇、海藻、天葵子与王不留行、沉香配伍，消散痰瘀，通利小便。

六、壅郁重症，破壅放邪

破壅放邪是通过宣郁破壅、放邪外出的作用，从而使里气郁结、浊毒内壅之证迅速破泄的治疗方法。在疑难杂症中，若脏腑功能呆钝，机体代谢缓慢，内生之邪日渐增甚，或外源性有害物质对机体伤害持续日久，都可损伤脏腑功能，碍气滞血、留湿停浊。邪不得泄时皆可酿成壅郁疾患，不论是气血湿壅郁，还是湿浊毒壅蓄，都影响到脏腑气机的运行。里难疏通，外泄无门，往往使疾病出现加深加重的病理趋势。

所谓破壅放邪出路，是针对体内壅郁之邪、内蓄之毒，采用通利胃肠、疏利三焦、宣通表气的方法，因势利导，疏通理顺人体功能管道，调畅气机，使壅郁之邪破泄解羁，内邪外出，毒邪外排。前贤张从正擅用破泄通下、放邪外出治疗重症，给我们积累了成功的经验，他认为通利胃肠、泻下大便可使壅碍既夺、重疾得减，则气血流通，而自身体健胜于服补药。现代研究证实，通下大便药可刺激胃肠蠕动，排除积蓄于肠中的代谢产物及毒素，可改善肠道血液循环，降低毛细血管通透性，降低颅内压，也有一定的减轻肺瘀血、脑充血作用。因此，对疑难杂症邪气壅郁，滞碍气血，疏利无效者可大胆使用。如脑卒中神志昏迷，面赤气粗，大便三四日未解者，不失时机地用寒下通利胃肠，放邪外出，可使风阳、浊热、痰火下撤，以收假途灭虢之功，神志可望苏醒；对阻塞性肺病喘急气壅，兼腹胀秘结者，依据肺与大肠相表里的理论，可于清宣肺气药中配入大黄、枳实、玄明粉通腑破壅放邪，可使肺经壅郁之邪随腑降泄，喘咳可缓解；慢性胃炎脘痞，纳呆腹胀，乃中枢不运，笔者用半夏配枳实、莱菔子、槟榔导滞破壅放邪，往往能收到满意的疗效。肝肾综合征、糖尿病相关肾病、慢性肾炎尿毒症，若肾衰浊毒内壅，可用生大黄、葶苈子、菖蒲、泽泻、玄明粉通便破壅，化除浊毒，或用大黄保留灌肠导泻浊毒，放邪出路，从而使氮质毒素从肠道排出；肝硬化腹水、肾病水肿，水湿毒邪内壅，可用峻泻攻逐水饮，破壅放邪出路，排除内蓄之水毒；胆囊炎、胆石症、湿热黄疸，肝胆管道壅滞阻塞者，皆可用疏肝利胆通便之法宣通壅邪，疏通肝胆管道，放邪出路。

在具有通利胃肠、放邪外出功效的药物中，大黄的使用面最广，除用于黄疸、胆石症、消化道出血等肝胆消化系统疾病外，在高血压、脑卒中、精神分裂症及慢性肾炎尿毒症等疾病治疗中也可大胆使用。另外，在泻下破壅药中笔者较推崇芦荟，其具有凉肝通便作用，对高血压浊热上扰、肝脾病湿热壅郁及胃肠湿热最宜，尤其有舌红、心烦、失眠表现者用之效果最好。莱菔子是具有导滞作用的助消化药，胃肠疾病气滞腹胀、大便不爽者用之优良；番泻叶是人们常用于泡服的通便药，但用后不少患者有腹痛，要慎之。

疏利三焦是通过行气利湿而有效地疏通水气，放邪外出的治疗方法，除用于肾炎、肾盂肾炎、淋病等肾系疾病水气壅郁之外，对机体气化不利、水湿内阻、痰湿凝结、风阳内动等疑难杂症都可应用。如治慢性肾炎、肾病综合征水湿内阻者，可用黄芪、山萸肉配益母草、白茅根、旱莲草化瘀利尿，放邪外出；泌尿系结石湿浊凝结者，用石韦、海浮石、海金沙、榆树白皮、滑石、沉香消通利尿，导邪外出；心脏病心衰水肿，可用温阳化气药配茯苓、泽泻、泽兰、白茅根等利尿药导水湿外泄；高血压风阳内动，用利尿药如白茅根、益母草、泽兰导水湿之邪外排，可使血压下降，风阳平息；前列腺增生用琥珀、石韦、川牛膝、路路通化湿利尿通淋，对破泄痰瘀阻气大有裨益；肥胖症在补阳气助气化的同时，配利尿除湿药疏泄三焦水湿，放邪外出，对促进代谢、消除肥胖有肯定的作用。

宣泄表气之郁结对头面、皮肤、毛发疾病及风湿病等疑难杂症有一定疗效。如血管神经性头痛用全蝎、蜈蚣、僵蚕通络的同时，配防风、蔓荆子、白芷宣郁放风邪出表，止痛有疗效；老年皮肤瘙痒以滋润肌肤的亚麻子、首乌配疏散的防风、蛇蜕、白鲜皮、蛇床子，共奏辛润散风毒、宣表郁放风毒外出之效，其痒可止；脂溢性脱发用麻叶、桑叶、仓术、辛夷、零陵香等表散药宣泄表邪，放脂浊外出，脱发可止；风湿病及类风湿关节炎风寒湿瘀羁留肢体，卫气不畅无汗者，可在祛风湿药中配麻黄、生姜宣畅卫气，使风寒湿邪随汗而解，放邪外出。

总之，邪气壅郁是众多疑难杂症邪甚重症阶段共同的病理状态。宣郁破壅，放邪外出是治疗疑难杂症里气郁结或浊毒内壅之重症行之有效的方法。对疑难杂症邪壅病甚，别无良法者，要有"如老将对敌，或陈兵背水，或济河焚舟，置之死地而后生"（《九灵山房集·沧州翁传》）的胆识，大胆放邪出路，排除体内毒邪。此外，本法属破壅重创邪气之法，用之使壅邪开泄之后，扶正当紧随其后。

七、久病扶正，奠中安肾

疑难杂症往往处在正邪盛衰、虚实消长的动态变化中，从某种角度讲，正虚恋邪不解，或邪损正气难复是疾病缠绵难愈的关键所在。因此，审时度势，扶助正气，使正复邪却，对促进疾病康复具有积极的治疗意义。

补益扶正要立足于脏腑的调补上，但调补脏腑不可能五脏皆补，要有一个重点，只要抓住重点脏腑的调补，就能起到拨一动百的作用。笔者赞成吴澄"治虚损之法，以行阳固阴为主，而补中安肾分别用之，故特立此二大法，可为万世之标准"（《不居集·上集·张仲景治虚损法》）的说法。肾脾为先后天之本，是体内气血阴阳化生之本源，所谓"后天之治本气血，先天之治法阴阳"，气血阴阳是脏腑功能活动的物质基础。脾胃为水谷之海，气血生化之源，"胃为气血之乡，土为万物之母""胃气一虚，则百病丛生"（《珍本医书集成·王旭高临证医案》），各脏腑的气血不足，都可以从脾治疗，甘温补脾运脾，激发生化之源，使脾转谷为精，化生气血。脏腑阴阳本源于下焦肾中阴阳二气，肾之阴阳为生命活动的原动力，各脏腑在肾阴肾阳的滋养培植、温煦激发下产生各自的阴阳之气，以维持各自正常的生理功能。五脏所伤，穷必及肾，治疗抓住肾阴肾阳的补亏也就抓住了根本。

所以，治难补虚扶正，要奠中安肾。一是气血不足从脾治。依据脾的生理特性，或甘补温运，或甘补升运，或化湿展气，或滋润燥土，以恢复脾胃纳谷转精，化生气血之功能。例如脑供血不足、再生障碍性贫血、中风后遗症、冠心病、糖尿病、重症肌无力等疾病，在疾病的某一阶段，或多或少、或主或次都存在有气血不足，调治其虚要立足中州，甘补温运，鼓舞脾胃之气，激发生化之源，滋养胃之大源，脾胃以健，胃纳食进谷，脾转谷化精，气血化生有源，五脏受益。二是阴阳不足从肾治。肾阴不足，阴柔滋养，培植下焦精血；肾阳不足，温热峻补或阴中求阳，蒸动肾精化肾气，使命门之火振复，五脏之阳有根。例如高血压病风阳内动之时要滋补肾阴，使阴旺阳潜；脑供血不足之眩晕，病初多在气血不能上奉，病久精损，或高龄之人肾精不能荣脑，调补由甘补升运补脾转入阴柔滋培补肾填精；肾炎水肿早期多为肺肃脾运失司，津凝为水，治宜肃肺运脾行水气，后期脾病及肾，肾阳不能蒸化水液，治转温肾；久喘治肺罔效，法当温肾纳气；治类风湿关节炎早期散寒通络，久之关节变形、僵直，当从肾治，通络止痛的同时，补肾温壮筋骨不可废；肝炎、糖尿病早期虽有气郁、血燥，但多存在脾气不运或气不布津的一面，治当分别用补脾疏壅或补气布津，后期病多及肾，宜补肾以收恒功；肝硬化腹水虽气滞血瘀水壅为基本病理，但也有气虚阳微的一面，治在祛邪的同时，当温补脾肾之阳，所谓"温补即所以化气，气化而痊愈者，愈出自然；消伐所以逐邪，逐邪而暂愈者，愈由勉强"（《景岳全书·肿胀》）。

此外，疑难杂症奠中安肾，调治其虚须要一个缓慢的调补过程。损正是隐渐性的，脏腑正气久耗成损，扶正也非朝夕能见效。其中阴血与阳气相比，益阳气尚易，滋阴血恒难，轻补则阴血难复，重补则碍脾滞运。调补扶正、补脾安肾当守法徐图进补，水到自然渠成；若求愈心切，忽视了病程规律，浪进甘壅或朝暮易方则病难康复。

八、老年难病，补肾化瘀

在老年疑难杂症中，正虚（肾虚为主）与凝瘀共存是具有普遍性的病理特征，肾虚邪增与邪增损肾始终渐进性贯穿于疾病全过程。因此，老年性疾病只要把握住肾虚与瘀血这两个病理环节进行治疗，对促进疾病好转具有积极的意义。

肾为先天之本，内寓元阴元阳，肾中阴阳是脏腑功能化生转运的原动力。老年人随着增龄肾精渐耗，肾气日衰，体内激素水平降低，免疫功能低下。另一方面，组织器官变性，代谢产物蓄积多以痰瘀的形式出现。所谓"久虚必瘀"，因为肾阳虚气寒，寒凝可致痰瘀；肾精血亏少，脉道枯涩也可致瘀。现代研究认为，老年机体功能低下或紊乱，一方面引起循环障碍，出现血液运化异常，同时由于代谢产物清除减少和堆积，必将造成细胞损伤，久之还可引起组织器官增生、变性等血瘀痰凝变化。瘀血与痰浊都可影响肾精充养和脏腑功能活动而加速老年病之进程。据此可以认为，老年疑难杂症肾虚与血瘀痰凝并存。其中虚是本因，因虚致瘀，而瘀又加重虚，因果更替，相互影响，使虚者愈虚，实者愈实，治疗艰难。例如高血压、脑卒中，肾阴亏损是其本病，风阳上旋多夹痰夹瘀，偏瘫阶段瘀凝脉络更为显露；冠心病多心肾阴虚或心肾阳虚与心血瘀阻互为因果；2 型糖尿病肺胃气阴不足，后期虚必及肾，并发症阶段瘀血的存在有其必然性；老年痴呆肾虚精亏、髓海不足与痰瘀阻脑络相随；老年慢性支气管炎、肺源性心脏病肺肾两虚、肾不纳气、气不布津、阳不化水是痰瘀阻塞气道的始动因素；骨质疏松、骨质增生既有肾虚髓空骨损，又有瘀凝骨骱；前列腺增生既有肾不温助膀胱气化，又有痰瘀凝结阻塞尿道。基于肾虚血瘀痰凝是老年病的基本病理状态，治疗老年性疑难杂症要从补肾化瘀入手。

老年疑难杂症补肾化瘀要根据不同疾病肾虚与瘀凝的病理特征，制定不同的治疗方案，选遣不同的治疗方药，且补肾力求平和，化瘀着力缓消。补肾阴用熟地黄、山萸肉、枸杞、女贞子之属为平妥；非火升耳鸣、潮热盗汗时，不用知母、黄柏坚阴泻火；非腰酸神衰、精亏重症者，不用鹿角霜、龟甲胶、杜仲、川断、淫羊藿温肾壮骨补督阳。补肾阳切忌温热独进，当以温补药如淫羊藿、巴戟天、肉桂等植于熟地、山萸肉、枸杞养阴药内，组成阴阳双补之方药格局，或阴中求阳，肾水之中以求命火徐徐化生；非汗漓脉微、阳气暴脱之急症，不用附子、乌头辛热峻剂。糖尿病谷精走失，或肾系病小便频数、津液下趋，补肾当温阳助气化与收敛固封藏同施，温肾之中具固精之功的覆盆子、沙苑子、金樱子不可少。化瘀药中用丹参、赤芍、川芎、桃仁、红花、三七较为稳妥。其中心脑血管病化瘀用丹参、赤芍、川芎、水蛭作用好，余临床喜以葛根配川牛膝升清阳与引血热下行相济，对脑血管病、脑供血不足确有殊功；高血脂、动脉硬化，生山楂配丹参、槐米、木瓜降血脂、软化血管有疗效；肾病血瘀用牛膝、益母草、泽兰、石韦，可收瘀水两除之功；中风偏瘫用赤芍、三七、鸡血藤与水蛭、马钱子配伍疏通经络凝瘀，可获释杖之效。此外，对化瘀无效或瘀症不露的老年疑难杂症，如高血脂、脂肪肝、老年肥胖、老年痴呆、组织器官变性增生及退行性骨关节疾病，祛邪当从痰瘀着手，脏腑之痰选用半夏、南星、石菖蒲，经络之痰用僵蚕、丝瓜络、白芥子，弥漫之痰（如肥胖症、高血脂）用菖蒲、白芥子，且与健脑利湿之药相配，以绝生痰之源。

病势相反状态中的纵擒摄宣调治法度

纵擒摄宣法则是通过固摄与宣泄反向调节，调治病理状态相反的疾病的一种治疗方法，它在不少病态相反的难治疾病中发挥着独特的治疗作用。现就运用纵擒摄宣法治疗难治病的临床体会介绍如下。

一、纵擒摄宣法的特点

从脏腑气机意义上讲，中医病证的发生是脏腑功能失调，违生理而运行的结果。如肺主肃降，反肃为逆；心喜流畅，反通为滞；脾性升运，反升为陷；肝阳主潜，反潜为亢；肾主藏精，反藏为泄……调治疾病就是调节脏腑功能的顺逆滞通，以恢复生理特性为目的。在多数病证中脏腑功能失调只表现为一种病理势态，然而在不少难治病证中存在着两种相反态势的临床症状。例如，溃疡性结肠炎、肠易激综合征，有不少患者既有脾虚湿濡的大便溏稀，又有腹气滞壅的大便不畅；肾病综合征既有水湿内盛的水肿，又有精微下漏的蛋白尿……此类关乎脏腑功能相反的病理势态，就须用纵擒摄宣法调治。所谓纵擒摄宣法，就是用擒摄与纵宣调治法度，调节脏腑功能的太过与不及，气运不及，宜纵而宣，使其张之，气运太过，宜擒而摄，使其敛之，从而使功能相反的病理势态归于平复。

二、纵擒摄宣调治结肠炎

结肠炎最易出现大便溏稀，同时有排便不畅。此乃脾肾虚肠道不固则泻，邪气壅腑气不降则滞，若治泻涩肠便滞更甚，治滞通腑加重泄泻，施之良策惟用纵擒法，涩肠与导滞并用，可用枳实、槟榔或制大黄纵以通腑导滞，白术、肉豆蔻、乌梅、赤石脂擒以涩肠止泻。例如，2005年4月16日余治一王姓患者，患溃疡性结肠炎5年，经中西医治疗黏液便消失，腹痛减轻，唯大便溏稀，便前稍有腹痛，日如厕5～6次，大便滞涩不畅，量少，便后便意未尽，困倦乏力，口干纳差。舌淡，苔白腻，脉濡缓。证属脾虚不固，腑气不降。治用纵擒法度，健脾涩肠，通腑导滞。处方：太子参20g，白术15g，炒山药15g，枳实15g，槟榔10g，制大黄6g，肉豆蔻10g，乌梅15g，石榴皮15g，白芍30g，炙甘草6g。14剂，水煎早晚服。5月30日复诊，大便成形，排便畅，每日1次，偶有便稀，随以参苓白术散加减调治而愈。

按：结肠炎纵擒摄宣法的应用当审时度势。一般疾病早期多湿热滞肠，当导滞纵之，扭转病势由滞转通，不宜擒之；后期脾肾虚弱阶段，正虚少邪无滞，肠滑谷流，治当涩肠擒之，扭转病势由通转涩，不宜纵之；只有在虚实夹杂、正邪交加的缠绵阶段，便稀与便滞同出现者，方可擒而固肠与纵而通滞同时并举。

三、纵擒摄宣调治肾病综合征

蛋白尿是肾病综合征的显著特征，水肿的出现在本病中最为普遍。中医治疗肾病综合征要立足于消除蛋白尿与水肿，蛋白尿的出现为精微漏泄（也有湿热逼精微外泄者），水肿乃肾脾温化水湿失常，当两者同时出现，就要用纵擒摄宣法，擒精摄蛋白与纵宣利水湿同时并举。固摄肾脾精气，消除尿蛋白，用山茱萸、金樱子、沙苑子、芡实之属；疏泄水气积水，用泽泻、车前子、白茅根、益母草之属。例如，2001年8月6日余治一刘姓患者，男，32岁，反复浮肿3个月，在某医院确诊为肾病综合征（膜性肾病型），住院治疗50天后病情好转。此次因"感冒"病情反复，眼睑浮肿，下肢肿胀，困乏无力，尿少。舌淡胖，有齿痕，脉沉细弱。实验室检查：尿蛋白（+++），红细胞（+），血浆白蛋白21.0g/L，24小时尿蛋白1.92g。辨证为肾不固精微，气不化水湿，治从固精摄蛋白，利尿宣水湿。处方：怀牛膝 15g，山药 20g，黄芪 20g，山茱萸 15g，金樱子 12g，沙苑子 10g，石韦 15g，车前子 15g，益母草 20g，路路通 15g，生甘草 5g。14 剂，水煎早晚服。8 月 21 日复诊，患者浮肿消退，精神好转，口黏略干。舌淡红，脉沉细。实验室检查：尿蛋白（＋），血浆白蛋白 32.2g/L；肾功能检查示血尿素氮 5.8mmol/L，肌酐 89μmol/L，24 小时尿蛋白 1.3g。后以固摄精气兼化瘀利水调治两个月，半年后复诊病情稳定。

按： 肾病综合征反复出现蛋白尿，同时见有水肿者，往往使治疗陷入举步艰难的境地，若只着眼蛋白尿，摄精太过，使浮肿更甚；若着眼于水湿，宣水太过，使蛋白漏泄加重。治要擒精与纵水并举，擒固精气以脾肾为要，补摄脾气转输谷精可改善低蛋白血症，固敛肾气可使精微藏而不漏；纵利水湿以消除水肿，但在尿中有红细胞的情况下，当兼化瘀止血，修复肾络。

四、纵擒摄宣调治慢性阻塞性肺病

慢性阻塞性肺病缓解期多表现为气短微喘，呼多吸少，动则喘甚，气不得续，肢冷面青。其病理特征既有肾虚不纳气，又有肺气不肃降，治疗当摄纳肾气以固本，纵宣肺气以治标，擒肾纵肺调之有度是改善肺通气功能的长效法则。摄纳肾气用山萸肉、白石英、五味子、蛤蚧、沉香之属，纵肃肺气可用橘络、紫菀、款冬花、紫苏子之属。例如，2000 年 10 月 16 日余曾治一王姓患者，男，67 岁，患喘咳、气短、咯痰 10 余年，每至冬季病情加重，多次住院，诊断为老年慢性支气管炎、肺气肿。诊见：气短微喘，上楼加重，呼多吸少，晨起有少量白痰，面浮唇青，每逢入冬病情加重。舌暗苔白，脉沉迟。求医调治，证属肺肾两虚，肾不纳气，肺失宣肃。治当补益肺肾，纳气肃肺。处方：山茱萸 12g，蛤蚧 4g，人参 10g，五味子 10g，白石英 15g（先煎），沉香 4g（后下），地龙 6g，肉桂 5g，苏子 10g，橘络 6g，紫菀 10g，款冬花 10g，炙甘草 5g。10 剂，共为细末，水泛丸，每服 10g，早晚服。2001 年 1 月 12 日复诊，患者诉连服药近 3 个月，仅在 12 月受凉后发生咳嗽气喘 1 次，症状轻而未住院，平素气短明显减轻。

按：慢性阻塞性肺病运用纵擒摄宣法则只宜于疾病的缓解期，肺损及肾，肾纳气无权，肺肃降不畅，法度重在固摄，宣肃为次。固摄当先填精，肾精充足则摄纳有权，常以熟地黄、山茱萸与蛤蚧、肉桂、沉香相配。宣肃肺气用苏子、紫菀、款冬花、百部之属，非急性发作期不用清化痰热或燥化痰湿之品，用之则伤肺气。

五、纵擒摄宣治疗慢性前列腺炎

慢性前列腺炎的病机为湿热逗留精室，当病至中后期，因精室湿热未尽，败精流注伤肾，且湿浊及瘀血相凝，疾病常缠绵难愈。该病常既有肾精不固的尿道口"滴白"，又有湿浊败精逗留精室的小便不畅、会阴胀痛。治疗若只是着眼于"滴白"固肾精则湿浊留滞，会阴胀痛及排尿不利会更甚；若只是疏通精道则尿道口"滴白"难消。治疗应以补肾固精与化浊通精道兼施，固而擒肾精，纵而利湿浊。例如余治张某，男，29 岁，2013 年 9 月 3 日以"腰酸、尿频、尿等待 1 年伴尿道口滴白 2 周"为主诉就诊。曾在西安某三甲医院诊断为慢性前列腺炎，多方治疗效果不佳。近半年来出现手足心热，阴囊潮湿，行房阴茎勃起障碍、早泄。查体精神差。舌红，苔薄白，脉沉弱。前列腺液检查：颜色灰白，性状稀薄，卵磷脂小体（++），白细胞 2～3/HP。中医诊断：①白浊；②阳痿并早泄。辨证：肾虚精亏，湿淫精室。治法：补肾益精，利湿化浊。方药：杜仲、山萸肉、菟丝子各 12g，沙苑子、王不留行、石韦、萆薢各 15g，石菖蒲、乌药各 10g，蛇床子 6g，山药、土茯苓各 20g，甘草 6g。12 剂，每日 1 剂，水煎，分早晚服。二诊：9 月 17 日。患者诉腰困明显减轻，尿等待改善，夜尿减少，尿分叉消失，大便用力时尿道口有"滴白"，手足心汗出减轻，勃起功能改善，但射精有疼痛感。舌红，苔白，脉沉细弱。调整方药：上方去石韦、土茯苓，加滑石 30g，路路通 12g，通草 5g，12 剂，同前服用。三诊：9 月 29 日。患者仍有尿等待、排尿不尽感，已无尿道口"滴白"，出汗多，勃起功能明显改善，早泄、腰困明显减轻。舌红，苔薄白，脉沉细涩。继续以三诊方为基本方调理 1 个月后症状均消失。复查前列腺液：卵磷脂小体（+++）。

按：纵擒摄宣法紧扣慢性前列腺炎肾不固精，精浊下流的病理状态，以擒固肾精、纵利精浊制方，药简力宏，数诊方可收功。固肾擒精我常用山萸肉、沙苑子、芡实、益智仁之属，配以山药、菟丝子补肾固精关；纵利湿浊多用金钱草、土茯苓、萆薢、王不留行等药，治"尿滴白"化湿浊功胜利湿，萆薢、石菖蒲、乌药三药为萆薢分清饮的主药，治"尿滴白"最显功，王不留行、路路通则可通精道。诸药搭配，共奏肾精固而精道通之效。

六、纵擒摄宣治疗脑供血不足眩晕

脑供血不足属中医学"眩晕"范畴，常因脏腑功能减退，风痰瘀阻滞脑络而发病，在脏腑功能变化中则以肝肾精血亏虚与脾胃清阳不升为主，正如《内经》所谓"上气不足，脑为之不满…… 头为之苦倾……"肝肾精血亏虚则化风生痰凝瘀，脾胃清阳不升则气不行血达脑，俱可出现《素问·至真要大论》所谓之"上虚则眩"。脑供血不足常本虚标实，治疗当滋补肝肾、升发清阳，兼化风痰、通脑络。但不少患者既有阴虚阳亢、肝经风阳上扰，又兼见脾气虚弱、清阳不升。肝阳宜潜降，脾气宜升发，治疗当平潜肝阳熄风火（潜而擒之），升发脾胃之清阳（升而纵之），以反向调节肝阳脾气失调、功能相反的病理态势。例如，2012 年 11 月 7 日余治一 73 岁男性患者，以"间断性头晕 10 年，加重半年"主诉来诊。自诉近 10 年来出现间断性头晕，近半年头晕加重，西药、中药治疗症状缓解不明显，走路有轻飘感，精神差，乏力，失眠，便秘。舌红，苔白滑，脉沉细弦。既往有高血压、冠心病史 20 余年，服西药血压控制尚可。颈颅多普勒超声检查示：椎－基底动脉血流速度减慢，中度脑动脉硬化。颅脑 CT 检查示：多发腔隙性脑梗死，脑萎缩。西医诊断：①脑动脉硬化；②脑供血不足。中医诊断：眩晕，证属阴虚阳亢，风痰阻络。治法：滋肾平肝，化痰升阳。方药：龟甲 15g（先煎），山萸肉 10g，白芍 12g，天麻 12g，川牛膝 10g，白蒺藜 15g，夏枯草 12g，黄芪 20g，人参 10g，葛根 20g，半夏 10g，白术 15g，川芎 12g，水蛭 5g。12 剂，每日 1 剂，水煎，分早晚服。二诊：12 月 1 日。患者自诉头晕已不明显，睡眠仍差，大便偏干。舌红，苔白腻，脉沉细弦。上方去半夏、川芎、川牛膝，加石菖蒲 10g，远志 6g，肉苁蓉 20g。12 剂，同前服用。

三诊：12 月 15 日。患者诉头晕消失，睡眠好转，大便通畅。随访 1 年未再眩晕。

按：纵擒摄宣治疗脑供血不足眩晕，适用于既有阴虚阳亢、肝经风阳上扰，又兼见脾气虚弱、清阳不升的患者。平肝潜阳熄风火我常用龟甲、生龙牡、夏枯草、白芍、白蒺藜之属，升发脾气常用人参、黄芪、葛根、白术之属，但升脾阳要兼化痰，脾虚则生痰，肝旺易化风，故平肝潜风阳与化痰升脾阳并举，擒摄肝阳之亢，纵宣脾气不升。风与痰纠，与血相凝而滞脑络者，配天麻、半夏、水蛭、菖蒲、丹参，化风痰瘀阻。

胃肠动力障碍证态特征与辨治用药

胃肠运动是消化道的重要功能之一，目前研究认为，胃肠动力障碍不只是消化道功能性疾病，许多器质性疾病也与本病（主要是动力低下）有关，例如十二指肠溃疡常伴有肠－胃反流，萎缩性胃炎常伴有胃排空延迟，糖尿病胃壁神经退化变性导致胃轻瘫。中医药在促进胃肠运动，治疗胃肠动力障碍性疾病方面具有显著疗效，在此谈几点治疗体会。

一、"胃纳脾运"消化形式与西医学 4 相学说

中医学将人体消化活动概括为"胃纳脾运"，饮食入胃后，经胃的纳磨腐熟变为食糜，随胃气的下降使之下行至小肠，由小肠泌别清浊，其水谷精微经脾气的升发运化，输转上达心肺，化为气血津液，营养脏腑组织；水谷之糟粕借胃气的通降下降至大肠，排出体外。西医学研究认为，胃肠道的运动功能对饮

食的消化发挥着混合、推进、贮存和屏障作用；其运动形式主要是由近端胃的容纳，远端胃的推进，幽门的筛选，胃窦、十二指肠的协调运动及小肠、结肠的节律性收缩功能的协调而完成，这种运动称之为移行性复合运动（MMC），可分为4个时相[①]；胃的收缩特征是以间歇性强力收缩伴有较长的静止期为主，即一个收缩期达回肠末端时，另一个收缩期在胃和十二指肠出现，如此往复完成食物在胃肠中的推进。中医学早在两千多年前就提出胃肠虚实交替运动学说，"水谷入口，则胃实而肠虚；食下，则肠实而胃虚"（《素问·五脏别论》），胃纳食后胃蠕动加强（胃实），肠蠕动缓慢（肠虚），胃排空后蠕动缓慢（虚），饮食物下降于肠，肠蠕动增强（肠实），胃肠道如此虚实交替的节律性运动与西医学消化运动的MMC学说基本相似。从以上可以看出，中医学的脾胃纳运与气机学说，与西医学的胃肠运动学说其动力学概念具有一致性。

二、胃肠动力障碍疾病的证态特征

胃肠的运动功能是维持其消化功能的基本保证，若胃肠道运动功能障碍（主要是动力低下），就会发生动力障碍性疾病，如功能性消化不良、胃－食管反流、肠易激综合征，假性肠梗阻、胃轻瘫、老年性便秘等消化道的功能性疾病，许多器质性疾病的发生也与动力障碍有关。胃肠动力障碍是以胃排空延迟和小肠推进减慢为特征的一组病症，其临床症状以上腹饱胀或疼痛、厌食、恶心、过度嗳气、反流、烧心、呕吐、腹胀、便秘等为主要表现。中医学认为是脾胃升降失常，气机阻滞所致。胃不纳降，谷滞于胃则不化，上腹饱胀、疼痛；气机不降反为逆，嗳气、恶心、反流频作；胃不通降，肠不传导，糟粕滞于肠腹部而胀满、疼痛、便秘；脾不升运，水谷不能化为精微，谷精凝为湿浊，湿滞气机，脘痛腹胀，久之谷精不化气，困倦、乏力、气虚可见。

据此可以认为，胃肠运动障碍与中医脾胃气机升降失调的特征是一致的，不论前者的胃排空延迟和小肠推动减慢，还是后者的纳运升降失常，气机阻滞

---

① W.D.W. REES, MD, MRCP,et al.Human interdigestive and postprandial gastro gastrointestinal hormone patterns ,Dig Dis Sci 1982;27：321-329.

皆出现同样的临床症候群，只是理论体系的不同，病理语言表达不同而已，即谓"殊途同归"。

三、调理胃肠动力障碍的方法与用药

据上所述，脾胃气机升降运动所产生的动力就是消化道运动所依赖的动力，因此对胃肠动力障碍性疾病（动力低下者）的治疗，要从调理脾胃气机着手促进胃肠运动。调理脾胃气机，促进胃肠动力要根据脾胃的生理特性与气机升降失常的病理特征予以调整。脾胃秉承土性，但其功能不同，胃主纳且降浊，脾主运且升清；其性也异，脾喜燥恶湿，胃喜湿而恶燥。二者纳运相合、升降得宜是前提，燥湿相济是特性。调气当有别，脾胃气机的病变形式多在虚、陷、滞、逆，其中虚与陷相关联，滞与逆既可单独存在，也可两者并存。脾胃病"实则阳明，虚则太阴"，虚与陷病偏于脾，补脾升脾为主；滞与逆病偏于胃，和胃降胃为要。单纯虚者运化减慢，化源不足，纳呆食少，倦怠无力，药用四君子汤、参苓白术散之属；久虚气陷者腹坠胀，甚则脏器下垂，补中益气汤加葛根。滞与逆单独存在者，多为食积与湿阻，碍胃滞脾困气机。因食而滞病偏胃，纳降之机受阻，嗳腐腹满便秘，药用保和丸加槟榔；因湿而滞病偏脾，脾气困顿不升运，纳呆胀满便稀，药用平胃散、参苓白术散，其中白术、砂仁除湿运脾最好，苔薄黄用白蔻仁。因食而逆、因湿而逆病在胃，胃气受阻而不降，治逆与治滞和胃无大异，治食治湿之中配降逆和胃的半夏、苏梗、旋覆花之属即可。脾胃病单纯滞与逆调治尚易，因虚成滞成逆者调治尚难。因虚而滞者，中气受损，运化不及，饱胀见于午后，纳食进谷差，治当补气与理气同施，以四君子汤为主方配陈皮、枳壳、香橼之类；因虚而逆者，中气受损，胃气失于和降，呃逆嗳气，泛吐清水，四君子汤配丁香、柿蒂、砂仁、益智仁。余临床以为，胃虚而逆，虚在气阴，故补虚用党参、太子参，降逆用旋覆花、苏梗、佛手，呃逆频作用代赭石，偏寒用丁香、柿蒂，偏热用左金丸及竹茹。总之，脾胃气机失调以四种病理状态多见，然四者相互有关联，临床虚与滞相兼，滞与逆并见者为多。调理气机，促进胃肠运动要建立在辨证的基础上方可获得良效。

慢性萎缩性胃炎滞损交夹论与施治用药

慢性萎缩性胃炎指胃黏膜上皮遭受反复损害导致固有腺体的萎缩，伴有或不伴肠化生，或假幽门腺化生的一种慢性胃病。余认为慢性萎缩性胃炎病理特征是滞与虚相交夹，贯穿于整个病理过程，构成虚实相关联的证候状态。以下谈几点论点与调治用药体会。

一、论病理滞损交夹

慢性萎缩性胃炎病证多虚，但虚中常兼滞，疾病多处于滞损交加的病变过程。其滞有气滞、湿滞、痰滞、血滞、食滞，且诸邪可兼并；其损主要在气虚与阴虚，也可多虚叠加。气虚病位多偏重于脾，脾气虚运化有所不及，谷不为精便为滞，食滞于脾胃；阴虚病位侧重于胃，"在阳旺之躯，胃湿恒多"，日久每致热伤阴，形成胃阴亏损而湿热内蕴。又饮食不慎，可壅胃碍脾；情志不舒，可郁滞肝气，甚或化火横逆，诱发或加重病情；久病不愈，多有胃络瘀滞。此外，脾虚津变为湿，湿聚成痰，可酿痰瘀凝滞。基于上述诸多因素的相互影响，因而临床常见气虚与食滞并存，阴虚与湿热同现，络瘀与痰湿兼见。数证交错，相互掣制，证情复杂。所以辨证中应精细以求其解，要善于把握滞损交夹的病理状态，不可以某些固定证型限定手眼。

二、理虚补通辨气阴

慢性萎缩性胃炎迁延日久，疾病有虚的一面是其必然性，理虚当言其补，然胃以通润为补,脾以温运为补。疾病进入以虚为主的病理阶段,不是脾气虚弱,气不温运,便是胃阴匮乏,津枯不释,或两者兼之,故理胃虚当先分脾气虚还是阴津虚,阳气虚中阳受损,可与寒凝气机并存,平素中阳不足,每因受寒、劳累、饮食不慎而诱发。脾气虚中气不能斡旋,气滞血涩,治当甘补温运,行气化湿通滞;阴津虚多为湿热内蕴伤阴,或胃腑土燥津伤,致胃腑阴津匮乏,络脉涸涩,阴虚与胃络凝瘀相兼,治当滋通并用,滋阴释津,通降散瘀。

三、行滞审因药有别

慢性萎缩性胃炎的病机特点是滞损交夹,病理表现多虚实并见,其实多在脾虚运化不及的状态下,气、湿、食诸邪滞于胃而碍脾运。治实总关宜行其滞,但行滞当审因治滞。慢性胃炎其滞以气滞最普遍。"脾宜升则健,胃宜降则和""脾不升则生寒,胃不降则生热",寒热互结于中则痞满。用半夏泻心汤,也可用余自拟消痞满方(半夏、枳实、黄连)辛开苦降消痞满。饱胀气滞脾虚,配白术、砂仁、甘松、佛手健脾燥湿消胀。脾为湿土之脏,脾虚运化不及,谷精凝变为湿,致湿浊内生,见脘胀不知饥,口淡不知味,口黏苔腻,治湿宜燥化,但燥化必健脾,用补健脾气的党参、白术与燥湿化浊药如苍术、砂仁、白蔻仁相配。偏于寒湿,苔白腻,用砂仁、草果;偏于湿热,用白蔻仁、佩兰;湿阻呕恶,用藿香、苏梗。胃为纳谷之腑,纳谷消食赖脾之运,脾虚运化不及,影响胃的腐熟和降,导致食滞内停,症见脘腹饱胀,嗳腐食少,用枳术丸加槟榔、炒莱菔子、炒谷芽消食导滞。

四、脾滞胃旺治湿热

"中气实则病在阳明,中气虚则病在太阴"(薛生白《温热病篇》)是脾胃病的基本规律。慢性萎缩性胃炎以脾胃虚弱者居多,但也有胃阳偏旺之人,若遇脾滞不运,可遏阳化热,蕴生湿热,或因嗜食肥腻酒醇,也可蕴生湿热,出现某一病理阶段的湿热证。正如叶天士《外感温热篇》所云"在阳旺之躯,胃湿恒多,在阴盛之体,脾湿亦不少,然其化热则一",湿热蕴郁胃腑,胃脘痞满饱胀，嗳气、嘈杂、苔黄腻，若伴有胆汁反流者口苦反酸。治当清化蕴胃之湿热。药用左金丸（吴茱萸、黄连）配栀子辛开苦降，开泄湿热；佛手、陈皮、枳壳疏理脾气，调畅气机。

慢性萎缩性胃炎湿热蕴胃证与 Hp 感染最相关。Hp 阳性者，若有慢性萎缩性胃炎湿热证表现，在清化湿热药中可依据现代药理配用对 Hp 具有抑制作用的清热解毒药，如黄连、蒲公英、半枝莲、黄药子之属。

五、久痛屡发治痰瘀

慢性萎缩性胃炎久治不愈，疼痛屡发，要考虑痰瘀凝结胃络，即丁甘仁所推论"必有凝痰聚瘀"。若中阳久虚，阳不布津化液，致"饮浊弥留脘底"，此"饮浊"即为痰涎，也有气滞湿阻凝为痰，痰滞胃凝血，使痰瘀互结于胃而屡发疼痛、饱胀、纳食差。此痰瘀交阻的病理状态出现在萎缩性胃炎中，有些可伴有肠腺化生或不典型增生，具有癌变的可能。痰瘀凝滞胃土，胃不纳食进谷，脾难转谷为精。治纳运呆滞宜化痰开结、化瘀通络，化痰用半夏、浙贝母、山慈菇、枸橘燥湿化痰结；阳不化液为痰浊者，配瓜蒌、肉桂、吴茱萸通阳化液开痰浊。治血凝重在化瘀通胃络，药用刺猬皮、丹参、蒲黄、三七；痛而兼胀配九香虫、甘松、没药，气滞与凝瘀并治。

六、酸甘化阴防癌变

慢性萎缩性胃炎腺体破坏萎缩，黏膜变薄，炎性细胞逐渐消失，表面上皮细胞失去分泌黏液功能，可伴有肠腺化生或不典型增生。从微观治疗的角度，激活腺体，使之分泌胃酸，酸甘化阴不失为积极的治疗措施。腺体萎缩，胃酸缺乏（尤其是 A 型胃炎），纳食不化，脘腹饱胀，依据中医学"酸甘化阴"理论，对口干、胃脘隐痛、饥不欲食、舌红少津者，用酸味的白芍、乌梅肉、木瓜、生山楂，与甘味的甘草酸甘化阴，配肉桂酸柔甘守，或许可激活腺体分泌胃酸，化生阴液，修复胃黏膜。此外，伴有中度以上肠腺化生或与不典型增生有癌变趋向者，当从胃络凝瘀或凝痰聚瘀治，在消散痰瘀的同时，可配枸橘、山慈菇、黄药子、守宫、白花蛇舌草等抗癌中药，早治以防癌变。

七、多维协同组配方

慢性萎缩性胃炎组方我常按病理结构多维协同组配，以达到多维协同精准施治的目的。针对慢性萎缩性胃炎的胃阴不足并湿热蕴胃，我将养阴与清胃两维配组，药用太子参、麦冬、石斛、吴茱萸、黄连、刺猬皮；针对慢性萎缩性胃炎的阴虚并湿热并气滞血瘀，我将养阴、清胃、行气化瘀三维配组，药用太子参、麦冬、石斛、吴茱萸、黄连、丹参、檀香、刺猬皮；针对慢性萎缩性胃炎的寒凝胃气并胃失和降，我将散寒与降气两维配组，药用良姜、香附、荜茇、半夏、枳实、黄连；针对慢性萎缩性胃炎的脾气虚弱并气滞血瘀，我将补脾与化瘀两维配组，药用党参、白术、砂仁、丹参、檀香、刺猬皮；针对慢性萎缩性胃炎的寒热互结并胃热反酸，我将消痞散结与清胃两维配组，药用半夏、枳实、黄连、吴茱萸、黄连、刺猬皮；针对慢性萎缩性胃炎的气滞血瘀并寒凝胃气伴内瘤变，我将行气散结解毒三维配组，药用丹参、檀香、刺猬皮、吴茱萸、黄连、山慈菇、蜈蚣。

中医辨治肝硬化如何消除腹水

肝硬化腹水是肝硬化失代偿期肝脏损害导致门静脉高压及低蛋白血症引起的。临床症状是腹部膨隆，内腹腔有大量液体，波震颤呈阳性。它是比较难治的肝硬化并发症，中医辨证论治的诊疗措施在缓解临床症状、消除腹水中有比较好的疗效。

一、肝硬化腹水的证态特征

肝硬化腹水是肝病肝脏功能受损，进而脾肾俱病，水液积聚腹内而发为腹水。病始发于肝，肝失疏泄，肝血藏多而泄少，瘀滞肝络，"血不利则为水"；同时肝病及脾，脾不运湿积为水；病久涉肾，肾失气化聚为水，皆可致隧道不利，水湿蓄积，酿成腹水。

腹水不是一个孤立的病理状态，而是气、血、水三邪凝结，肝、脾、肾三脏受损。用中医虚实标本辨证思维，气血阴精亏损为本，气裹气结络瘀为标，标本因果相关联。标与本彼此起伏的动态变化，表现出病程中虚与实主次结构变化的证态特征。据此治疗肝硬化腹水要采用标本兼治，将消除腹水作为治疗的重点之一。消除腹水不但可以缓解患者腹部膨隆、胀撑难忍的痛苦，尤其在消除失代偿期主要并发症，制止病情进展方面具有积极意义。

二、腹部膨胀水裹气，胀从气治水治脾

肝主疏泄，调畅全身气机，且具疏泄水湿作用；脾主运化，为气机升降之枢纽，具有胜湿制水功效。肝硬化出现腹水，腹部膨隆胀大乃水裹气结证候状态，关乎肝气郁不疏泄水湿，脾气虚不运化水湿，水湿蓄积为患。气滞为胀，湿积为水，《内经》所谓"诸湿肿满，皆属于脾"。胀从气治，水从脾治，使水气分离。治气消胀满用青皮、木香、三棱、莪术等疏泄肝气；白术、枳实、厚朴、大腹皮疏理脾气，且疏肝气当配白芍、当归等柔养肝体散肝血，体用两治；治水理脾气必用党参、黄芪、砂仁、苍术之属健脾化湿，使中焦气机斡旋升运，中满自消。

水与湿同源异类，湿为水之渐，水为湿之极。前述腹部膨胀需治气，然水湿蓄积当治脾。脾为湿土之脏，最易生湿，腹水水蓄腹内，关乎脾不运湿，湿聚为水。故治水当治脾，先补健脾气，用人参、白术、茯苓等使脾气健旺，温运水湿。健脾必除湿，除湿有化湿、利湿之别。湿滞气机之腹胀、纳呆、苔白腻，用苍术、白术、厚朴化湿消胀；湿积水壅，小便少，消腹水用茯苓、泽泻、

车前子等渗湿利水。

三、肝络瘀阻血滞水，化瘀利水疏经隧

肝硬化肝细胞慢性变性坏死、再生，结缔组织增生，肝脏组织硬化。从肝区固定不移的隐痛、蜘蛛痣、肝掌，腹壁青筋显露，面色青滞之外象，可以测知肝脏络脉瘀阻，出现腹水者络阻隧壅，"血不利则为水"，水湿潴留腹内。前述肝硬化腹水的病理机制为肝、脾、肾三脏受损，气、水、瘀三邪纠结。而在气滞、络瘀、水停的病理链中，脉络瘀阻处于核心环节，治肝硬化腹水，化瘀疏通肝络是打破气、水、瘀三邪凝结纠缠，阻止病情进展，甚或促使向愈的关键。实际上在肝病进入肝硬化阶段，无论有无腹水，皆存在肝络瘀阻的肝实质损害，坚持化瘀疏通肝络，用丝瓜络、三七、当归、地鳖虫、蜈蚣活血化瘀通肝络；有腹水者，配益母草、川牛膝、泽兰化瘀利尿消腹水。

肝损害并非只在络瘀滞水的腹水，患者常同时存在头晕目眩、神疲乏力，血生化检查见贫血、低蛋白等精血亏损，故疏肝络利水湿要同时滋养肝血补肝体，用鳖甲、山萸肉、白芍、枸杞、鹿角胶软肝柔养补精血。

四、腹隆撑急尿量少，着力消伐峻逐水

水之制赖以脾，水之疏赖以肝，水之化赖以肾。肝硬化肝郁络瘀不疏水，脾虚土壅不制水，随着病情进展，用利尿剂尿亦难出，放腹水旋即腹水又起，进入难治性顽固腹水阶段，腹膨隆日益甚，少尿、无尿，肾功能逐渐损害，并发肝肾综合征。肾不主水无以气化，水壅经隧小便难出，已非疏水、利水能胜任，治当着力消伐，急急逐水，疏通隧道，使腹腔内积水改道大肠分消走泄，用药以甘遂、牵牛子、商陆逐水，与行气的槟榔、青皮、沉香、木香相配逐水行气。属湿热者，配半边莲、瞿麦、车前子；寒湿配小茴香、乌药。腹水漫胸并发胸水，胸胁胀喘满，用葶苈子、白芥子化痰利胸水。逐水用药以丸散为宜，取峻药缓消，以防逐水过猛损伤正气。以余临床所见，牵牛子、商陆各用10g逐水才有水样便，而甘遂、芫花逐水1.5g为宜，超过2g研末冲服有人则水泻无

度。逐水可暂不可久，水消胀减即停用，进入标本兼治。

五、利水湿兼养阴津，病转寒化温肾阳

水与津同源于水谷精微，经脾胃输转正化为津，滋养濡润机体；若肝脾肾虚衰则异化为水，积蓄腹内成腹水。腹水屡用疏水、利水必伤阴津，可出现口干思饮、厌食呕恶、舌红，故疏水消胀当兼养阴津，配沙参、麦冬、石斛之属。

在我国肝硬化多发于病毒性肝炎的肝损害，常病毒性肝炎与肝硬化并存，病毒性肝炎多为湿热毒邪潜血损肝，治从清热解毒用药，但清热解毒久用伐伤阳气，使病从寒化，或肝硬化迁延损肝伤肾，使肾阳虚衰，病从寒化，症见神疲气衰、腹胀食少、四肢肿胀、面色黧黑、小便少。阳气虚水湿不化，蓄积腹内，治当温化，用黄芪、附子、肉桂、葫芦巴、小茴香温肾阳助气化，配车前子、白茅根、茯苓、泽泻疏利水湿。

扶正气、调脏腑、破毒结的抗癌诊疗模式

目前，中医辨证论治诊疗技术在癌症的治疗中发挥着独特的疗效优势，这也是不少癌症患者选择中医治疗的原因所在。中医抗癌坚持的是机体状态的整体调治，个体化的诊疗措施，扶助正气抗癌瘤的调治策略，笔者将其具体总结为扶正气、调脏腑、破毒结诊疗模式，其中包括以下六点诊疗要素。

一、癌发于正气亏损，补虚扶正贯始终

癌症的发生多为正气衰退，内环境失稳，致癌因素蓄积体内，扰乱脏腑，

致使痰湿毒瘀聚为有形而发病。《内经》云："邪之所凑，其气必虚。"在癌症的发病中，正气亏损，正不胜邪是发病的基础；癌发之后，癌损正气，正不敌邪是致使癌瘤扩散转移的重要因素；后期癌瘤肆虐，也始于正气衰败。故而认为，正气在癌症的发病及发病后疾病的进与退中发挥着举足轻重的作用。所以，中医治疗癌症要将补虚扶正放在整体论治的重要位置，充分发挥正气在抗癌、防止转移中的积极作用。

对癌前病变，如胃黏膜异型增生，具有虚实关联证候结构特征，其虚以气阴两虚为主，即脾气虚胃阴虚，补虚扶正用益气养阴药在黄芪、人参、黄精、灵芝、太子参、麦冬、石斛之属间取舍变化，调胃依据胃胀、胃痛、嘈杂、反酸、纳差等的不同表现配用相应药，并配解毒散结抗癌药为组方格局，在四十多年的临床治疗中对逆转癌前病变，消除异型增生（内瘤变）效果良好。在进展期胃癌或化疗后都不同程度见有困倦乏力、精神疲惫、不思饮食、口干思饮等气阴两虚的表现，见困倦、神疲、纳差突出者，补虚以人参、黄芪、白术、黄精、灵芝等补脾气；见口干、舌红少苔者，配以天冬、麦冬、石斛等养胃阴。也有个别患者其虚及肾，见畏寒肢冷、舌胖苔滑，虚及肾阳者，药用附子、巴戟天、仙茅、淫羊藿之属温补肾阳，改善虚寒状态；见腰酸困、头晕耳鸣等肾精亏虚者，用熟地黄、枸杞、女贞子、黄精等滋补肾阴；腰困膝软者，用怀牛膝、寄生、川断、杜仲补肾强腰膝；尿频者，用菟丝子、益智仁、覆盆子固肾缩尿；患者出现恐惧、焦虑、失眠多梦，用酸枣仁、柏子仁、菖蒲、远志补益心血，安神定志。癌瘤手术后多以伤气伤血为主，补虚扶正用当归补血汤（黄芪30g，当归10g）加枸杞15g，阿胶15g（烊化），砂仁5g（后下）等补气生血。化疗、放疗伤正主要为损气伤阴，补虚扶正以补气养阴为主。

癌症晚期病变转移，脏腑虚衰往往气血先衰败，消瘦日现。随着癌瘤肆虐扩散，气滞、痰湿、毒瘀、水停，次生内邪旋生，痛胀日增。要补虚培本与泻实治标相兼顾，补虚培本以补脾肾、支持体力、促进纳谷为主，泻实以调整脏腑功能、消除邪实内蓄为要，以减少患者虚衰，支撑体力，消除胀满、疼痛等痛苦，延长生命为主体。

二、化放疗后养气阴，恶心呕吐和胃气

化疗、放疗是西医学治疗癌症积极有效的方法，但化放疗，尤其是化疗是把双刃剑，在杀伤癌细胞的同时损伤正气、摧残免疫力，所产生的毒副作用往往使有些体虚患者不得不中断化疗，也可使有些患者从此正气虚败，病重难返。那么，化疗、放疗损伤正气，具体损伤正气的哪个方面？言其补虚扶正补什么？以我临床所见，化疗、放疗伤什么没有专一性，一般而言，化疗伤气亦伤阴，更伤胃；放疗伤阴亦耗气，但损伤轻，更伤肉（局部组织）。化疗伤气多在脾与肾，以困倦、乏力、气短、汗出、白细胞降低为表现；伤阴多在胃与肺，以口干、思饮为所见，且气伤重于阴伤。化疗期间患者最为痛苦的是出现恶心、呕吐、厌食等胃肠道反应，此是化疗伤胃，胃失纳降的表现。治疗最纠结的是对骨髓造血的抑制，白细胞降低。化疗脱发是精血亏损、血不养发的表现，化疗结束后都可恢复。化疗后或化疗间隙的治疗要坚守益气养阴、和降胃气，对抗化疗损伤气阴、伤胃碍脾、白细胞降低的副作用，用药如黄芪、人参、黄精、麦冬、灵芝等气阴双补，补气要重于养阴。和降胃气以润为养，润养与降逆相配。对于化疗期间呕吐，我取竹叶石膏汤与橘皮竹茹汤制方意，组成和胃止呕方：人参10g，麦冬12g，姜半夏10g，橘皮12g，竹茹10g，粳米20g，生姜3片，大枣4枚。频服，作用好。方中麦冬配半夏刚柔相济，和胃气养胃阴。放疗伤阴耗气，也伤肉，主要是对放疗部位组织的损伤，如放射性肺炎、放射性肠炎、放射部位的皮损。养阴益气用药与化疗后治疗用药大体一致，对放射性肺炎、肠炎要对证治疗，伤肉者放疗部位皮损角化、变硬，当治从阳明，阳明主肌肉，用黄芪、当归、桑叶补脾胃兼养血润燥即可。

对化疗后白细胞计数降低的治疗，求治于先后天之本，从脾生血、肾生精、精化血治疗，用黄芪、人参、白术、黄精等补脾胃之气，激发生化之源；用鹿茸、枸杞、淫羊藿等补肾中精气，使精化血，提高白细胞计数。我临床自拟方：黄芪30g，鹿茸粉3g（冲服），淫羊藿10g，枸杞12g，砂仁5g。提升白细胞临床效果良好。若兼血色素、红细胞低，上方去淫羊藿，用鹿角胶10g易鹿

茸，或用阿胶珠 12g，当归 12g。对化疗后其他副作用或不良反应的治疗，若化疗后出汗不止，为表虚不固，配五味子、煅龙牡、浮小麦；末梢神经损伤，远端肢体麻木，此乃肝血受损，络脉失荣，"不荣则不仁"，以黄芪 30g，配当归 15g，川芎 12g，鸡血藤 20g，木瓜 15g，桑枝 15g，蜈蚣两条，养血通络和营。也有在化疗期间或化疗后出现足跟痛，此乃肾虚骨损，配伍骨碎补 15g，熟地黄 20g，川牛膝 15g，地鳖虫 5g，千年健 15g，水煎服，并在药渣中加艾叶 30g，花椒 15g，包煮，热敷足跟。至于化疗脱发，往往会在化疗结束后发可逐渐复生，不需治疗。若嫌头发生长缓慢，配二至丸（女贞子、旱莲草）、桑椹、辛夷、零陵香补肾养血生发。

三、治癌必当调脏腑，发生转移阻蔓延

癌症初发的重要病机是致癌因素扰乱了相关脏腑功能，癌症发生后相关脏腑功能处于失调状态是其必然性，所以治癌必当调整相关脏腑，以恢复脏腑功能特性为目标之一。首先需要一提的是，癌症患者当得知患癌之后大多数都不同程度地存在恐惧、焦虑不安、失眠等表现，治疗当从疏肝宁心、安神定志用药，用合欢皮、酸枣仁、人参、远志、石菖蒲等。

如何调理脏腑？如肺主气司呼吸，肺呼肾纳使肺宣肃有序。肺癌之发，先伤肺气，继痰气瘀毒结聚阻肺气，使肺宣肃失常，见气短、胸闷、咳嗽、咯痰，用太子参、人参、黄精、沙参等甘补温润之品补肺气阴，苏子、桔梗、款冬花、百部等宣肃肺气，改善肺司呼吸功能；气短作喘，为肾不纳气，配蛤蚧、五味子纳气平喘；癌伤肺络，络破咯血，配仙鹤草、白及、侧柏叶宁络止血，并配乌梅、五味子、全蝎、贝母镇咳与止血合用，止血才有效。食管为胃之上口，纳食之门户，与胃的功能特性一致，以纳降为顺。食道发生癌变，纳降受阻，咽食哽噎，余认为润降优于和胃，用太子参、麦冬、沙参等养阴润降，半夏、苏梗、威灵仙等开痰下气，宽胸利膈，以降为通，可改善咽食哽噎。胃纳谷消食，与脾纳化相助完成对水谷的转输。胃癌之发，胃不纳而脾不运，胀满、纳差、呕吐者用黄芪、人参、白术等补脾助运，半夏、枸橘、枳壳、刺猬皮等

开结和胃制酸，调整胃纳脾运之功能。肠属阳明之腑，以通降为顺。肠癌之发，多为脾虚少运、气血瘀结，积滞肠中，腑气不降，用黄芪、党参、白术、当归、桑葚子等补脾益气润肠，三棱、莪术、枳实、木香等通降结滞，恢复肠道通降功能。又如肝主疏泄、主藏血。肝癌之发，若是感染病毒后癌变，毒混于血中伤肝体而滞肝络，治肝癌先用山萸肉、五味子、女贞子等养肝阴而补肝体，配叶下珠、垂盆草、半边莲等清蕴毒，郁金、鳖甲、丝瓜络、蜈蚣等疏肝通络，调整肝脏疏泄与藏血功能。乳腺为肝经所达之所，治乳腺癌用黄芪、天冬、枸杞益气养阴，配香附、瓜蒌、枳壳、蜈蚣、王不留行等宽胸行气疏通肝络。

癌症若发生转移，原发癌变扩散转移至临近组织器官，在调治原发癌变部位脏腑功能的同时，治疗角度要前移到癌变部位，截断病机转变，阻滞浸润蔓延。如癌瘤发现淋巴转移，应散痰结阻蔓延，配用夏枯草、浙贝母、海藻、昆布等化痰软坚散结之品；肺癌发生骨转移，配骨碎补、补骨脂、土鳖虫等补肾强骨化毒瘀，阻止蔓延；胃癌肝转移，配重楼、鳖甲、天葵子、水蛭解毒通肝络；胰腺癌、胆囊癌发生腹膜转移，配青皮、木香、三棱、莪术行气破结，肝转移配蜀羊泉、蛇莓、半边莲、郁金疏利肝胆；卵巢癌邻近组织转移，配土贝母、白英、龙葵阻止蔓延。此外，癌症出现较为剧烈的疼痛，以癌瘤结实阻络居多，非一般行气活血止痛药能见效，余常用制南星配蟾蜍皮、蜈蚣、全蝎等虫类通络止痛药，蟾蜍皮（用砂炒）研细，每剂药 4g，分两次冲服。癌症转移疼痛，以骨转移、肝转移或原发肝癌为著，骨癌疼痛配自然铜、蟾蜍皮、苏木、降香、七厘散等化瘀理气止痛，肝癌疼痛配降香、乳香、没药、三七等化瘀止痛，疼痛难忍无热象者可用川乌、草乌止痛；此外，蜈蚣、全蝎、蟾蜍皮等虫类药可用于各种转移性癌症疼痛。

四、抗癌选配中草药，功效与药理相参

中医对癌症辨证论治的基本方法是从局部与整体、正虚与邪实的相关性中辨析证候特征，把握病机趋势，确立整体调治，在综合多维度病理状态的处方遣药中，其一要扶正气、调脏腑，整体调治，协同组方用药；其二要选配破结

聚、抗癌瘤的中草药配入整体治疗方案中，构成整体宏观调治与局部抗癌用药的组方方案。

癌瘤的性质，中医学大体认为是气痰毒瘀结聚而成，诸邪之中，以痰凝毒结瘀滞为核心。以我之见，毒邪瘀结在癌变中为祸首，邪盛为毒，邪恋为毒，癌症肆虐转移，具有邪毒蔓延的特性。现代药理研究证实，具有抗癌作用的中草药大部分属于清热解毒类药，具有毒性的中药取其以毒攻毒，其次是软坚散结药、虫类搜剔通络破结药。

在攻邪抗癌维度的处方配药中，抗癌中草药的选遣当根据癌瘤部位、癌结特征、现代药理研究成果与临床经验选配。如食道癌以痰气结聚为噎，选配夏枯草、浙贝母、石见穿、硇砂等解毒化痰散结抗癌药；肺癌痰与毒结聚，配夏枯草、重楼、浙贝母、炒蜂房等解毒化痰抗癌药，我尤推崇炒蜂房，蜂房内之蜂巢其形像肺，取类比象，临床用之确有疗效；胃癌以气滞毒结络瘀结聚，选配枸橘、藤梨根、乌骨藤、黄药子、莪术等解毒破结抗癌药；肠癌为气与痰湿结聚，选配三棱、莪术、土贝母、乌骨藤、苦参等破泄痰湿毒之聚；肝癌、胆胰癌，湿热毒瘀结聚滞气滞水，选配白花蛇舌草、天葵子、蜀羊泉、重楼、鳖甲、蜈蚣等清热解毒、通络抗癌药，癌结滞水配半边莲、半枝莲；乳腺癌气滞痰结毒聚，选配夏枯草、天葵子、蛇莓、蜀羊泉、王不留行、蜈蚣等散结解毒通络药；宫颈癌毒瘀湿结聚，滞损冲任，选配蛇莓、龙葵、蜀羊泉、土贝母、全蝎等解毒通络抗癌药。需要一提的是，选配抗癌中草药要变换交替使用，抗癌用药疗程较长，以免长期恒用某味抗癌中草药产生耐药性或不可知的蓄积毒性。如黄药子治胃癌、肝癌确有疗效，但有肝损害，我每次用15g，疗程两周，后改用其他抗癌中草药。癌症出现胸水、腹水当利水，胸水用葶苈子、白芥子等，腹水用半边莲、青皮、商陆、二丑等解毒破气利水湿药。我曾治一肝癌腹水，在组方中配商陆10g，二丑10g等通腹泻水而无功，改用配甘遂1.5g，大戟1.5g研末，用其他药液冲服，用后水样便日七、八次，腹水消至大半，继用补气养阴、行气消胀缓图治本。

五、调后天带瘤延年，安胃气纳谷进食

中医学认为，人有胃气则存，无胃气则亡。在癌症发病过程中，患者能否纳谷进食是判断胃气存亡、疾病进退的重要标志。癌症患者在患癌早期往往就会出现食欲不振，渐见消瘦，中期几乎普遍存在不思饮食或无饥饿感，此乃脾胃纳运功能衰退的表现，晚期临终多因不能进食。"安谷者昌，绝谷者亡"，治疗癌症在疾病早、中期相当长的时间内处处要将促进纳食进谷放在治疗的重要地位，培植后天，激发化源，对稳定病情、制止消瘦具有积极意义。晚期更要将促进纳食进谷作为挽救危重、延长寿命的治疗重点之一，最大限度地恢复胃纳脾运功能，使"得谷者昌"。癌症患者胃不纳食的原因一般有三：一是脾胃虚败，胃不纳而脾不运；二是湿食中阻，困脾碍胃而胃不纳；三是积滞于肠，腑气不降而胃拒纳。此外，食道癌、胃癌食难进或进之呕吐，多因癌瘤阻塞谷道影响咽食纳谷。在癌症的治疗中，促进纳食进谷，纠正脾胃衰败，用药以甘补温运为主，如黄芪、人参、太子参、白术、黄精，苔腻配砂仁、草果等醒脾和胃。甘温补后天，鼓舞脾胃之气，改善食欲，促进纳食进谷；与此同时，甘温进补可激发生化之源，改善贫血及身体虚弱状态。也有患者存在似饥不欲食、口干不欲饮、舌红少苔，此病偏于胃阴涸而食不纳，仅甘补温运而饮食难增，可在甘温补脾之内配麦冬、沙参、玉竹等滋养胃阴，胃润则食进。我曾于2016年8月治家住宝鸡的肺癌患者张某，消瘦不欲食，强食则作呕，口干舌红苔厚。从胃阴虚而脾有湿治。方药：生晒参10g，黄精15g，白术30g，白蔻仁5g，半夏10g，麦冬15g，玉竹15g，炒莱菔子15g，炒蜂房6g，蛤蚧1/2对，夏枯草15g，炙甘草5g。12剂。两周后患者前来复诊时自述服3剂后胃口开，腹中饥，吃羊肉泡馍大半碗。临床若见脘腹胀满、舌苔腻、口中有异味而不欲食者，斯脾虚不胜湿，湿浊困脾碍胃，用砂仁、苍术、草果、白术等苦温燥湿健脾促进食，白术可用至30g，健脾增食显良效。舌苔黄腻而口苦不欲食者，为湿热蕴胃碍脾，用白蔻仁、薏苡仁、厚朴、半夏、枳实等清化湿热可促进食；若见嗳腐食少苔腻者，为湿食中阻使胃不纳而脾不运，在苦温燥湿药中配神曲、麦芽、

山楂、鸡内金之属消食化积；若见大便多日不解或无便意而不思饮食者，积滞于肠胃不纳，用枳实、槟榔、炒莱菔子消食导滞促纳食；进食欲呕用姜半夏、砂仁、苏梗、生姜、大枣和胃降逆，呕止食可进。

总之，促进纳食进谷是治疗癌症恢复体能、抗癌延年的重要策略，癌症纳差不欲食者尽管有上述三种原因，但临床中往往虚、湿、滞多相兼，尤其是脾气虚而湿浊困、胃不纳而脾不运者居多，促进癌症患者纳食进谷，要补脾润胃、化湿消食兼通肠导滞，但具体组方用药又根据虚、湿、食、积等孰重孰轻，因果关联组方，遣药有偏重，补泻有缓急。

六、临终前痰气动膈，温胃降逆化痰浊

癌症患者，尤其是食道癌、胃癌、肝癌、胆囊癌、转移性癌在临终前两周以内形销骨立，不能进食，但有些患者出于对生命延续的本能渴求，要求进流食或水，但稍进流食滴水就出现呕哕不止，或咽中连连有声，泛吐涎沫，涎流出口为拉丝状，连延不断，这种状态可发生在患者临终前两周内。西医学认为是患者口腔肌肉变得松弛，积聚在喉部或呼吸道的分泌物增多，上哕有声者，医学上称为死亡咆哮声，此时用吸痰器吸痰常吸不出东西反而给患者带来更大的痛苦。此症可从肝胃虚寒，浊阴上逆，痰气动膈辨治。《素问·举痛论》曰："寒气客于肠胃，厥逆上出，故痛而呕也。"从温中补虚、降逆止呕用药，我用吴茱萸汤加味方：人参6g，吴茱萸4g，鲜生姜4片，大枣4枚，姜半夏6g，益智仁6g，砂仁5g，麦冬6g。煎汤少许频服，可使呕哕痰涎、动气上膈减少或停止，从而减少患者的痛苦。用时将患者头侧偏，头枕抬高以免痰涎进入呼吸道发生窒息。此外，患者在临终前一两天内反复出现手足厥冷、循衣摸床、脉微欲绝，双目恐惧失神态，直至临终寿寝。若手足厥冷，冰凉不过膝肘，额头更冰凉，此乃患者处于脱水状态，周围循环血量锐减所致，为中医少阴心肾阳衰欲脱证，不可加衣被而回阳，可用四逆汤合当归四逆汤（附子10g，干姜10g，炙甘草5g，当归12g，桂枝10g，白芍12g，细辛4g，通草5g）水煎，嘱家属用毛巾浸水煎液，温敷四肢末端，减少患者畏寒肢冷状态，以尽孝道。值得一

提的是，癌症患者临终前其面容失神态，有对死亡的恐惧貌，家属可握紧其手，给予他亲情的力量，直至瞑目正寝。

消化道不同癌症治疗的破结与通降

消化道癌症如食道癌、胃癌、胰腺癌、结肠癌、直肠癌，其发生与其他癌症一样，都是在正气亏损的情况下，致癌因素作用于机体，气血痰湿瘀凝结为癌。扶正抗癌是中医治癌的策略，但具体到不同癌症治疗上迥然有别，如消化道癌，由于消化道是人身的消化系统，从食管到直肠是人体的消化功能管道，具有以通为顺的生理特性，治疗在破结抗癌的同时处处注重通降。

一、癌发于气滞毒瘀络先病

消化道癌症往往在脾胃亏虚的基础上复因不良情绪、饮食习惯、禀赋遗传等致癌因素作用于机体，扰乱脾胃脏腑功能而邪凝结聚变为癌。在发病中，食管癌、胃癌以不良情绪、饮食不节致病者居多，"情志不遂滞气机"，食管癌早期气与痰结，胃癌早期肝胃不和病及络，胰腺癌毒瘀结聚滞气机，肠癌多因饮食不洁、长期便秘而发病。消化道具有腑"实而不能满"的特征，食道与胃主纳降，结肠、直肠主通降。消化道癌先发于脾胃纳运通降失常，气血痰湿瘀凝聚消化道某一部位而发为癌。在气血痰湿瘀毒之中，以毒瘀凝结为核心病机，毒与瘀交阻损伤消化道某一部位络脉，是癌变的初发点位，而消化道失于纳化通降是癌变的共性病机特征。毒从何来？中医学认为"毒随邪来，邪聚为毒"，如滋生于胃黏膜的幽门螺杆菌具有毒的特性；"邪盛为毒"，癌症发生浸润转移、扩散莫制具毒的特性。病初气滞痰湿凝滞在经，久之痰湿滞气毒瘀入络，毒损络，瘀凝络，癌变部位组织黏膜先见糜烂、增生、内瘤变。由于病损消化道组织部位不同便发生不同癌症，并同时存在相关器官的纳降、通降功能失常。

二、补虚破结游刃于虚实变化

消化道癌症总的治疗在补其虚而破毒结，调脏腑而顺通降。癌症的发生如前所述，以正气亏虚为发病条件，癌发之后又以扰乱胃肠道功能，耗气嗜血伤阴，损伤正气为代价。在消化道癌症的演进中，脾胃正气亏虚与癌瘤结聚伤正共同存在于证候状态的统一体中，虚实因果相关联，临床辨治采用虚实标本思维方法，补虚培本与抗癌治标相结合，施治组方游刃于证候状态的虚实变化调治之中。消化道癌若早期发现，患者多选择手术或放疗、化疗。癌症在进展期或手术、放疗、化疗后中医治疗补正虚与破癌瘤攻补兼施，稳定病情；若病至后期癌瘤损正明显，脾土虚败，甚或形销肉脱时，当补脾胃而促纳谷为要。消化道癌正虚者，以气阴两虚为主，气虚偏于脾，运化有所不及，乏力、纳差突出，用黄芪、生晒参、白术、灵芝之属补气重于养阴；阴虚偏于胃，胃络因涸而滞，以口干、隐痛为主，用太子参、麦冬、石斛、黄精等养阴重于益气。不论消化道癌的哪个阶段，治疗要步步关注食道、胃的纳降与肠道的通降。将调治纳通和降贯穿于整个治疗过程。

三、食道癌破痰气以润纳降

食道癌早期症状不典型，主要表现为胸骨后不适，咽食缓慢，有滞留感，与食道炎相似。随着病情的发展，会不同程度地出现咽食噎塞感，固体食物下咽困难，此乃痰气交阻，凝聚食道。治疗在养气阴的同时开痰下气宣壅郁，用药如半夏厚朴汤加威灵仙、旋覆花等。进展期食道癌癌瘤致食道管腔狭窄，咽食困难加重，不少患者仅能进半流食，呕吐，胸骨后疼痛，日渐消瘦，此乃痰气毒瘀凝结为癌，治疗在益气养阴补后天的同时，解毒破结和胃气。且辨治用药注意两点：其一，不论癌变在哪个时期，都要不失时机地用夏枯草、硇砂、石见穿、急性子、蜈蚣等解毒破结抗癌药。其二，注重改善咽食纳谷。食道癌咽食困难是困扰疗效的关键，临床宽胸下气疗效多不显，破痰瘀散结聚亦多徒劳。胃以润为降给了我们启发，食道为胃之上口，具燥土之性，生理特性以润为降，咽食难下与胃的干涸有关，故而治咽食困难，见有口干舌红，我常用滋养胃阴的麦冬、沙参、石斛与和降胃气的半夏、生姜、苏梗，宣壅的威灵仙配伍，组成润降之剂，使"润则食下"，可以改善咽食纳谷。

四、胰腺癌解毒破瘀借腑为通

胰腺癌是消化系统多发的癌症，发病与长期抽烟酗酒、高脂肪饮食习惯有关。胰腺癌起病隐袭，早期症状不具有特异性，主要表现为腹胀、上腹隐痛、恶心、背痛，还会出现消瘦、乏力等，肿瘤标志物 CA19-9 升高，结合多期增强 CT 等检查可明确诊断。胰腺癌具有毒凝血瘀气结的病态特征，中后期消瘦明显，困倦乏力，不欲饮食。正气亏损，后天失养。治疗重点在破泄毒瘀结聚，用重楼、败酱草、蛇毒、白英等解毒抗癌；桃仁、红花、丹参、赤芍、牡丹皮、蜈蚣、土鳖虫化瘀通络，毒瘀并治。见困倦乏力、消瘦神疲、不欲饮食者，用黄芪、人参、灵芝、石斛、麦冬、砂仁等益气养阴，补后天之本。胰腺居腑内，与消化道相通，破毒瘀结聚须配合通腑导滞，用枳实、大黄、三棱、莪术、青皮等借腑气通降给邪出路。

五、胃癌制酸破结以和为降

胃癌的发生，多是在萎缩性胃炎不典型增生（内瘤变）的基础上发展而来，同样具有消化道癌症气阴亏虚的病理基础，气血痰湿毒瘀凝结的病机特征。胃癌在凝瘀致痛、癌碍进食、耗气伤阴之外，且具有饱胀、嘈杂、反酸、呕吐、嗳气等胃炎的表现，以及胃灼热、胃恶寒的寒热病性之变。治疗坚持益气养阴、补脾养胃与解毒化瘀、破结抗癌标本兼治，根据虚与实的因果关联及彼此的轻重起伏施治组药。其中和降胃气至关重要。和胃之治，胃畏寒疼痛，饱胀少食，用高良姜、香附、香橼、砂仁等温胃散寒，和降胃气；口干思饮，胃灼热隐痛，用麦冬、石斛、吴茱萸、黄连、刺猬皮养阴清热，和降胃气。理气和胃不避香燥，如用香附、砂仁、枸橘李、九香虫之属香燥可健脾，又可散结开气机；破结不畏其毒，可用硇砂、蜈蚣、全蝎、山慈菇、黄药子等有毒性的破结抗癌药。

六、结肠癌破毒结以通为顺

结肠癌包括直肠癌，在脾虚肠滞、运化不及、传导失利的情况下湿聚痰凝，邪酿为毒，痰湿毒瘀交结而发为癌症。肠癌早期毒瘀滞腑气，偶有腹痛、大便不畅，随着癌瘤的增大，经气与络血俱病，大肠传导受阻，则见排便延时，腹痛腹胀，腹内结块。且癌瘤耗气嗜血伤阴，损伤正气，消瘦明显。疾病处于正气亏虚为本、癌瘤结实为标的证候状态，治疗当补虚扶正与解毒破结相结合，标本兼治。在补虚扶正之中恒守补脾气养阴血，养血与滋阴之把握，继发贫血者多补血，律亏便秘者则养阴。在破泄癌结之中恒守通腑破毒结。"腑以通为顺"，此与治食管癌润则食下不同，肠癌大便通顺是毒瘀凝聚尚未结实的标志，通腑不只在导滞气减少患者痛苦，更重要的是对消散癌结具有积极意义，不论临床有无腹痛、大便畅通与否，皆重用枳实 30 ～ 40g，与三棱、莪术合用破结导滞通腑气，并用山慈菇、土贝母、乌骨藤、蜈蚣解毒化瘀破癌结。

脾胃病制方用药的平和适中与忌宜

脾胃病是临床中最常见的疾病之一，病在胃而关乎脾，盖脾与胃同居中焦，通过胃纳脾运、脾升胃降、脾燥胃湿（润）相济的功能协调，完成对水谷的纳化、谷精的输转以化生气血。脾胃病的发生是脾胃的纳与化、升与降、燥与湿失衡而引起的病证，调治脾胃病以纠其偏，以平为期。但病位有在胃在脾之偏重，病性有实与虚之异，病势有逆与滞之不同，治病以求其平，贵在用药适中，用药不及不能纠其偏，若用药太过反伤其正，亦可致偏。

一、健脾当和胃，燥湿防伤津

胃为市，主纳谷消食；脾为使，主转谷化精。脾胃纳化相助，以完成消化功能。脾转谷化精，以运为健，脾不健则运化失常。脾何以不健？多缘于湿，脾为太阴湿土之脏，性喜燥恶湿，脾虚不胜湿，湿滞中焦，临床可见纳呆、食少、脘腹胀痛、舌苔腻。除湿可健脾，然严格地讲，健脾有益气健脾与燥湿健脾，临床一般二者联用，如香砂六君子汤。单纯脾虚失运以乏力、纳差为主，补气健脾如四君子汤。然湿过盛而困脾气，见纳呆、苔腻、呕恶者，当燥湿健脾，燥脾湿健脾运莫过于用平胃散配伍草果、砂仁等；然此类药芳香燥烈，用之太过，易耗伤胃阴脾津，若见口略干或苔腻少津，可仿制《温病条辨》玉竹麦冬汤甘润养阴，乃刚柔相济，以柔缓刚之意也。若脾湿不重，白术、茯苓、砂仁、陈皮即可。脾不健多兼胃不和，胃不和表现为胃不纳、不降，以饱胀为主，配半夏、枳壳、佛手、香橼行气消胀；嗳气频者，用半夏、佛手与旋覆花相配和降胃气。总之，健脾通过燥湿可恢复脾之本气，但燥之过盛则伤津。健脾又当与和降胃气相配合，可恢复胃纳脾运之功能。

二、滋胃当柔肝，滋腻防助湿

胃为阳明燥土，喜润恶燥，与脾太阴湿土喜燥恶湿的特性恰恰相反。脾胃病气虚病偏于脾，运化有所不及，气滞、湿阻、食积可旋即而生；阴虚病偏于胃，胃络涸而涩滞，络枯络滞为病。临床见口干思饮、舌红少苔或无苔，斯为胃阴亏虚，笔者常用太子参、麦冬、石斛、玉竹滋养胃阴润胃络；若咽干燥，胃阴虚及肺，用沙参、麦冬、天花粉为宜。胃阴亏虚，胃络枯滞，临床见口干思饮、胃脘隐痛、食少、舌红少苔，此症状在慢性萎缩性胃炎最多见。单纯养阴滋胃难见效，阴伤在胃，但络滞关肝，盖"肝主痛"，可滋胃柔肝。丁甘仁说："治肝宜柔，治胃宜通。"（《丁甘仁医案》）滋胃非麦冬、石斛、玉竹、沙参甘凉滋润之品莫属。柔肝重用白芍 30g，与木瓜、炙甘草酸甘合用，柔肝缓急止痛。著名方剂一贯煎配伍即是此意。

此外，胃阴虚还有几个变证：一是胃阴虚，燥结于腑，见大便干结难下，可用增液承气汤滋胃润降通便；二是胃阴虚积热移脾，见口干口臭、口唇肿胀或干裂（如唇炎），盖"脾开窍于口"，用上述滋胃养阴药配泻黄散滋胃阴而泻脾火；三是胃阴虚而心火有余，见口干舌燥、口舌生疮，盖"舌为心之苗"，用上述滋胃养阴药配知母、石膏、黄连、竹叶、白薇滋胃阴而泻心火。

需要强调的是，滋胃用药要有度，滋胃太过则恋湿，用药沙参、麦冬、石斛甘凉滋润之品为妥，不宜用生地黄、熟地黄、山萸肉等腻重养阴药，以免恋湿碍脾运。胃阴虚临床可兼湿，但化湿用药要有据，化湿太过反伤阴。其据一是见口干不欲饮，不欲饮者仍有湿，湿属阴，水亦属阴，胃阴伤见口渴，但湿拒水，故又不欲饮；二是有湿必见腻苔，无论是湿浊白腻或湿热黄腻，苔腻总为有湿的指征。阴虚兼湿，化湿用药以白蔻仁、佩兰、陈皮芳香化湿，或薏苡仁、茯苓淡渗利湿，不宜用苍术、草果、砂仁等燥烈之品，以防燥化反伤阴。

三、泄热佐养阴，防伤胃碍脾

阳明胃腑阳气隆盛，胃壅邪易从热化；太阴脾土主湿之脏，脾滞邪易从湿化。故脾胃病湿热者不少。叶桂曰："在阳旺之躯，胃湿恒多；在阴盛之体，脾湿亦不少，然其化热则一。"（《温热论》）从体质因素指出了脾胃病从湿热转化的病机特点。在脾胃病早期，胃阳尚旺，病在胃湿热蕴胃者不少，病在肠湿热滞肠者也不鲜见。湿热蕴胃是慢性胃炎的常见证型之一，"诸呕吐酸……皆属于热"（《素问·至真要大论》），临床见嘈杂、反酸、口苦、舌苔黄，笔者常用戊己丸（吴茱萸、黄连、白芍）加栀子、枳实泄热和胃。若脾气虚弱，湿热壅郁，见胃脘痞满或干呕、苔薄黄，用半夏泻心汤辛开苦降，开泄湿热。若湿热蕴伏，脾胃失和，胸脘痞闷，或吐利并作，用连朴饮可去香豉、芦根，清化湿热，理气和胃。湿热蕴胃常以伤胃阴为代价，笔者在慢性萎缩性胃炎证候结构研究中发现湿热蕴胃兼胃阴不足是临床常见证型之一，且湿热往往与幽门螺杆菌感染有关，所以在清泄湿热中若见口干不欲饮、苔黄少津者，常配以玉竹麦冬汤（玉竹、沙参、麦冬、甘草）甘凉润胃兼养胃阴，防止苦寒清泄伤胃，也不用腻重碍脾。湿热滞肠者，如溃疡性结肠炎患者，黏液脓血便久延不愈，不少患者见有口干思饮、腹痛等阴虚血亏表现，笔者用黄连、马齿苋、椿根皮清化湿热，当归、白芍和营血，同时配太子参、麦冬养胃阴。若便血甚者，证属虚寒，用炙黄芪、白术、肉桂、炮姜统血，温经止血。若血便久久不除，配侧柏叶、地锦草、仙鹤草、白及清热收涩止血，但不忘配阿胶、白芍、麦冬等养阴之品。

四、降胃配升阳，慎防脾气陷

胃宜降则和，脾宜升则健，脾胃为气机升降之枢纽。脾主升清，升发清阳之气，输转水谷精微；胃主降浊，通降胃腑气机，疏导糟粕下泄。笔者认为脾胃的升与降既是脾胃消化功能的表现形式之一，又是胃肠动力的表现形式。当脾胃升降失常，气机阻滞于中，以胃脘痞满为主要表现，常见于慢性萎缩性胃炎，处方用半夏泻心汤辛开苦降，开结除痞。若胃失和降，临床表现为嗳气、呃逆、呕吐、反胃，常发生在慢性胃炎、胆汁反流性胃炎、胃食管反流等病中，治法以和降胃气为主。

然和降胃气分为除湿和胃、泄热和胃与养阴和胃。除湿和胃适用于脾湿滞胃，胃失和降，以脘胀、恶心呕吐、纳呆、苔腻为主，用平胃散配藿香、苏梗、砂仁等。泄热和胃适用于肝胃郁热，胃失和降，临床皆以反酸、口苦为主，可用左金丸加橘皮、竹茹之属。养阴和胃适用于胃阴受损，润降失常，临床以口干思饮、嗳气欲呕、胃隐痛为主，用自拟滋阴养胃汤（太子参、麦冬、石斛）配白芍、佛手、竹茹之属。另有食管癌，症见吞咽困难、呕吐，多为痰气毒瘀结聚食道，当消痰散结、和降胃气，笔者用小半夏汤配沙参、苏梗、夏枯草、浙贝母、石见穿、硇砂之属。

不论是何种证候类型的胃失和降，当久用和降胃气之品，或小腹出现坠胀感，要适当配升阳药以防脾气虚陷。升阳之药黄芪升阳防虚陷，升麻升阳气举重若轻，葛根升阳可生津，藿香叶升阳而和胃，荷叶升阳而疏散。笔者配升阳药，非久病气虚、小腹坠胀、脏器下垂，不用黄芪、柴胡、升麻之辈，以防提升太过反使胃气难降。笔者欣赏七味白术散中用藿香升阳和胃，并喜用荷叶升阳疏肝，荷叶浮露于水面而升清，形态似肝而疏散，在和降胃气方中常配荷叶升清气而降浊阴。

第四部分

临证经验

"脾主升清"临床意义与升发脾气治验

中医学认为"胃主纳而降浊，脾主运而升清"，脾升清与胃降浊是中焦气机的运动形式，同时在协调脏腑气机中发挥着主导作用，升脾降胃不只用于调治胃肠功能障碍性疾病，在脏腑功能失调性的难治疾病中也常出奇取胜。我在临床中以脾主升清理论为指导，治疗相关疾病如脑供血不足眩晕、神经性耳鸣、肌无力眼睑下垂、排便障碍等均取得显著疗效，以下举例以飨读者。

一、"脾主升清"的临床意义

脾主升清是指脾主升发清阳之气，与胃降浊阴共同构成脾胃气机的运动形式，并维护着脏腑气机的协调运动。脾主升清理论源于《内经》，如《素问·阴阳应象大论》曰"清阳出上窍，浊阴走下窍"，"清气在下，则生飧泄，浊气在上，则生膜胀，此阴阳反作，病之逆从也"，并提出"陷者举之"的升发脾气治法。李东垣发挥《内经》说，对劳倦内伤脾胃，清气下陷，谷气下流，"唯当以辛甘温之剂，补其中而升其阳"（《脾胃论·饮食劳倦所伤始为热中论》），创补中益气汤、升阳益胃汤、益气聪明汤等名方温补升发脾胃之气，清代张锡纯创升陷汤升举脾胃元气，治"大气下陷"。笔者研读医典后悟出，脾主升清有三层含义以体现其临床价值之所在。其一，胃纳脾运，脾升胃降是人体消化功能的表现形式，胃与脾的纳运消化功能是在脾气升发、胃气下降中实现的，正如张锡纯所言"脾主升清，所以运津液上达；胃主降浊，所以运糟粕下行"（《医学衷中参西录》）。脾升清与胃降浊的相反相成升降运动，完成了对饮食物的受纳消化、吸收输布与排泄全过程。如脾不升清，阳气虚陷，就会出现久泻脱肛、脏器下垂，脾不升与胃不降同时存在可出现脘胀腹满、泻泄等消化功能障碍性疾病。其二，脾气升与胃气降的升降运动不但在消化活动中发挥着主导作用，正所谓"脾胃为气机升降之枢纽"，而且同样对其他脏腑气机运行发挥着协调作用，"脾升肾肝亦升，故乙木不郁；胃降则心肺亦降，故金火不滞。火降则水不下寒，水升则火不上热……以中气之善运也"（《四圣心源》），维护着脏腑气机的协调有序运动。其三，"脾气散精"以升清为条件，水谷精微在脾气升清的作用下上输心肺、头目，荣养肌肉四肢。如虞抟所说"其清者倏焉而化为气，依脾气而上升于肺；其至清而至精者，由肺而灌溉乎四体，而为汗液津唾，助血脉，益气力，而为生生不息之运也"（《医学正传·医学或问》）。脾主升清，散精气上达头目，"清阳走上窍"，则头清目明耳聪；散精气灌溉四旁，则肌肉丰满、健壮有力，即"清阳实四肢"。故而对脾不升清的眩晕、耳鸣、肌无力，可从升发脾胃清阳之气治疗。

二、升发脾气治验案例

1. 脑供血不足眩晕案

刘某，女，50岁，陕西省榆林市榆阳区人。2018年6月10日以头目眩晕两年，加重1月就诊。两年来患者常觉头昏目眩，困倦乏力，嗜卧懒动，血压偏低，在当地医院多次就诊，诊断为动脉硬化、脑供血不足、颈椎病，用药治疗、颈部按摩效果不显。近1个月来眩晕加重，站立过猛眼前发黑，有欲倒地感，精神疲惫，不欲饮食，心慌气短，面色萎黄，脉虚缓，测血压102/76mmHg。从清阳不升辨证，治以升发清阳，养血化风。方药：黄芪30g，人参10g，白术10g，葛根15g，升麻6g，白芍15g，龟甲15g，川芎12g，天麻12g，白蒺藜12g，菊花10g，炙甘草5g。12剂。水煎，早晚服，服6剂停2天，继服6剂。

复诊：10月28日。患者头晕明显好转，眼前发黑消失，始有精神，但食欲差，汗多，少寐。舌淡苔白，脉虚缓。守法治疗，调整方药：上方去升麻、菊花，加砂仁5g，酸枣仁15g，五味子15g。12剂。水煎，前6剂早晚服，后6剂隔日服。半年后见患者女儿，言其母眩晕消失，精神也好，正常工作。

2. 神经性耳鸣案

黄某，女，42岁，西安市临潼区某小学教师。2019年9月12日以耳鸣1年就诊。1年前患者因工作压力大经常失眠，逐渐出现双侧耳鸣，鸣如蝉声，昼轻夜重，在西安多家医院治疗，诊断为神经性耳鸣，治疗效果不佳；也曾在某三甲医院用高压氧治疗稍有好转，1个月后耳鸣依旧，严重影响正常生活。患者精力疲惫，困倦嗜睡。舌淡苔白，脉沉细缓。患者此前接受中医治疗时医者多从肾虚火旺组方用药，我受《内经》"清阳走上窍"启发，认为此耳鸣为清阳不升，精不上承化风火，因而用东垣益气聪明汤化裁：黄芪30g，党参15g，升麻6g，葛根15g，蔓荆子12g，黄柏6g，知母10g，珍珠母30g（先煎），龟甲15g（先煎），蝉衣5g。12剂。水煎，早晚服，服6剂停2天继服6剂。

复诊：9月26日。患者耳鸣明显减轻，白天不鸣，夜深人静时轻微一过性耳鸣，不影响休息。舌淡苔白，脉弦。以上方继服6剂而愈。

3. 重症肌无力案

陈某，男，46岁，江苏来陕西咸阳装修工。2019年5月6日以眼睑下垂，咽食有滞留感两月就诊。两月前患者无明显原因逐渐出现眼睑下垂，左重右轻，咽食有滞留感，在西安市某三甲医院诊断为重症肌无力眼睑型，给予强地松等药物治疗，眼睑下垂、咽食困难无加重，也未见明显好转，左眼面部感觉差，有麻木感，疲劳易累，要求停用激素，改为中医治疗。初诊时见患者左眼眼睑下垂，眼呈半睁状，语声低微。舌淡苔白，脉沉细缓。从"清阳出上窍""脾主肌肉"出思路，重在升发脾气实阳明，和营通络治麻木，润降胃气促咽食。方药：黄芪40g，人参10g，葛根15g，川芎15g，白芷10g，白附子6g，全蝎5g，蜈蚣2条，沙参12g，枳壳12g，苏梗10g，威灵仙10g，炙甘草5g。6剂。水煎，早晚服。

二诊：5月13日。患者下垂的眼睑自觉有抬起感，咽食滞留感改善，精神疲惫好转，自诉强的松3天前已减至4片。舌淡苔白，脉沉细弱。守法调药：上方去沙参、枳壳，加僵蚕10g。12剂。水煎，早晚服6剂，停药2天，继服6

剂。嘱：强的松可递减至停服。

三诊：5月27日。患者左眼睑可上抬2/3，眼隙明显变大，咽食基本畅通。舌淡苔白，脉虚。守法调药：黄芪40g，人参10g，升麻6g，葛根15g，白芷10g，川芎12g，僵蚕10g，蜈蚣2条，全蝎5g，蝉衣4g，威灵仙12g，苏梗10g，炙甘草5g。12剂。用法同前。此后以二诊方为基本方化裁调治两次，半年后见患者睁眼如常人，病已愈。

4. 严重排便障碍案

王某，女，32岁，西安市某高校教师。2020年4月16日以排便困难4年，服我4月9日方排便改善不明显就诊。患者自幼年排便干，近4年来一直3、4日一解，排便难出，常蹲厕20分钟以上，多处诊治，曾诊断为出口型排便障碍、习惯性便秘等。曾服用芦荟胶囊、排毒养颜胶囊、麻仁丸等，药量大时可出现便稀，但排便困难未解除。翻阅我4月9日诊治案，从气滞肠燥便秘出方，用增液承气汤合自拟通腑导滞汤化裁：玄参20g，生地黄20g，麦冬15g，大黄10g（后下），当归15g，枳实30g，槟榔15g，炒莱菔子30g，瓜蒌仁15g，炙甘草5g。10剂。水煎，早晚服，服至大便通畅后改为每晚服1次。此次复诊患者诉：服上方药前2天大便稀，仍便少，排便困难未完全解除。追问其病史，有困倦乏力，排便无便意，腹胀有下坠感。此次复诊我从"欲降先升"理思路，从升发脾气、导滞通腑治。方药：黄芪20g，白术30g，升麻6g，葛根15g，肉苁蓉30g，桑椹子30g，当归15g，枳实40g，槟榔15g，炒莱菔子30g，沉香4g，炙甘草3g，10剂。用法同上。

三诊：5月5日。此次服药效果明显，患者有便意，排便通畅，日服药两次时大便每日一解，服1次时两日一解，腹胀、下坠感消失。以上方去葛根，加瓜蒌仁15g，调理月余，排便困难基本解除。

散凝通滞四法治疗顽固性胃脘痛

顽固性胃脘痛多见于慢性胃炎、消化性溃疡、胃癌等胃病活动期，其痛久而屡发，治疗颇为棘手。笔者曾在《陕西中医》1997 年第 7 期发文谈论过这个问题，随着治疗经验的积累又有了新的体会，仍认为病理机制是一个"凝"字，胃腑凝滞是引起疼痛的根本原因，病理状态因病情、病性而异化出寒凝气、痰凝阳、瘀凝营、燥凝津四种证候类型，散凝通滞是治疗中必须遵循的基本法则，但根据凝滞的病理属性不同，散凝有殊法，试总结如下。

一、治寒凝重在温散

胃脘痛遇冷则发，发则痛甚，止如常人，或平素隐痛，痛喜温按，多伴纳差、体倦，均为寒凝阳明胃气，太阴土气不运。偶冷急发者，寒凝胃痛甚，多为平素中阳不足，每因受寒、生气、劳累而诱发疼痛，治当温散寒凝，方用良附丸合百合汤散寒凝止痛。胀痛加甘松、香橼，冷痛加荜茇，痛甚呃逆加丁香。隐痛而屡发者，多为中阳受损与寒凝气机相兼，称为虚寒胃痛，治之当温补，用自拟健中温胃汤（黄芪、肉桂、白芍、饴糖、丹参、砂仁、檀香、炙甘草），温健中宫之气而止痛。中阳虚寒胃痛，常虚与寒动态变化于主次之中，温与补用药与剂量是要根据二者孰主孰次，权衡轻重而配伍用药。胀痛配甘松，苔腻配砂仁。寒凝胃痛有明显的受风受凉始发者，为中阳素虚，"风陷虚谷"，以上方药中加白芷、细辛；有明显的情志因素引起疼痛加重者，为木郁壅滞土气，上方配金铃子散；胁胀加广郁金、玫瑰花；腹胀、嗳气呃逆加苏梗、香橼皮降胃气。溃疡寒凝胃脘痛部分患者有反酸口苦，可加左金九、刺猬皮辛开苦降，开郁制酸。

二、治痰凝重在通阳

顽固性胃脘胀痛或隐痛久延不愈，痛发无明显诱因，胃纳极差，口淡无味，舌胖有齿痕，苔白滑或滑润，此为痰凝胃痛，即《临证指南医案》所谓"饮浊弥留脘底"。此证多为胃中浊阴痰湿凝滞，浊阴寒湿乃脾胃虚寒，阳不化液，液聚凝为痰湿，湿滞痰凝胃土，脾气不运，多见于肥厚性胃炎、慢性胃炎伴功能性消化不良者，病程长而迁延不愈，疾病虽有先损气、后损阳的一面，但痰凝邪固是疼痛的主要病理状态，不可见有纳呆不思食便以为积滞而浪进消食导滞，不可见有舌胖苔滑润而以为寒湿继进温化，此证非积非寒，而是痰湿浊阴凝滞胃腑，土气不运，消食无力。治痰凝不全在燥化，而要通阳，盖阳可布津，阳可化液，阳宣则土运，方用炙黄芪、肉桂、百合、乌药、九香虫、半夏为基本方，其中肉桂、百合、乌药、九香虫温通胃阳而止痛，炙黄芪、百合凝养胃气而止痛，痛甚配古方游仙散（草果、延胡索、五灵脂、没药）。

三、治瘀凝重在通络

顽固性胃脘痛，痛缘于胃腑凝滞，一般初凝在气，久凝入营，入营则营血凝滞胃络，络脉不通，疼痛部位固定，诱因不显，以刺痛或夜间痛甚为主，也有进食则痛甚，胃络凝滞，也有进而影响纳食而不思饮食者，眼圈青滞，舌暗或有瘀斑。所谓"调气不应则可用和营"，治瘀凝重在和营通络，开通胃络凝滞，使瘀祛营血流畅，方用丹参饮合失笑散加味方（丹参、檀香、砂仁、蒲黄、刺猬皮、徐长卿、白芍、炙甘草）。畏寒凉饮食或夜间痛甚，属胃络凝滞与寒凝胃气并兼，可配炙黄芪、肉桂、良附丸。萎缩性胃炎胃痛屡发，进食差，消瘦明显，去蒲黄、徐长卿，配黄芪健中汤甘补温运守中宫，鼓舞中州之气，激发生化之源，并有必要做相关检查，谨防癌变。也有伴口干不欲饮、纳食少、大便干，此为瘀凝胃络，营血不能濡胃络也，即《难经·二十二难》"血壅而不濡者"是也，当重用白芍配麦冬、石斛养胃阴。若属胃溃疡见有呕恶、泛酸，进食则痛甚，此乃凝瘀与痰浊相混，实质是炎症使溃疡面渗出物积存胃底，一遇冷热不调、辛辣触动便疼痛加剧，上方去蒲黄、徐长卿，加苏梗、草果仁和降胃气而制酸。

四、治燥凝重在释津

顽固性胃脘痛迁延日久，久病可致虚，疾病进入虚证阶段，不是脾虚中阳虚寒，便是胃虚胃阴干涸，或两者皆有之。盖胃阳明燥土与脾太阴湿土燥湿相济是维持脾胃化纳相助，输转水谷为精微的保证。胃痛病久，在阳旺之人先伤胃阴继伤脾气，脾不能为胃行津液，土燥不济，使胃腑阴津干涸，不荣则痛，涸涩则痛，表现为胃脘灼热隐痛，口干舌燥，食少泛恶，或嘈杂嗳气，大便干，舌红少苔。所谓释津，不同于纯进甘寒养阴，而在滋通并用，滋胃濡脾，滋中寓散通，使脾散津布液，阳明燥土凝津得释，津液来复，胃腑通降。方用自拟养阴益胃汤（太子参、麦冬、石斛），重用白芍（30g），配半夏、丹参、蒲黄、刺猬皮、川楝子、炙甘草为方。属消化性溃疡疼痛泛酸甚者，配左金丸辛开苦降，制酸止痛。

补虚行滞治疗慢性萎缩性胃炎经验

慢性萎缩性胃炎是胃黏膜上皮遭受各种致病因子的经常反复侵袭，固有腺体萎缩，黏膜变薄，失去分泌功能的持续性炎症性病变。本病迁延反复，部分患者有向癌症发展的趋向，故 WHO 将慢性萎缩性胃炎列为癌前状态。慢性萎缩性胃炎具有虚实关联、滞损交夹的证态特征。治疗中补虚行滞，标本兼治，游刃于补虚治损、行滞和胃的变化之中。

一、论病机虚实关联，辨标本分清虚实

慢性浅表性胃炎进入萎缩性胃炎阶段，尽管胃黏膜有固有腺体萎缩等细胞形态的异常变化，临床表现症状却与浅表性胃炎乃至消化性溃疡一样，缺乏特异性。但有以下病态特征：其一，具有积年累月的病史；其二，在疾病的演进中多数表现出正虚与邪实交错的证候状态，临床以标本辨虚实，则具有本虚标实、虚实相关联、滞损多交夹的证态特征，笔者称为"虚实关联证"。其本虚以脾胃气阴两虚为主，标实则有气滞、痰凝、湿阻、络瘀、食积等，且多呈兼夹之势。临床治疗要补虚行滞、标本相兼，治本理虚要区别气虚与阴虚。气虚病位偏于脾，脾气虚运化有所不及，谷不为精便为滞，气滞在胃关肝脾，见胃脘痞胀、嗳气；湿滞在中壅气机，见胃脘胀满不饥，口黏苔腻。阴虚病位偏在胃，胃阴虚津亏不濡胃络，络脉涸滞，见口干思饮、胃脘隐痛。阴虚多因湿热伤阴所致，临床阴亏与湿热多并见，见口干口苦、反酸、渴不欲饮、舌红少津。其次，疾病久延不愈，"初结在经，久病入络"，入络者瘀血凝滞胃络，瘀也可与痰凝滞于胃，见屡发胃痛、纳呆食少等。若湿热毒邪与瘀交阻于胃，可酿成肠上皮化生或异型增生（内瘤变），称为癌前病变。

二、论病态滞损交加，转滞为通贯始终

慢性萎缩性胃炎病程较长，若按虚实标本的临床思维辨析证候，普遍存在虚实相关联，虚中常兼滞，其胃腑壅滞，通降失常的病理状态。阳明胃腑，以通为用；太阴湿土，以运为健。邪壅胃腑，通降失常多是在脾胃虚损的基础上产生的，从而使疾病处于虚实相兼、滞损交加的证态。理虚损当言其补，但补以"通补为宜，守补为谬"，在疾病缓解期以虚为主者，补而治损当先辨明是阳气虚、胃气虚还是阴津亏，通而行滞当分辨气、湿、痰、瘀、食之不同。若每因受寒、饮冷等引起胃疼痛、喜温喜按，为中阳虚寒，用黄芪建中汤、良附丸

之属扶阳通滞；饮食不慎、劳倦内伤等致中气不能斡旋升运，气滞于中者，见不思饮食、胃脘饱胀、舌苔白腻，用香砂六君子汤补运燥湿；阴津虚多因湿热内蕴伤阴，或胃腑土燥津伤，致胃阴津亏，胃络涸滞，见胃脘隐痛、口干思饮、舌红少津，治当滋阴释津，滋通并用，笔者常用自拟养阴益胃汤（太子参、麦冬、石斛）与丹参饮、失笑散滋胃通滞，嗳气呃逆配半夏以润为通。大凡病在活动期诸邪兼夹，壅胃碍脾，常气滞与湿阻相兼、热郁与阴亏并见，气滞在经，经病入络，可见络脉瘀滞疼痛，纳呆苔厚，瘀与痰凝疼痛。由于疾病在缓解期与活动期表现不同，邪滞损正之象时隐时现，治疗在行滞气而降胃气，转滞为通，通补兼顾，以求疗效。总之，在虚实关联、滞损交加的证候状态中，要把握标本兼治、转滞为通的临床辨治思维，以恢复脾胃化纳相助、胃腑以通为顺的生理特性为目的，在病性、病势、正与虚、标与本的调治中形成个体化施治用药格局。

三、痞满饱胀行气机，久痛屡发化痰瘀

痞满是慢性萎缩性胃炎最常见的临床症状。脾胃居中州，脾升胃降是脾胃消化功能的形式之一，也是胃肠动力之所在，只要邪犯于胃都会导致脾胃气机中阻，以痞满为见症。有脾气虚者见饱胀，治疗取仲景半夏泻心汤之党参、半夏、干姜、黄芩、黄连辛开苦降，开结除痞，消除胀满。若阳明旺邪从热化，见嘈杂、烧心、口苦，乃湿热蕴胃，用左金丸（吴茱萸、黄连）配刺猬皮、栀子清化湿热；太阴虚邪从湿化的脘腹胀满、纳差、苔腻，乃湿浊困脾，用党参、白术、苍术、砂仁、陈皮健脾化湿。胃气上逆的嗳气、呃逆配佛手、旋覆花和降胃气，受寒呃逆用丁香、柿蒂。

慢性萎缩性胃炎久延不愈，疼痛屡发，要考虑痰瘀凝滞胃络。叶天士云："胃痛久而屡发，必有凝痰聚瘀。"（《临证指南医案》）久患胃病，气虚不运血，气血不利则为瘀；阳虚不化津，津液凝聚则为痰；痰弥留胃底或与瘀凝结，邪痼病深，久而屡发疼痛、胀满、不欲饮食，进食生冷或情志不遂则疼痛加剧。治疗在消痰化瘀。消痰在通阳，用炙黄芪、肉桂、乌药与半夏、制南星等相配；

化瘀在通络，用刺猬皮、丹参饮（丹参、檀香、砂仁）、没药、三七粉；拘挛性疼痛重用白芍（30g）、炙甘草缓急止痛。

案例

吴某，男，56岁，西安市临潼区人。2014年5月12日以胃脘胀满隐痛3年，痞满嗳气2月为主诉就诊。诉：3年前因饮食生冷后出现胃脘胀满隐痛。胃镜检查示：浅表性胃炎。间断治疗服药，症状时轻时重，近2个月来胃脘痞满，饱胀不思食。两周前胃镜检查示：慢性萎缩性胃炎伴糜烂。舌暗，苔白腻，脉沉细缓。辨证为胃气中阻，脾虚湿滞。方药：党参15g，白术15g，半夏10g，干姜12g，黄连6g，黄芩10g，刺猬皮15g，九香虫5g，砂仁5g（后下），陈皮12g，炙甘草4g。12剂，水煎，前6剂早晚服，后6剂隔日服。

复诊：5月26日。患者胃脘痞满消失，食欲增强，偶有胃脘不适，大便稀。上方去干姜、黄芩，加吴茱萸4g，补骨脂15g。12剂，服法同上。

6月10日胃镜检查示：慢性浅表性胃炎。

四、肠腺化生与增生，解毒破结防癌变

慢性萎缩性胃炎伴有肠腺化生或不典型增生者，在治疗慢性萎缩性胃炎的同时，如何制止胃黏膜肠化防癌变要放在首位。腺体萎缩、胃酸缺乏（尤其是A型胃炎），纳食不化，脘腹饱胀，在上述辨证论治的同时，依据中医学"酸甘化阴"理论，用酸味的乌梅、生山楂、白芍与黄芪、炙甘草相配酸甘化阴，激活腺体分泌胃酸，化生阴液修复胃黏膜。此外，中度以上的肠腺化生与不典型增生被称为癌前病变，有癌变的可能。当从气阴亏虚、毒瘀交阻治疗，标本兼顾，补气阴根据虚之所偏补之有别，破滞邪根据湿热毒邪、毒瘀之结用药消散结聚。消散痰毒瘀聚结，我常配半枝莲、枸橘、藤梨根、黄药子、守宫等清热解毒抗癌中草药，以防癌变。

案例

王某，男，52岁，河北沧州某局公务员。2013年12月16日初诊。以反复

发作性胃脘不适 6 年，近 3 月胃脘胀满疼痛为主诉就诊。诉：有胃病多年，经常出现胃脘胀满疼痛，当地及省会多家医院治疗效果不明显，症状时轻时重。3个月前复查胃镜示：慢性中度萎缩性胃炎伴胃黏膜糜烂。病理检查示：中度萎缩性胃炎，中度不典型增生。现胃脘疼痛，夜晚及空腹时尤甚，口干思饮，时有反酸、烧心、嗳气、食欲差，近半年来消瘦明显。舌淡红，苔薄黄少津，脉弦细数。辨证：气阴两虚，毒瘀交阻。方药：太子参 15g，麦冬 12g，石斛 15g，吴茱萸 4g，黄连 6g，刺猬皮 15g，栀子 10g，丹参 15g，檀香 6g（后下），砂仁 5g（后下），藤梨根 15g，蜈蚣 2 条，莪术 15g，炙甘草 5g。18 剂，水煎，前 6 剂早晚服，余 12 剂隔日服。

复诊：2014 年 1 月 20 日。患者胃脘疼痛、反酸、烧心、口干消失，食欲增强，偶有胃脘不适。以上方去石斛、栀子、吴茱萸、黄连，加枸橘 15g，守宫 5g，制成浓缩丸，4 个月量。嘱：4 个月后做胃镜及病理检查。

2014 年 6 月 10 日电话告知：胃镜检查示：慢性萎缩性胃炎（轻度）；病理检查示：萎缩性胃炎。

溃疡性结肠炎辨虚实调病势诊疗体会

溃疡性结肠炎是一种非特异性肠道病变，病损主要限于结肠黏膜下层，病变多累及乙状结肠和直肠，也可延伸到降结肠甚至整个结肠。临床以腹痛、黏液脓血便和里急后重为主要表现，呈反复发作的慢性病程。病情轻重不一，迁延难愈，中医辨治要慎守病机，游刃于虚实变化、寒热错杂、正邪盛衰之中，能取得可靠疗效。

一、辨病性区分虚实，实证清肠虚补脾

溃疡性结肠炎在机体正气不足的条件下湿邪滞肠，气血失和而发病。疾病有发作期与缓解期，发作期多为湿伤于下，始于大肠，病偏重在腑。人肠属阳明之腑，易热易实，湿夹热滞于肠中居多，湿热化腐成脓伤肠络，见黏液脓血便，治当清化湿热兼止血。热甚者重用马齿苋清肠热毒，血性便用白头翁解毒凉血，便稀泻痢用黄连、黄柏清热燥湿，泻甚用椿根皮清热涩肠，腹痛加白芍泻肝止痛，当归、木香调气血。在素体脾阳虚寒或疾病久延湿热伤中，病从寒化，可凝变为寒湿滞肠，见大便赤白黏液，或白冻，腹痛，治当温运脾阳化寒湿，我常用连理丸（理中丸加黄连）加炮姜；大便赤多白少、粪清稀，加灶心土或赤石脂温涩止血止泻。

疾病进入缓解期久延不愈，正损邪恋，每因劳累、饮食不慎脓血便出现，此乃正虚本亏突出，病偏重在脏，治疗由清肠治标转补虚培本，由于腑病及脏，病先损在脾，用连理丸配炮姜、肉豆蔻、木香温健脾气化湿邪；若大便"白脓点滴而下，或于粪尾见之，为之温脾不愈，法当温肾"（《仁斋直指方论》），配附子、肉桂温肾阳"釜底加薪"；腹痛加当归与肉桂温暖气血。

二、寒热错杂病缠绵，温清并用相兼施

溃疡性结肠炎的病程中，正虚与邪滞相关联，彼此起伏、动态变化而形成不同病期的病理状态：活动期湿热蕴结大肠，脓血便显见，以泄邪为主；缓解期正虚邪恋大肠，脓血便时有时无，以补虚为要。此乃辨治之大要。但当黏液便基本消除，疾病缓解期后仍有不少患者腹痛时有出现，黏液便反复可见，大便稀，困倦乏力，病情缠绵不愈。此乃脾虚寒与肠湿热共同存在于一个证候的统一体中，形成寒热错杂、虚实并见的病理状态。治疗要寒热并用，温脏清肠，补泻兼施。我的常用方：取乌梅丸制方意，以人参、炮姜、肉桂、黄连、椿根皮、木香、乌梅、石榴皮为基本方，腹痛配白芍、青皮泻肝行气，便带赤色配白及、地锦草收涩止血。

三、便滞且泻用通涩，纵擒摄宣调病势

溃疡性结肠炎湿滞于肠，反映病势的排便状态呈现个体化，有大便腹泻不止，有大便不畅或里急后重，也有便稀与便滞同时存在。当邪滞于肠，腑气难降者，见腹痛排便不畅，用自拟导滞通腑汤（枳实、槟榔、莱菔子）调病势，纵通腑气。若湿热壅郁滞腑气，见里急后重，或临厕虚坐，或努挣仅出少量黏液便者，以导滞通腑汤加大黄、黄连、白芍，量用大（如枳实30g，大黄15g），重剂通腑泻湿热，所谓"痢无止法"；若大便仅有少量粪水流出且腹胀不减，证似"热结旁流"，可仍用上法药导滞泻邪，所谓"通因通用也"，但便通即停。若平素脾虚患本病，或迁延日久损脾肾，见发作期腹泻、便带黏液脓血不止，或缓解期黏液血便时有时无，日泻5～6次，此调病势当涩肠止泻、擒摄肠津，用四神丸（肉豆蔻、补骨脂、五味子、吴茱萸）、理中丸（人参、干姜、甘草、白术）、香连丸（木香、黄连）加椿根皮、乌梅；若水样便日泻无度，或见完谷不化，用四神丸合附子理中丸加赤石脂、椿根皮、石榴皮温补肾阳，固肠止泻；也有不少患者便滞与便稀同时存在，用四神丸合导滞通腑汤纵擒摄宣调病势。

四、腹痛泻肝调气血，便血补脾统摄血

腹痛是溃疡性结肠炎常伴随黏液便的症状，疼痛多局限于下腹部或左下腹，痛时有便意，排便后缓解，多呈间歇性隐痛或胀痛，也有纯痛者。其痛缘于气血失和，与肝有关，或肝疏泄太过，横逆犯中，或肝络失和。治用芍药甘草汤重用白芍（30g）泻肝缓急止痛，配当归、木香调气血，痛甚配乌药、青皮，寒痛配乌药、小茴香，痛处固定配三棱、莪术、桃仁破泄气血。

黏液脓血便是溃疡性结肠炎典型的临床症状，也有血性便带少量黏液者，消除便中带血是治疗的棘手问题，便血消除也是疗效的重要标志。疾病在活动期，黏液便为湿壅滞肠道损伤肠络，当清泄湿热止血，用带有收涩作用的止血药，如椿根皮、侧柏叶、地榆、地锦草、槐米之属；热毒盛的血性便用白头翁、炒黄芩、生地炭、秦皮清热凉血止血，腹部不适配枳壳、木香疏利气机。疾病

进入缓解期，见少量黏液便，便中带血时有时无，或大便隐血常长期存在，血色暗淡，困倦乏力，不思饮食，面色㿠白，此时便血当从脾统血治，用黄芪、人参、白术、炮姜、生地炭、灶心土、当归、仙鹤草补脾统血，修复络脉使血归经；出血量多者配合灌肠，用自拟止血灌肠方：赤石脂 30g，椿根皮 20g，地锦草 30g，白及 10g，侧柏叶 30g，石榴皮 20g，煎 150mL 保留灌肠，1 周为 1 个疗程，笔者临床屡用，单就止便血来讲作用良好。便有下垂感者配炒升麻、葛根升举脾气，有贫血者配白芍、阿胶、鹿角胶之属补血止血。

肠易激综合征临床表现的多态性与辨治经验

肠易激综合征是以胃肠道生理功能紊乱为突出表现的功能性疾病，临床症状因人而异，表现为以腹痛、腹胀、肠鸣、腹泻或滞泻交夹为特征的多态性，常伴情绪波动而发病，中医治疗本病有明显的疗效优势，现梳理治疗本病的辨治思路如下。

一、情绪波动而激发，抑木扶土调肝脾

情绪的变化是导致肠道功能紊乱，形成肠易激综合征的内动因素。本病常因焦虑、愤怒、抑郁、精神紧张和恐惧等情志变化而激发。中医学认为肝乘脾，脾土受伐是本病的基本病机。"泻责之脾，痛责之肝"，病发于肝旺脾虚，治宜抑肝扶土，调理肝脾。抑肝有柔泻与疏泻之异：腹痛较甚者，用白芍柔和肝体，缓肝之急，斯为泻肝，即取《内经》"肝苦急，急食酸以缓之"之意；胁腹胀明显者，用麦芽疏肝和胃；胁肋胀满者，用柴胡疏达肝气。健脾当用党参、白术

甘温益气，扶土运脾，调补中虚。

二、便意未尽兼坠胀，健脾运中升清阳

肠易激综合征以结肠运动障碍为主者，大便次数增多，便后仍感便意未尽，伴腹坠胀、肠鸣。此为湿浊留滞大肠，脾胃清阳不升所致，即《内经》所云"清气在下，则生飧泄；浊气在上，则生膜胀"之故，一般用党参、白术、陈皮、砂仁健脾运中，梳理气机。若健脾运中无功，宜配合升阳荡风，升阳宜用葛根升发脾胃清阳之气而止泻；所谓荡风者，用升浮之药如防风、升麻、白芷之属，鼓荡脾胃气机升浮，展气流湿之谓也。医者常以风药散外湿者恒多，治内湿者鲜少，殊不知风药荡风化肠湿确有卓效，"如地上淖泽，风之即干"（《医案必读·泄泻》）。从病因方面认识，风与泄泻的发生关系密切。肠胃虚而泻，"空谷"易生风；受外风而泻，风易陷"虚谷"。本病用风药防风、炒升麻之属鼓风荡湿，用于本病泻后便意未尽，下腹有坠胀感者，疗效满意。

三、便秘腹泻相交替，补脾擒津纵通腑

肠易激综合征表现为便秘与腹泻不规则间歇交替出现，此多为结肠运动障碍与分泌功能障碍的混合型，伴有上腹不适、饱满、恶心等。此为脾虚湿盛与腑气郁滞相兼，脾虚湿胜则泻，脾呆气滞则胀，腑气郁滞则便秘。治宜补脾助运，固摄肠津，同时纵通腑气。补脾用四君子汤配陈皮、木香甘补燥湿运脾，崇土以助中运；补脾气配陈皮、木香斡旋中州气机，并配补骨脂、肉豆蔻、乌梅温涩止泻，固摄肠津。便秘或排便不畅用枳实、槟榔、炒莱菔子纵通腑气。如此补脾擒津止泻与纵通腑气行滞并用，纵擒通摄调理肠胃。

四、水样腹泻伴肠鸣，分利兜涩温肾阳

肠易激综合征中以小肠功能障碍显著者，主要表现有水样腹泻、脐周不适、阵发性腹痛、肠鸣音亢进。此为肠内水湿内盛，内迫下注所致。治当分利水湿与收涩固肠相兼顾。分利水湿用胃苓汤疏利三焦水道，开通"支河"以流湿，

疏导沃土濡肠之水湿改道小肠，即"利小肠而实大肠也"。与此同时，须将收涩固肠寓于分利水湿之内，收涩用乌梅、石榴皮、芡实擒津固肠，抑制肠蠕动，延长水谷在肠道的停留时间，调固胃关。固肠必当温肾，所谓"釜内之热在灶薪，脾阳之根在命门"，水泻缓解之后当转分利为固涩，温补肾阳，用附子理中丸加肉豆蔻、补骨脂温补脾肾，"釜底加薪"，使脾胃阳气振奋，水谷以正化。

顽固性高血压证态特征与辨治用药体会

顽固性高血压病是指患者在接受了至少3种降压药物后，血压仍高于目标值（成人收缩压＜140mmHg和/或舒张压＜90mmHg），或者需要至少4种药物才可以控制其血压者，称顽固性高血压[①]。2008年美国心脏协会首次公布的顽固性高血压诊疗建议中显示，高血压患者中有20%～30%为顽固性高血压。由于顽固性高血压与糖尿病、阻塞性睡眠呼吸暂停综合征及慢性肾炎有关，所以相对于高血压病，顽固性高血压常导致左心室舒张功能降低，更具有心血管病发病高风险。

顽固性高血压属高血压病中的一种类型，其发病也不越脏腑受损，阴阳气血失调，然顽固性高血压病理特征与高血压病还是有区别的，故用治高血压病的化风阳、潜风阳很难捷效。以下笔者就此谈几点诊疗体会。

---

① 霍勇.国际高血压防治指南及解读[M].北京：人民卫生出版社，2012：196-197.

一、顽固性高血压的证态特征

高血压病是脏腑受损、阴阳气血失调所致，病涉脏以肝为病变重点，肝阳化风，风阳卷痰而发病。肝阳化风者多以肝肾阴虚为前提，风阳卷痰者多以肝脾亏虚为发病基础。若以标本辨虚实，肝肾阴亏或肝脾虚弱为其本，风火、风痰上旋为其标。而顽固性高血压可由Ⅰ、Ⅱ期高血压病久延不愈发展而来，也有"家族性高血压"，肝肾亏损，阴损及阳，继而阴阳两虚，风阳久久上旋，凝津为痰，滞血为瘀，从而使痰与瘀互结，凝滞络脉，血管外周阻力加大，故而本虚多在阴阳两虚，标实在痰瘀滞络，即使联用西药降压，血压值仍居高难下。所以，治疗顽固性高血压治本在平补肝肾化风阳，尤其注重化痰消瘀，化痰消瘀能消脂浊、通血脉、改善微循环障碍及血流高凝状态，使血管外周阻力降低而达到降压效果，从而减少了高血压对终端器官的损害。

二、高血压病辨治用药经验

本着执简驭繁以虚实为辨证纲领，高血压病可概括为两种主要证候类型：其一是肝阳偏旺，风火上旋，属实证；其二是肾阴亏损，阴不恋阳，风阳上扰，是本虚标实证。二者治之要有别。

1. 肝阳亢盛者，平肝化风火

高血压病脏腑受损，阴阳气失调，在疾病早期若七情过极，五脏火气激发肝阳使风木化火，风火上旋，见血压升高、头目昏胀、眩晕耳鸣、颜面潮红、急躁易怒，或失眠多梦。此风火上旋证治宜平肝潜阳化风火。

肝阳偏亢，风火上旋证多见于高血压病Ⅰ期，也可见于高血压病Ⅱ、Ⅲ期。每因烦劳过度诱发血压急骤升高，临床具有肝经风火特征。我常用基本方药：龟甲、天麻、夏枯草、茺蔚子、生龙牡、白蒺藜、决明子、菊花、川牛膝。该方性偏凉，入肝熄风火。此风火上旋血压升高，不可以用滋阴潜阳以图血压下降，唯辛凉可平肝息风，疏散风火上旋之焰，正如叶天士所云"但身中阳化内风，非发散可解，非沉寒可清"《临证指南医案·肝风》，若治疗中重用阴柔寒降或重坠潜阳以图治本，便遏阳壅滞风火，血压难以下降。

2. 肾阴亏损者，滋补潜风阳

高血压病延缓日久，肝肾必然亏损，肾水不能涵养肝木，阴精不能恋潜肝阳，厥阴化风，风阳内动，旋扰清空，使血压升高、目胀耳鸣、心悸失眠、腰膝酸软，或昏晕欲仆，或肢体麻木。此肝肾阴虚为本，肝阳亢盛为标，宜滋补肝肾潜肝阳。我常用基本方药：龟甲、白芍、山萸肉、女贞子、白蒺藜、茺蔚子、川牛膝、菊花、炒莱菔子。

阴虚阳亢是高血压病中最常见的病理状态，肾阴虚与肝阳亢标本因果相关联，彼此起伏动态变化于病程中；烦劳过度，或精神过度紧张时，肝阳萌动化风，风阳重于阴虚。治疗重在平肝潜阳，当病势缓解期，阴亏常在渐损中，治疗当偏重养阴，总以调整阴虚与阳亢，回归平衡为目的，遵照叶天士所言"自觉上实下虚。法当介以潜之，酸以收之，味厚以填之"（《临证指南医案·肝风》）组织方药，介类平肝潜阳药龟甲、龙骨、牡蛎作用甚好，潜降肝脏亢盛之阳。厚味以填之，用如白芍、山萸肉、女贞子之属阴柔沉静之品培植精血，滋生肾水。此外，菊花、夏枯草、白蒺藜与川牛膝能疏散上旋风阳，降泄上壅血热，对降低血压、巩固疗效有显著作用。

三、顽固性高血压辨治用药体会

顽固性高血压有本虚标实的病理特征，但虚与实的病理状态不同于高血压病，其本虚的肝肾俱亏者居多，标实以风痰瘀并见，治之有异。

1. 本亏肝肾损，补虚守平补

高血压肝阳化风以肝肾阴亏为发病基础，其肝阳化风，风阳也可卷痰带瘀，形成风、火、痰、瘀标实之变，然四者病理状态在高血压病中以风火为主。而顽固性高血压多数为高血压病发展而来，也有发病即为顽固性高血压，肝肾阴亏日久，阴损及阳，阴虚转为阴阳两虚，肝肾并损，见腰膝酸软、头目眩晕、畏寒肢麻、心悸气短，故而治顽固性高血压培本补虚不同于高血压病者，在平补肝肾以固根本。我常用桑寄生、怀牛膝、杜仲、续断、肉苁蓉之属平补肝肾。

如见眩晕、困倦乏力、纳少多寐，或体胖少动，苔腻者，多与脾虚生痰，痰动生风有关，配人参、半夏、白术、天麻之属。

2. 邪实在痰瘀，治风消凝瘀

如前所述，顽固性高血压本亏于阴阳两虚，肝肾亏损，标实虽有风、痰、瘀之变，但重在痰与瘀互结。痰与瘀以阴阳两亏为发病条件，其阴精亏阴不恋阳，肝阳化风火，肾阳虚蒸化无权，津液凝成痰，加之脾虚生痰，风与痰互结，痰与瘀相凝，致风痰阻遏清阳，痰瘀走窜经络，使外周阻力加大，血压值居高难降。我常在化风阳药中配半夏、海藻、地龙、牛膝、川芎、水蛭化痰消瘀，标本兼治。我常用基本方药：桑寄生 15g，杜仲 15g，怀牛膝 12g，夏枯草 12g，茺蔚子 15g，白蒺藜 15g，川芎 12g，地龙 10g，菊花 10g，泽泻 15g。

有必要一提的是，不少顽固性高血压患者有终端器官损害，合并有心脑血管疾病，若有冠心病心前区疼痛者，配丹参、三七、降香；肢麻，配鸡血藤、当归、蜈蚣；腔隙性脑梗死，配水蛭、三七；脑萎缩反应迟钝，化痰开窍纯脑髓，配人参、菖蒲、远志、辛夷。

眩晕综合征虚实辨治中的三风论治

眩晕综合征是诸多疾病导致的以眩晕为主要症状的一类疾病。眩是指视物昏花或眼前发黑，晕是指自感身体或外界景物旋转摆动，二者常同时发生，称为眩晕。眩晕虽有风、火、痰、瘀、虚之论，但笔者在多年的临床中尊崇"无风不作眩"之说，从风痰、风火、风阳三法论治，执简驭繁，提纲挈领，疗效显著。

一、眩晕渊流简述

眩晕在《内经》中以"眩冒""眩"论称，认为眩晕的发生与肝有关，提出"上虚则眩""髓海不足"等发病学说。隋唐医家提出因虚受风论，认为"风头眩者，由血气虚，风邪入脑，而引目系故也"（《诸病源候论·风病诸候》）;《备急千金要方》与《外台秘要》收载数十首治眩晕方，多以疏散风邪为长见。宋金元医家的学术争鸣，促成了眩晕法门的创立。如刘河间提出风火学说，认为风火二阳"两动相搏，则为之旋转，故火本动也，焰得风则自然旋转"（《素问玄机原病式·五运主病》）。张子和倡导痰实致眩论，擅长用吐法取效。李东垣承师洁古老人"厥阳、太阴合病，名曰风痰"之说，从脾胃气虚、痰浊上逆论，将《局方》玉壶丸（由生南星、生半夏、天麻、头白面为丸）演化成半夏白术天麻汤，此方后来经清·程钟龄锤炼，成现今治风痰眩晕悉宗之方。朱丹溪根据风为木性，克土聚痰的五行学说，提出"无痰不作眩"的论断，主张"治痰为主，挟补虚药及降火药"（《丹溪心法·眩运》）。此后虞抟提出"肥白而作眩者，治宜清痰降火为先"，"人黑瘦而作眩者，治宜滋阴降火为要"（《医学正传·眩运》）。至此，对眩晕的治疗基本形成风、痰、火学说。明清医家治眩在继承风、痰、火的基础上重点转向理虚。如张景岳强调"无虚不作眩"，认为"头眩虽属上虚，然不能无涉于下"（《景岳全书·杂证谟》）。叶天士提出"下虚者，必从肝治，补肾滋肝，育阴潜阳，镇摄之治是也"（《临证指南医案·眩晕门》）。综观医家治眩晕立论颇丰，本人简约为风痰、风火、风阳之治，并结合病因治疗，提纲挈领。

二、健脾运中化风痰

风痰眩晕以眩晕、困倦、胸闷或有痰、苔白腻为主要表现，此症临床居多。痰生于脾，风动于肝。盖因脾土健运赖肝木疏达，若肝郁木不疏土，或土壅木难疏达，皆可致痰生风起，风卷痰旋动，眩晕乃发。治之当健脾运中化风痰，用半夏、白术、陈皮等燥湿化痰，健脾运中，使中焦开豁，清阳升发，所谓上眩治中，犹兵法云"击其中坚则首尾自溃"。配天麻息风止眩。如半夏白术天麻汤，我常在本方基础上配钩藤、白蒺藜平肝化风，苔白腻配泽泻20～30g降浊阴。血虚配当归、川芎、白芍，困倦乏力配黄芪、党参。

三、平潜肝阳息风火

风火眩晕以眩晕耳鸣、头痛目胀、烦劳、焦虑易发。"人之五脏，唯肝易动而难静"（《知医必读·论肝气》），盖肝为风火之脏，木得风而易动，木旺最易化火。若七情过极，五志化火，致肝阳上亢，化为风火，风火旋动于上便发眩晕，治之当平潜肝阳化风火，用天麻钩藤饮化裁（龟甲、天麻、钩藤、白蒺藜、夏枯草、茺蔚子、菊花、牛膝、益母草）为基本方平肝息风止眩，然平肝旺必须滋阴潜阳，龟甲不可少，头眩易怒配生龙骨、生牡蛎、白芍，心烦配栀子，失眠配酸枣仁、夜交藤。

四、滋补肝肾化风阳

虚风眩晕以眩晕脑鸣、精神萎靡、健忘多梦、反应迟钝为主要表现。肾藏精，精生髓，肾精不足，髓海空虚则眩晕。肝肾同源于肾藏阴精，肝木赖下焦阴精滋养，肝肾亏损，虚风上扰清空则眩晕，治疗当滋补肝肾潜虚风，即张景岳所云"伐下者必枯其上，滋苗者必灌其根"（《景岳全书·杂证谟》）。我常用龟甲、女贞子、旱莲草、枸杞、五味子、磁石、桑麻丸（黑芝麻、桑叶）、白芍、白蒺藜，有腔隙性脑梗死配水蛭、葛根，记忆力减退配人参、菖蒲、远志。

五、审因论治当相参

多种疾病都可导致眩晕综合征的发生。上述只是大体的证治归纳而已，临床中往往诸症相互兼见，虚实多夹杂，治疗用药不可守一法药而走死着，需结合病因治疗可收全功。如有脑供血不足，或血压低者，可配黄芪、人参、白术、葛根升发清阳；也有站立头昏明显，天旋地转，平卧减轻，此为气血亏损，清阳不升，上述升发清阳药配川芎、当归补气血。气血亏损与风痰相兼者，合半夏白术天麻汤。有颈椎病颈源性眩晕，配葛根20g以上，并用姜黄、羌活、蜈蚣疏通太阳经络；腔隙性脑梗死配水蛭、葛根；高血压眩晕以肝经风火居多，可用平潜肝阳化风火方药。

六、验案示例

刘某，女，62岁，陕西省武功县游风镇人。2020年4月15日以头晕目眩1年，加重1月就诊。1年来时常眩晕，当地医院曾诊断为脑供血不足、颈椎病，服西比灵、天麻丸缓解不明显，血压正常。两周前晨起后突发头晕目眩不能站立，站起时天旋地转，恶心欲呕，急去杨凌开发区医院，诊断为眩晕综合征，留诊治疗两天眩晕有所缓解遂回家。近1周仍眩晕，起立过快头昏加重，欲呕不吐，困倦乏力。舌淡苔白，脉弦。辨证：清阳不升，风痰内动。治法：升发清阳，化痰息风。方药：黄芪30g，葛根15g，龟甲15g（先煎），姜半夏10g，白术15g，天麻12g，钩藤15g，白蒺藜15g，泽泻20g，菊花10g。12剂，水煎，早晚服，服6天停2天，继服6剂。5月5日其女前来治胃病，告知其母亲服完上药后眩晕再未发生。

神经性头痛的病态特征与辨治经验

神经性头痛是发作性神经－血管功能障碍性疾病，主要表现为持续性头钝痛、闷痛，或头痛有"紧箍感"，通常持续数小时至一天，甚至可持续数天。西医学认为，神经性头痛是因神经紧张所引发，由于病情复杂，轻重不一，反复发作，治愈颇难，我常从补肝虚、化风痰、通络脉治疗，效果良好，在此谈几点辨治体会。

一、肝虚为本经络滞，治络着眼风痰瘀

神经性头痛其发生与肝脾肾失调、经络瘀滞有关。在诸脏失调中，肝虚为发病之本。肝主筋膜，若肝虚在血，血不濡络，血缓留滞络脉可发生本病；血虚生风，风痰窜于经络也可发生本病；若肝虚在气，厥阴气寒，浊阴上犯颠顶，也能发生本病。本病多发于妇女，妇女"以肝为本"，在临床中肝血虚多而肝气寒少。风痰瘀滞络，导致络脉失和是神经性头痛的终端病机，而风痰瘀的产生则是在肝血虚、脏腑失衡的基础上形成的。故而认为肝虚是本病发病的病理基础，为疾病之本。本病初发邪偏于经，病久邪偏于络。外感引起发病偏在经，内伤之发病重在络。风、痰、瘀三邪之中，痰瘀是恒存于整个病程中的滞络之邪，风则是存在于疾病过程中的动变之邪，痰瘀可随风而生，且随风而加重。因此，我认为治疗偏头痛治本当着重调补脏腑，尤其要补肝之虚，治标应立足风痰瘀的祛除，疏通经络。

二、治风当分内与外，内化风火外散寒

在神经性头痛中，风是主要的致病因素，也是反复发作的诱发因素之一。风为天之气，易摧高位，伤首凝经窜络可引发头痛；风气通于肝，风阳内动，上犯颠顶而引起头痛亦与风有关；风性数变，来去迅速，聚散无常，可导致本病出现反复发作的发病特点。因此，治疗偏头痛不离祛风。

风有内外之别。外风致病，病发三阳之经；内风之为病，风窜厥阴、少阳之络。二者治法截然不同。外风多与寒相兼，犯上侵袭阳经，使经气发生凝滞，治宜用细辛、白芷、蔓荆子、藁本之类疏散经脉寒凝。内风多为肝脏阴阳失调，风阳变动上旋犯脑络所致，风多与火相煽，治疗当用天麻、白蒺藜、钩藤之属清化肝经风火；风与痰相混，阻遏清阳络道者不少，配制南星、僵蚕、蜈蚣祛风痰。此外，虽言外风治经，内风治络，但临床中内外风相兼为病者不鲜见，需内外兼顾，经与络同治。

三、化痰瘀通络为要，引经药增强疗效

神经性头痛屡发不愈者，邪主在络脉，滞络之邪多痰瘀并存，痰瘀的产生与肝虚脾弱、津滞血缓有关，也与风邪窜络、滞津凝血有关。痰瘀产生之后，瘀可滞津生痰，痰可滞血凝瘀，二者互为因果，致使疾病久治不愈。西医学研究表明，神经性头痛大多数患者血小板聚集性高，血管舒张功能紊乱，可证明络脉凝瘀是有病理基础的。治络脉之滞以通为贵，络脉之虚以润为补，然络脉之痰瘀根深蒂固，并非一般化痰散瘀能见效。用药如僵蚕、南星祛风痰，配虫类药全蝎、蜈蚣搜剔通络。

本病虽邪滞主要在络，但经也有不尽之邪，尤其疾病初发时以经滞为主。治经络病一般气药走经，血药走络。本病经病以风寒居多，头为三阳经脉之汇，寒易伤阳经，伤阳经头痛有部位之别，用药循经有选择，一般前额痛邪在阳明之经，用白芷、蔓荆子；头后痛邪在太阳之经，用羌活、葛根；双侧痛邪在少阳及肝经，前人认为，左用珍珠母、牡丹皮，右用白蒺藜、酸枣仁可试用；颠顶痛邪在厥阴或少阴，藁本、细辛作用好。我常以蔓荆子、细辛、全蝎通用散邪治头痛，行经期神经性头痛配入四物汤。

四、除诱因平肝定志，固疗效滋培下元

偏头痛的临床特点是间歇性反复发作，其发作多因不良精神刺激与操劳思虑过度而诱发，因此消除诱发因素，减轻外因对脏腑经络功能的扰乱在制止发作中有重要作用。一般因精神因素诱发者，要疏肝平肝化风阳，用柴胡、白芍、白蒺藜、茺蔚子、生龙骨之属；因操劳思虑过度而诱发者，要养血益心定神志，用酸枣仁、柏子仁、远志、合欢皮之属；心烦惊悸也可用珍珠母、琥珀。

本病发生的脏腑病理基础为肝脾肾虚弱，尤以肝虚为关键，后期肝虚及肾，可致肝肾两虚，故言其治本当补肝肾，尤以补肾为要，尤其在疼痛的缓解期要抓紧治本，以巩固疗效。补虚培本，滋培下元，用熟地黄、龟甲、白芍、枸杞、女贞子之属。还需注意的是，滋补下元要适当配温髓温经通络之药，如鹿角胶

配白芥子,此与眩晕滋补本元、平肝凉肝治髓不同,眩晕风阳上扰脑髓多热,头痛风寒入脑络脑髓多寒,故用鹿茸片、白芥子、巴戟天之属。

五、验案示例

黄某,女,42岁,陕西榆林靖边公务员。2016年10月6日以反复发作性头痛4年为主诉就诊。患者4年来常因工作压力大,失眠或月经来潮时出现发作性头痛,头痛有"紧箍"感,严重时有跳痛感,在榆林、西安等多家医院治疗,诊断为神经性头痛,治疗效果不佳,影响正常工作与生活,常服止痛片止痛。近1月失眠明显,头痛发作频繁,症状时轻时重,并伴恶心眩晕,自诉平素失眠健忘,多梦,时有焦虑感。舌暗,苔白腻,脉弦滑。诊断为神经性头痛,证属风痰阻络,脉络失和。方药:川芎15g,当归10g,白芷10g,丹参15g,僵蚕10g,胆南星10g,蔓荆子15g,细辛5g,蜈蚣2条,炒蜂房6g,酸枣仁15g,白蒺藜15g,天麻12g。12剂,水煎,早晚服6剂,停2天,继服6剂。

复诊:2016年10月20日。患者服药后头痛明显减轻,本周发作轻微头痛1次,未用药即消失,食欲稍差,入睡困难,多梦,头晕乏力,面色少华。舌红苔白,脉沉细。证转风痰未尽,气血亏虚。效不更法,变换用药,上方加半夏10g,人参10g,白蔻仁5g(后下)。12剂,用法同上。

1个月后患者电话告知:头痛未再发作。

润降胃气开结滞治贲门失弛缓症

贲门失弛缓症是食管运动功能障碍性疾病,是由于食管下段神经肌肉功能不良引起，以食管缺乏蠕动和下食管括约肌（LES）松弛不良为主要特征。病因不十分明确。临床表现为吞咽困难、食物反流、呕吐、消瘦、胸痛等。本病并非常见病，但因咽食障碍给患者带来很大痛苦。目前西医治疗无特效措施，都是针对LES，解除部位狭窄，以缓解症状为目的，所采用的食管扩张术、食管贲门黏膜外肌层纵行切开术（Heller手术）等手术治疗作用都是有限的，中医的辨证论治对缓解症状还是有疗效的。笔者在此谈几点诊治体会。

一、病因多积劳抑郁，痰气结纳谷受阻

根据贲门失弛缓症的临床特征，本病当属于中医学"噎膈""反胃"的范畴，咽食困难属"噎膈"，食后反流属"反胃"。其病因以积劳抑郁，情志不遂者居多。《素问·通评虚实论》曰："膈塞闭绝，上下不通，则暴忧之病也。"余也曾遇一男性患者，因生意纠纷生大气，一夜之间，晨起饮食难下，发为本病。张景岳也云："噎膈一证，必以忧愁思虑、积劳积郁，或酒色过度损伤而成。"（《景岳全书·杂证谟·噎膈》）无论有无酒食所伤，"积劳积郁"是慢性起病之所在。论发病机制，也无不与气郁有关，郁怒伤肝滞肝气，思则气结滞脾气，气不顺则津凝为痰，脾不运则湿聚生痰，藉此肝脾之结，痰气交阻于胃口，纳食受阻，咽食难下，或食物反流。需要一提的是，此噎膈与食管癌噎膈的病理性质不同，此咽食困难因痰气结滞所致，彼咽食困难为有形癌瘤结阻食管。

二、病分三期虚为本，气痰瘀结滞为标

依据贲门失弛缓症发病过程中出现的阶段性症状特征，本病可分为三期：初期吞咽困难，食物反流，胸骨后不适为症状特征；中期因食管扩张，咽食困难反而会减轻，但反流可加重，且症状多由初起间歇性发作逐渐变为频繁发作；后期食管极度扩张，食物潴留症状加重，反流量大，胸部满闷，体重减轻，营养不良。病理状态虽表现为邪结胃之上口，使纳谷受阻，但正气虚存在于病程始终。用中医标本辨证思维，正虚为本，正虚以气阴两虚为主；邪结为标，邪以气滞、痰结、瘀血为主。正虚与邪实互为因果相关联，彼此起伏、动态变化

于病程中，表现出不同阶段的病理状态特征。

三、慎守病机调虚实，润降胃气开结滞

根据贲门失弛缓症病理状态演变表现出的症状特征，本病可划分为三个病理阶段，不同病理阶段的表现有不同，施治有区别，但本病总有一个核心病理主线贯穿于病程中，就是肝脾气结，痰气交滞，纳谷受阻。其正气之虚，或因胃阴亏乏，食管涩滞，或因脾气亏虚，纳运无力，或气虚阴亏两者兼之。胃腑的特性以润为降，欲使纳谷下咽，"润则食下"，故而我治本病在相当长的一个病期内恒守润降胃气、开化痰结之法。胸骨后不适，食难下咽，见口干、舌红者，用太子参、麦冬、石斛、沙参润胃下食，半夏、浙贝母、苏梗、旋覆花化痰降气，枳壳、威灵仙宣郁开结；胸骨后疼痛兼化瘀，用桃仁、红花、急性子之属；有明显的情志郁结致病，配合欢皮、玫瑰花、佛手疏肝解郁理气。病至中后期患者咽食无力，或咽食时胸骨后有食物滞留感，用人参、白术补脾运，麦冬、石斛以润为降；咽食无力配黄芪、升麻、葛根欲降先升。病前期养阴润降重于益气，后期增强食管运动功能，补脾气重于养胃阴。

四、验案示例

1. 润胃开痰降气案

苑某，男，37岁，山东潍坊昌邑市人。2018年9月3日以咽食困难就诊。患者8月前因"生气"后出现咽食有滞留感，下食缓慢，吃饭需站立用水冲方可下咽，在当地某三甲医院诊治，经食管钡餐造影、食管排空检查，诊断为贲门失弛缓症，经食管气囊扩张等治疗，咽食困难有所缓解，出院两周后病复如前。刻下症：咽食困难，每次用餐近1个小时，夜间偶有反流、反酸，影响睡眠。舌淡红，少苔，脉沉弦细。辨证为痰气结滞，胃失润降。治从开痰降气，润降和胃，使"润则食下"。方药：生晒参10g，麦冬12g，石斛15g，沙参15g，半夏10g，枳壳12g，荷叶15g，瓜蒌皮12g，旋覆花10g（包煎），威灵仙12g，刺猬皮15g，陈皮12g，炙甘草12g，16剂，水煎，早晚服，连服6剂，停

2 天继服 5 剂，后 5 剂隔日服。

二诊：9 月 25 日。患者吞咽困难明显有改善，吃软馒头时需用水冲，半小时可用餐完毕，反流未出现，但睡眠中偶有反酸。守法治疗，调整方药：上方去石斛、旋覆花，加吴茱萸 4g，黄连 6g，郁金 12g。16 剂，服法同上。

10 月 26 日电话询诊，诉：二诊药间断服用近 1 月，咽食困难时有时无，夜间反酸消失，反流减轻明显。询问可否用上药继服。答：上方去吴茱萸、黄连、刺猬皮、荷叶，加苏梗 10g，服 2 周，随后调方。患者随后 11 月、12 月调方两次，咽食好转，反流消失。

2. 升脾降胃开结案

周某，女，53 岁，四川省凉山州木里县人。2019 年 7 月 8 日以吞咽困难、食物反流 10 余年，反流加重 1 年就诊。患者 10 多年前出现咽食梗噎难下，夜晚有食物反流出口，2016 年在四川大学华西医院诊断为贲门失弛缓症，多处治疗后病情缓解不明显，且逐渐加重。近 1 年饮食下咽困难，每餐进食需 1 小时左右，平卧时常有饮食物反流入口，睡眠中呛醒，寒凉饮食加重，热食减轻，胸闷偶痛，口臭，消瘦。舌淡红，苔白腻，脉虚缓。此症病延日久，脾胃受损，气阴两虚，脾气虚不运，湿聚为痰结滞胃口，胃阴亏不降，咽食难下。治疗从补脾气助其升，滋胃阴润则降，升降合用，开痰下气。方药：黄芪 15g，生晒参 10g，白术 15g，升麻 5g，麦冬 12g，沙参 15g，郁金 10g，荷叶 15g，半夏 10g，川贝母粉 6g（冲），砂仁 5g（后下），威灵仙 15g，急性子 10g，炙甘草 5g。15 剂，水煎，早晚服 5 剂，停药两天，继服 5 剂，后 5 剂每晚服，共服 22 天。

二诊：8 月 10 日。患者吞咽困难明显好转，咽食已不用水冲，反流减少，偶有食物残渣卡至胸骨后，纳食好，大便正常。舌淡苔白，脉虚缓。守法治疗，上方去升麻、砂仁、急性子，加苏梗 10g，九香虫 5g。12 剂，水煎，早晚服，服 6 剂停 2 天，后 6 剂每晚服，共服 18 天。

此后患者预约，通过视频每月诉病诊治。以二诊方为基础，慎守病机，变化调方 4 次，现咽食梗噎感、滞留感时有时无，饮食反流基本消失。

类风湿关节炎的病损特点及治疗经验

类风湿关节炎（RA）是一种以关节滑膜炎为特征的慢性全身性自身免疫性疾病。滑膜炎持久反复发作，导致关节内软骨和骨的破坏，关节功能障碍，终致残废。以下就本病的病机特点及本人的诊疗体会略作论述。

一、风湿凝瘀辨寒热，久病通络补肝肾

正气亏损是类风湿关节炎邪滞关节的病理基础，也是本病的易患因素，久病入络损骨是本病的病理归宿，也是病重难返的原因所在。疾病初发邪气滞留关节，关节肿胀疼痛，前贤认为是"风寒湿三气杂至"，但我认为是风湿凝瘀恒存，风湿滞经阻络、阻络者营血瘀滞，我常先用威灵仙、千年健、伸筋草、木瓜等祛风湿通络止痛药，必配刘寄奴、姜黄、鸡血藤活血化瘀通络药。固然类风湿关节炎病性以寒居多，也有风湿热证可见。病性寒热的异化取决于机体阳气之多寡，阳虚则邪从寒化，形成风寒湿瘀痹痛，以关节冷痛，遇寒加重为特征，配用羌活、独活、苍术、细辛、桂枝之属，痛甚配用附子，大辛大热释寒凝。阳盛则邪从热化，形成风湿热瘀痹痛，临证以关节红肿热痛，或有低热为其特征，用苦辛清热通凝滞药如豨莶草、忍冬藤、络石藤。

疾病到了中晚期，久病痛发，邪渐入里，伤正损肾，正虚恋邪不解，本亏渐为突出。初亏在营卫气血，用黄芪、川芎、当归之属。久亏虚及肝肾，且久痛入络，补肾壮筋骨用狗脊、桑寄生、续断；通络用海风藤、白花蛇；损骨伤肾关乎督阳虚寒，用鹿茸、巴戟天、骨碎补温肾阳壮督脉，才能有效地控制病

情发展。

二、关节肿大治痰瘀，强直通络温督阳

类风湿关节炎关节形态的改变是病损程度的客观反映。其风湿瘀久羁不除，湿凝变痰浊，血凝变瘀浊，痰浊凝瘀深入骨骱，滞络损骨，使关节疼痛、强直，并可出现关节肿大、畸形等关节形态变化。若病损关节以肿大为主，甚至畸形，疼痛不甚者，为痰浊凝瘀偏盛，关节腔滑液积留，骨损未显，用制南星、刘寄奴、薏苡仁等祛痰浊，化瘀血，消除关节痰瘀凝毒，恢复关节功能。若关节畸形强直，伸屈不利，甚或卷肉缩筋，疼痛剧烈，斯为浊瘀久留关节，损骨伤肾为患，治当补肾壮骨；然骨主督阳脉，损骨伤肾与督阳脉虚损有关。因此，补肾壮骨宜兼温壮督阳，用药除前述鹿茸、巴戟天、千年健、骨碎补外，并用活血通络药如刘寄奴、川芎、蜈蚣、木瓜之属，促进关节部位血液循环，恢复关节囊的再生功能，使破损的关节囊修复，控制病情发展。

三、治湿罔效当化瘀，温散无功泄郁热

类风湿关节炎病损关节，关节肿大变形与疼痛是最常见的临床表现。中医对肿与痛的治疗具有成规性的法药思路：痛证治肿，重在祛湿；痹证治痛，重在通络。然而按此思路施治，部分患者却鲜有疗效。对此，当突破常法，另辟蹊径。可对肿的治疗效仿骨伤治肿法，骨伤治肿，重在化瘀，类风湿关节炎风湿瘀毒羁留关节，也具有骨伤肿痛的病理特征，可选用骨伤消肿止痛药如血竭、三七、骨碎补、河蟹等药治之。对寒凝久痛，屡用温散通络而无功者可从热郁治。类风湿关节炎若久用温散通经络，频频发越阳气，经络仍不通，反使阳气郁遏而生里热。用生石膏配豨莶草清泄里热，里热疏散使散越之阳气内撤，即外散不通疏泄里。

四、久病屡发补营卫，实卫还须温肾督

类风湿关节炎往往每遇气候的变化疼痛加重，久病感邪易发的原因多是营

卫空虚，或督阳不健。因此，补固实卫阳，防止复感，是制止病情反复进展的一个不可忽视的问题。中医对复感疾病多从温补卫阳、提高机体抵抗能力入手。本病恶风汗出、易发疼痛，或仅见疼痛未彻骨者，为营之空虚，用黄芪、白芍、桂枝、防风之属调补营卫。若调营卫仍不能有效地制止病情反复，当温肾壮督阳，盖"卫阳出下焦"，卫阳之根在肾督，肾督阳衰可导致卫阳空虚，造成邪气内侵，病情反复，用黄芪配鹿茸、巴戟天、千年健温肾壮督脉，能充实卫阳之气，以御邪、驱邪，防止复感外邪，疼痛屡发。

五、中西药多元联用，防残治残是关键

类风湿关节炎病理的多损性与临床表现的顽固性给治疗带来了棘手的难题，中医治疗虽具一定优势，但在发病 2 年后出现关节变形的骨损阶段，尚不能完全制止疾病发展或恶化。因此，要提倡中西药联合使用，尤其是对于重症类风湿关节炎患者，以慢作用抗风湿药物与非甾体抗炎药联用。类风湿关节炎重症临床来势凶、进展快、对各种治疗反应差，这类急性类风湿关节炎患者需要及时应用肾上腺皮质激素控制病情发展，缓解患者痛苦；病有缓解后，递减激素直至撤除。

约 90% 的类风湿关节炎患者发病 2 年内如未得到及时、正确的治疗，可能发生关节软骨破坏，致使关节僵变、畸形。因此，对本病的治疗自始至终要把阻止疾病的发展，防"残"治"残"放在突出的位置。本病的关节僵变、疼痛实际是全身病变的局部反应，中西药联用、内服药物治疗起效都比较慢，控制症状也不够理想，因而应配合其他疗法，如针灸、药物外敷、药浴、理疗等。笔者在外用药物治疗中用雪上一枝蒿、生南星、威灵仙，以蜂蜜制成铁牛南星膏外贴患病关节，对罹患关节僵直、疼痛剧烈者有很好的作用。

从痰气毒结辨治食道癌的临床经验体会

食管癌是由食管鳞状上皮或腺上皮的异常增生所形成的恶性病变，是癌症中发病率较高的恶性肿瘤之一。当食管癌引起食管狭窄而吞咽困难时与"噎膈"相似，当食管癌导致食管狭窄或梗阻而食后即吐者，与"反胃"相似。进行性咽食困难是本病的特征性症状。食管癌属于中医学"风""痨""臌""膈"四大难症之一"膈"的范畴。促进饮食下咽是治疗的关键之一，能否进食纳谷也是衡量疗效的标志。笔者曾针对疾病初期提出"开结下气""润则食下"等促进下食的观点，但疗效都是有限的，近几年的临床经验告诉我：缓解梗噎感、促进下咽，其一要恢复胃的以降为顺特性，破结滞开痰下；其二要扶正气散结滞，标本兼治。据此谈几点临床体会。

一、食管癌痰气毒结，辨标本治分三期

食管癌的发生，多为高龄之人正气不足，复因不良情绪、饮食习惯、禀赋遗传等致病因素长期作用于机体，使痰气结滞于食道，毒瘀凝聚，久之发生癌变。癌症的发生以正气虚为发病条件，如《医案必读·积聚》所言"积之成也，正气不足，而后邪气踞之"，食管癌也是如此。食管癌形成后，阻饮食之下咽，损胃纳与脾运，且耗气嗜血伤气阴，以损伤正气为代价。本病虽为痰气毒瘀凝结食管，但正气亏损与邪实凝结相关联，正虚邪实贯穿疾病始终，咽食困难进行性加重，后期癌瘤盘根结实，胃土虚败，气血耗竭，治疗艰难。

食管为胃之上口，胃纳进食之通道。疾病早期胸骨后有异物感，或间歇性

咽食有梗噎感，但进食不受影响，此为痰气交阻、正气始亏，治以化痰降气开结。随着癌瘤原位浸润，咽食出现梗噎感，消瘦乏力，治在破泄痰毒交结的同时，益气养阴，以固其本；口干明显，以润为降，促进纳谷进食。后期癌瘤盘根结实，饮食难进，胃土虚败，形消肉脱，以调脾胃、养气血、促进纳谷为要。

二、仅见梗噎开痰气，食物留滞降胃气

食管癌早期仅见胸骨后不适、烧灼感或疼痛，食物通过时有滞留感或梗噎感，与食管炎症状相似；下段食管癌则常表现出剑突下不适、呃逆或嗳气等与慢性胃炎相似的症状。如果高龄之人出现上述症状，尤其是咽食有哽噎感或食物滞留感、近期消瘦时，须高度警惕食管癌的发生，一定要做相关检查，一旦发现为食管癌或癌前病变者，中医从痰气交阻辨治，取半夏厚朴汤制方意开痰降气。咽食梗噎感、滞留感乃气滞痰凝，阻滞进食，痰与气交阻于胃之上口，食物通过不顺畅，有异物感。《金匮要略》用半夏厚朴汤治"喉中如炙脔"（喉中异物感），开化痰降气之先端；宋代严用和对噎膈的治疗也曾提出"调顺阴阳，化痰下气"（《济生方·五噎五膈论》）；叶天士将本病的发生归于"气滞痰聚日拥（壅），清阳莫展，脘管窄隘，不能食物"（《临证指南医案·噎膈反胃》）。我治本病承袭上说，早期仅见咽食有梗噎感，取半夏厚朴汤制方意，不失时机开痰降气，组方以半夏、浙贝母化痰结，厚朴、瓜蒌开痰下气，苏梗、枳壳宽胸下气，威灵仙宣泄壅郁。如食物有滞留感者，人参、白术补脾气，苏梗、枳壳和降胃气；咽食梗阻必破结，破结先破痰之结，用夏枯草、浙贝母、山慈菇之属。

三、吞咽困难润为降，破结滞开痰下气

咽食梗噎感是食管癌最典型的临床症状，随着疾病进展，逐渐出现吞咽困难。如何消除患者的咽食障碍，是中医药治疗食道癌的疗效标志。我在临床上曾对吞咽困难，仅能进半流食的患者，若用益气降逆之法改善咽食多无功者，或破结行滞也徒劳者，从食道"以润为降"出发，用甘凉润药少佐开痰降气药

使"润则食下",对改善纳食进谷确有疗效。食道为胃之上口,具燥土之性,生理特性亦以润为降。如朱丹溪认为,噎膈"因血液俱耗,胃脘亦槁"(《脉因证治·噎膈》),治宜"润养津血,降火散结",尤其主张"润胃之干槁"。清代高斗魁也认为,对于本病胃不受纳的谷绝者,"其肠胃必枯槁干燥……是胃阴亡也"(《四明心法·膈症》)。据此认为,食管癌咽食难下与胃之干槁、润降失常最相关。因此,笔者治吞咽困难以宽胸降逆、益气和胃法无果时,只要见口干舌红者,以润为降促下食,常用养阴益胃汤(太子参、麦冬、石斛)配北沙参使"润则食下",与开痰降气药半夏、苏梗、厚朴及威灵仙配伍,组成润降之剂,梗噎当用石见穿、夏枯草、急性子破结,以改善咽食障碍,促进纳谷。

四、浸润转移破毒结,扶助正气促纳谷

进展期食管癌出现进行性下咽困难时肿瘤常已侵犯食管周径的2/3以上,且常伴有食管周围的浸润和淋巴转移。此时促进纳谷进食仍是治疗的重点,具体治疗:其一,坚持以润为降,使"润则食下"。促进纳谷进食,用太子参、麦冬、沙参、石斛等润降胃气,促进纳谷进食。此时患者往往欲食不得下咽,若无纳呆不欲食则不用白术、砂仁等温燥健脾之品,用之燥伤胃阴,不利于食物下咽。其二,润降之中解毒与散结同用。食管癌早期为痰气交阻结滞,当出现进行性吞咽困难时则为痰气毒瘀凝聚食道,盘根结实。所谓毒,邪聚为毒,邪盛为毒,故散结必解其毒。解毒用山慈菇 10 ~ 15g,硇砂 3 ~ 4g(研冲),石见穿20g破结;或守宫6g,蜈蚣2条解毒通络,松动根基;相配威灵仙宣壅消痰,急性子破血软坚,夏枯草消散痰结,根据病理状态可变换配用。

食管癌后期癌瘤肆虐浸润转移,耗气嗜血伤阴,胃土虚败,纳谷渐绝,中医学所谓"谷昌则存,谷绝则亡",此时治疗以补脾胃、养气阴、促进纳谷进食为要务。其乏力、纳差者,脾气虚运化不健,用黄芪、生晒参、白术、黄精之属;口干、食难下咽者,胃阴虚润降失常,用太子参、麦冬、石斛养阴润降;舌腻、纳呆当开胃,苔白腻用砂仁,苔黄腻用白蔻仁,大便少或排便不畅配枳实、槟榔、炒莱菔子消食导滞,增进饮食。

五、呕吐者镇降胃气，疼痛则润降通络

食管癌出现梗阻时表现为食入即吐，我主张先和胃气，用小半夏汤（半夏、生姜）加苏梗、竹茹降逆止呕；呕吐物为泡沫状痰涎，或痰涎清稀，配吴茱萸、丁香；呕而无力用大半夏汤（半夏、人参、白蜜）去白蜜；仍食入呕不止，配赭石重镇降逆，或再配青礞石下气坠痰。

食管癌如果出现胸骨后疼痛、脘腹疼痛，疼痛难忍，或痛及肩背，此多为癌毒结实转移，中医治疗可用制川乌以毒攻毒止痛，刺猬皮、没药、青皮、徐长卿化瘀破气止痛，蜈蚣、全蝎通络止痛，背痛者配千年健、姜黄、蜈蚣。

治疗肺癌的三维辨治模式与经验体会

我国肺癌位居癌症发病首位，约占全部癌症发病的 21.30%[①]；同时也是发病率和死亡率增长最快，对人群健康和生命威胁最大的恶性肿瘤之一[②]。近年来的临床报告显示，中医药对肺癌的治疗有一定疗效优势与潜力，在消除化放疗副作用、提高生存质量、延长生命中显示有好的疗效。我在 40 余年的医疗实践中坚持中医原创理论上的疗效实践与提高，"继承不泥古，创新不离宗"，对肺癌治疗积累了一定的临床经验。现论述如下，以飨同道。

---

① 高婷，李超，梁铮，等 . 中国癌症流行的国际比较 [J]. 中国肿瘤，2016，25（6）：409-414.

② Chen WQ, Zheng RS, Baade PD, et al. Cancer statistics in China, 2015[J]. CA Cancer J Clin, 2016, 2(66): 115-132.

一、论肺癌正虚毒聚，建三维治疗模式

癌症的发生在正气亏损的条件下内环境失稳，邪气积聚，发为癌瘤。《治法机要·养正积自除》云："壮人无积，虚人则有之。"肺癌的发生也是如此。肺为清肃之脏，只纳得清气，难容得邪气，人随龄增肺气渐虚，生态环境污染，吸烟、雾霾等邪毒浊气吸入于肺，附着肺络，毒聚变癌，滞气生痰，阻呼吸而损肺气伤肺络，络有气络、血络之分，肺癌初发先伤气络，病灶出现伤及血络。故而肺癌早期多有困倦、少气、体能下降、咳嗽、咯痰，伴有胸痛者，乃痰毒凝结肺络，毒源于痰结络滞，邪盛为毒。中期痰与毒结，聚为癌肿，癌瘤阻呼吸而损正气，出现咳嗽、胸闷、气短。气短食少者土不生金，气短见喘者母病及子。病至后期癌损正气加剧，正气虚败无以抗邪，癌瘤肆虐，扩散转移，治疗进入艰难阶段。

据此认为，肺癌发病过程中有三个病理环节紧紧相扣，即正气虚衰、癌瘤盘踞、肺失宣肃三个病理维度。一是正气亏损，先伤肺气，继而及肾，后期肺脾肾俱虚；二是肺不能主气司呼吸，宣肃失常致咳嗽、气短；三是痰毒聚为癌瘤，盘踞于肺，扩散莫制。我在肺癌的辨治中构建了补肺肾、调呼吸、破痰毒的三维辨治模式，将扶正抗癌具体化，并植于肺功能的调治中。着眼于肺肾亏虚之程度、肺功能之状态、癌瘤之静与动（转移），以为在疾病衍进中三者常彼此起伏于动态变化之中，故而此三维辨治并非等量齐观，而是根据三维度的轻重变化游刃于扶正、抗癌、调脏腑之间，整体辨治，局部见效。

二、补肺气培土生金，中后期补肾纳气

肺居上焦，为主气之脏。肺癌之发肺气先虚，外不能宣发充卫气，内无力肃降调呼吸。《难经》云："损其肺者，益其气。"然肺喜温润，若无纳差、苔厚，补肺气用西洋参、太子参、沙参、天冬等甘补润剂补肺润金，拨动肺宣肃温润之灵机。补肺气用药与补脾气用药不同。脾性喜温燥，补脾气用甘温燥品益气运中。但当肺气受损，子病及母，患者少气无力，不思饮食，或见贫血者，当

用人参、黄芪、白术、砂仁等甘温之品培土生金，激发生化之源，使脾气旺以助肺气。

肺与肾金水相生，肺损日久可及肾，及肾者必见喘。在肺癌的中后期癌瘤渐大，气短咳嗽无不见喘者。肺为主气之脏，肾为纳气之根，"肾虚气不归原，肺损气无依附，孤阳浮泛作喘"《问斋医案》，治当兼补肾纳气，用蛤蚧、肉桂、沉香、五味子之属壮子益母，其中蛤蚧补肺益肾每剂必用。至于肺癌论补要不要补脾，我以为出现以下两种情况当补脾：一种即上述土不生金者，培土生金当补脾；另一种当痰浊内生，咳嗽咯痰，气短（每多并见肺部感染）者，当补脾助运，盖"脾为生痰之源，肺为贮痰之器"，若子病及母或饮食伤脾，使脾失健运，聚湿生痰，当补脾为法，健运为主，用党参、白术、半夏、茯苓、陈皮之属。

三、调呼吸宣肃气机，痰血水见机而治

肺主气司呼吸，通过宣肃气机调畅呼吸。肺癌之发必然阻肺气之肃降，碍呼吸之流畅，宣肃失常，使肺不布津，津凝为痰，痰阻肺气可咳嗽不止，胸膈满闷；肺虚络损，咳嗽可使络破血溢出现咯血；癌瘤阻肺，水液治节失司，水积于胸便出现胸腔积液。据此可见，当肺主气司呼吸功能失常，不能宣肃气机，咳痰、咯血、胸腔积液旋踵而生。治肺癌宣肃气机，恢复肺主气司呼吸的功能尤为重要。

肺气失于宣肃，临床以咳嗽为见症。宣肃肺气止咳嗽，核心用药有苏子、紫菀、款冬花、百部。咳而气短配人参、红景天、蛤蚧；干咳无痰配沙参、麦冬、蝉衣润肺止咳；痰热阻肺气，痰黄稠者，配瓜蒌、浙贝母、海浮石清化痰热；咯痰清稀者配半夏、制南星、陈皮燥湿化痰；肺癌伤络，络破咯血，配仙鹤草、白及、藕节炭、血余炭、三七粉补络止血；咳而咯血者，补络止血药与乌梅、青黛、五味子、枇杷叶、贝母等止咳药相配止血才有效。肺癌出现胸腔积液当开泄痰水，配葶苈子、白芥子、二丑之属。

四、抗癌瘤攻散痰毒，扶正气标本兼治

肺癌的病理属性是痰毒凝聚，结为有形之癌瘤，如前所述，其产生于正气亏虚，致癌因素侵犯肺络，滞气、凝痰、瘀血，邪结实为毒，如《杂病源流犀烛》所云"邪积胸中，阻塞气道，气不得通，为痰……为血，皆邪正相搏，邪既胜，正不得制之，遂结成形有块"。抗肺癌瘤在于破散痰毒结聚，我最常用药为夏枯草、重楼、白英、蜂房、山慈菇等，其中用蜂房最为独到，蜂房内之蜂巢形似肺脏，取类比象可入肺，解肺毒。肺癌痰毒凝聚必有血瘀，气不宣肃津郁必有痰结，痰瘀结聚，邪盛为毒，故攻散痰毒必化瘀，化瘀不用草木之品而用虫类药如蜈蚣、全蝎之类搜剔通络，"松动癌瘤根基"。转移疼痛用蟾蜍皮 4g 焙干研末冲服；骨转移从伤治，配血竭、骨碎补、川断、苏木、乳香、没药之属化瘀止痛。

肺癌发生过程中正气亏虚与癌瘤扩散增大存在于一个病理结构的统一体中，用中医标本理论辨析证候结构，正虚为本，痰毒为标，正气虚、正不胜邪是癌毒扩散转移的关键所在。主张抗癌瘤要坚持标本兼治，在脏损正虚时以补虚扶正培本为主，正有所恢复时要不失时机地以抗癌瘤治标为主，制止扩散转移。

五、放化疗补虚有别，促纳谷带瘤延年

化疗、放疗是西医学治疗肺癌的主要方法，但它是双刃剑，在杀伤癌细胞的同时摧残免疫，损伤正气，其毒副作用使不少患者不得不中断治疗。化疗伤元气而损胃气，白细胞下降，困倦乏力，从脾生血、肾生精、精化血治疗，激发化源，使气旺生血、精旺化血，提升白细胞，改善体虚状态。核心用药为黄芪 30g，人参 10g，枸杞 12g，天冬 15g，淫羊藿 10g。虚寒甚加鹿茸粉 3g（冲服）；恶心、呕吐用姜半夏 10g，苏梗 10g，竹茹 10g，生姜、大枣煎汤频服和胃止呕；肢麻为神经末梢受损所致，用鸡血藤、当归、蜈蚣养血通络。放疗伤正气重在损肺阴，患者常表现为咽干口燥，放射部位皮肤增厚、鳖黑，乃阴伤血虚生燥。用药宜偏于养阴润燥，核心组药为太子参或西洋参、沙参、生地黄、

玉竹、知母；有些患者可能出现放射性肺炎咳嗽，但此咳多以干咳少痰为主，常用沙参、麦冬、玄参、贝母、百部之属润肺金而止咳。

肺癌经西医学治疗或中医药治疗病情稳定后，不可针对癌瘤浪进破泄解毒抗癌药冀癌瘤消失，如此而为不但使癌肿难消，往往使正气败退。调治要发挥中医整体论治、局部稳定（癌瘤稳定）的作用，常用三维治疗模式使患者带瘤延年。此外，在癌症发病中，不论何种癌瘤都会伴随脾胃虚衰，加之各种治疗措施不同程度地损伤脾胃，可出现纳食减少或食无胃口，中医学认为"有胃气则生，无胃气则亡"，治肺癌要将促进纳食进谷放在一个重要的治疗位置，将患者的纳谷情况作为危重患者疾病进退判断的重要标准。促进纳食进谷、改善食欲少用甘温补脾而偏重滋阴养胃，滋阴养胃、修复胃黏膜、促进纳食进谷功胜于甘温补脾助运，常用太子参、麦冬、石斛、玉竹之属配化湿导滞药如白蔻仁、枳实、炒莱菔子；认为胃喜润降，润降胃气可恢复胃纳食进谷的功能，临床促进食欲确有效。

新冠病毒感染的证态辨治疗效体会

我近期治疗了40余例临床较重的新冠病毒感染患者，其中3例为病毒性肺炎住院患者。以追求疗效为目的，采用证态辨识、随证调态、协同制方，取得显著疗效，颇具心得，交流如下。

新冠病毒感染是疫疠邪气致病，传播迅速，患病后随即出现头身痛、发热、咳嗽、咽痛等内外皆病的证候状态。本人在诊疗实践中体会到：其外证并非外感伤寒而可用辛温发汗，汗之则身痛不减，乃寒兼湿也；也非瘟毒犯肺而可用辛凉清解，清之咳嗽不止，乃凉遏肺气也；退里热不可独进辛甘大寒直泄阳明，泄之寒伤肺阳也，痰湿难除；平咳喘不可浪用辛凉宣泄，其"肺之壅"关乎肺热痰壅或肺寒痰滞，且阴虚肺燥也不少，宣肺要因证而异。由于本病疫气诡异，中医尚无现成的辨治纲领可循，笔者采用症态辨治法，所谓症态辨治，是依据新冠病毒感染临床表现的不同证候状态，病性、病位、病势综合调治，法随证走，药随证到，多维协同用药。例如，治头身痛外散风寒湿滞用羌活、川芎、白芷；退发热清泄阳明少阳肌热用柴胡、葛根、黄芩，未见壮热不用知母、石膏辛寒清泄；止咳喘清肃肺气化痰浊用瓜蒌、半夏、制南星、苏子；干咳不止用沙参、麦冬、枇杷叶清润肺络；咽喉疼痛用射干、玄参、蝉蜕散喉间毒结。并根据疾病急发期、缠绵期、恢复期三期证治。

一、病初发三阳合病里热盛，散表寒清泄里热

一旦感染新冠病毒随即出现头身痛、发热、咳嗽、咽痛，正如陶华在《伤寒六书》中所说的"三阳合病"是也，太阳风寒未解，热郁阳明少阳。这一阶段病程一般 2～3 天。

证态表现：身痛头痛，发热（38.5℃以上），咳嗽，咽痛，口干汗出。我用柴葛解肌汤（《伤寒六书》）化裁，外散风寒湿邪，内清阳明少阳。

方药：羌活 10g，柴胡 15g，葛根 20g，白芷 10g，川芎 12g，苍术 10g，知母 15g，石膏 50g，黄芩 10g，射干 20g，桔梗 12g，姜枣少许。体倦多汗加生晒参 10g，呕加姜半夏 10g。3 剂为 1 个疗程，水煎，早晚服。

二、病重于毒伏肺络痰气壅，益气肃肺化痰浊

新冠病毒感染发病 3 天后大部分患者发热减轻，肌肉酸痛，咳嗽加重，痰多气短。此乃邪入手太阴肺经，毒伏肺络。盖经主气、络主血，五脏之中唯肺有气络，邪毒先伏于肺之气络，肺不布津聚为痰，痰气壅郁，其黄痰者痰热阻肺，白痰者痰湿阻肺。痰气壅郁证态阶段可进入病毒性肺炎，尤其在老年患者或有慢性阻塞性肺病等基础病者（约占 10% 左右）病势逆转，酿成肺炎重症，

痰湿瘀阻肺，气络血络俱病，咳嗽气短，胸闷气憋，病有向急性呼吸窘迫综合征发展的危险。

证态表现：痰热阻肺者，咳嗽咯黄痰，或痰咯不利，发热；痰湿阻肺者咳嗽痰多，咯白痰，气短胸闷，气喘。肺部 CT 报告：呈病毒性肺炎影，血氧饱和度低。治疗总宜益气肃肺，清化痰浊；但因阻肺之痰寒热之异，配方有区别。

基本方药：生晒参 10g，枳壳 15g，麻黄 9g，杏仁 10g，制南星 10g，半夏 10g，白前 12g。痰热阻肺配瓜蒌 12g，浙贝母 15g，黄芩 10g；寒痰阻肺配干姜 10g，细辛 5g，白芥子 10g；喘急者具可配苏子 10g，沉香 4g。胸部影像学报告，肺部炎性渗出影明显，配葶苈子 15g，白茅根 30g，大枣 5 枚。泻肺间痰水。4 剂为 1 个疗程，水煎，早晚服。

也有秋令冬寒，燥伤肺金，见干咳少痰，咽痛，又方润肺止咳。方药：生晒参 10g，沙参 15g，麦冬 12g，苏叶 10g，杏仁 10g，川贝母 4g（冲），枇杷叶 10g。4 剂为 1 个疗程，水煎，早晚服。

三、"刀片喉"郁火毒壅结咽喉，散郁火养阴开泄

不同程度的咽喉疼痛是存在于新冠病毒感染的证态之一，患病三天咽喉疼痛最为明显，有些疼痛难忍，被称为"刀片喉"。余所见咽痛的特征是干燥疼痛，吞咽痛甚，夜间疼痛加剧。发生在恶寒身痛中的咽喉疼痛有外寒的特征，又有郁火的特点。喉为肺系，火郁毒结咽喉，关隘受阻，咽痛如梗刀片。治疗要散郁火毒结，在此需要注意的是郁火结聚易伤肺阴，泻郁火配用玄参、天冬之属兼养阴止痛才有效。

证态表现：咽喉干燥疼痛难忍，吞咽则疼痛更甚，咽干口燥，发音沉闷，或见声音嘶哑。治从解毒利咽，养阴润肺。

方药：玄参 15g，沙参 15g，射干 20g，牛蒡子 12g，桔梗 12g，僵蚕 10g，木蝴蝶 12g，蝉蜕 5g，甘草 6g。扁桃体肿大加蒲公英 20g；音哑加胖大海 12g，诃子 12g。4 剂量为 1 个疗程。

四、缠绵于低热不退咳不止，养阴透热肃肺气

新冠病毒感染一般四五天后发热身痛即可消失，但不少人群尤其是老年患者，发病五六天后可出现时不时的发低热，并可伴有轻微咳嗽，久延不愈，困倦乏力。此乃新冠病毒余邪未清，羁留阴分，低热缠绵不退；潜伏肺络，咳嗽久延不止。

证态表现：自觉发热，时显时止，以午后发热者居多，也有发热无定时，或自觉不热，但测体温偏高，体温一般不超过 37.5℃。证治在养阴透热，清肃肺气。

方药：太子参 15g，鳖甲 15g，青蒿 12g，地骨皮 15g，白薇 10g，桑白皮 15g，川贝母粉 5g（冲）；咳见少量白痰，配紫苑 10g，款冬花 10g，百部 10g；干咳无痰或痰黄难出，配沙参 15g，枇杷叶 10g，白前 10g。4 剂，水煎，早晚服。

五、病退于虚汗流涕嗅觉差，补正气毒却病退

新冠病毒感染进入五六天之后疬毒气败退，外寒内热诸症皆可消失，但正气受损，虚象显露，大部分患者核酸阳转阴后身困乏力，虚汗不止。此外，疾病可出现鼻塞流涕等感冒早期症状，此乃疫毒损伤鼻腔黏膜所致。中医所谓正气恢复，达邪外出之顺证。与此同时，此病在发病中会出现感官失灵的特异性证候状态，即味觉、嗅觉、听觉减退或丧失，余认为此乃湿浊作祟，湿困脾则纳呆不知味，湿郁鼻窍则鼻不辨香臭，湿困耳窍则耳闷不闻声。

证态表现：核酸由阳转阴，但觉困倦乏力，或浑身酸困，动则汗出，或夜间盗汗，鼻塞流涕，或见味觉、嗅觉失灵，听力减退。治从益气养阴，恢复正气，逼迫毒却病退，恢复体能，感官失者化湿宣窍为要务。

方药：主体组药益气养阴，固表止汗：黄芪 30g，生晒参 10g，五味子 15g，麦冬 10g，山萸肉 15g，煅龙牡各 30g，白术 15g。鼻塞流涕配防风 10g，辛夷 10g，苍耳子 10g，益气通鼻窍；食不知味配白蔻仁 5g，草果 10g，佩兰 10g 化

湿醒脾；嗅觉差用上述益气通鼻窍药；耳闷失聪用盐黄柏、夏枯草、路路通利湿通耳窍。

一例重度克罗恩病 6 年跟踪治疗的体会

克罗恩病是一种慢性、复发性的胃肠道炎性肉芽性疾病，病因至今不明。病变可发生于消化道（自口腔至肛门）的任何部位，呈节段性或跳跃式分布，但以末段回肠和右半结肠最多见。临床以腹痛、腹泻、腹块、瘘管形成和肠梗阻为特点，可伴有发热、贫血、营养障碍，以及关节、皮肤、眼、口腔黏膜、肝脏等肠外损害。本病有终生复发倾向，重症患者迁延不愈，预后不良。目前西医对本病尚缺乏有效治疗方法。本人治疗一例重度克罗恩病，6 年跟踪治疗中腹痛、腹泻、便血、口腔溃疡、发热、贫血等症状几乎在不同病期都出现过，中医辨证治疗在消除症状中显示了明显的疗效，现报告如下。

一、临证实录

谵某，女，60 岁，甘肃省酒泉某基地科研人员。2016 年 9 月 6 日以右下腹胀痛 10 年，加重 3 月就诊。诉：2016 年 6 月患者出现右下腹胀痛，不思饮食，在解放军 513 医院首诊，诊断未明，转兰州军区总医院治疗。2016 年 6 月 12 日肠镜检查示：回盲部溃疡性待定（待肠克罗恩病？）。6 月 15 日病理检查示：送检纤维平滑肌组织内较多中性粒细胞，淋巴细胞及浆细胞浸润，局部坏死伴肉芽组织增生（诊断为克罗恩病）。用氢化可的松琥珀酸钠静脉点滴，出院后长期服用美沙拉嗪、泼尼松，间断服中药，腹痛未消失，反复出现口腔、食道溃疡，近3月右下腹疼痛加重，食欲差，全身困倦无力，大便正常。血常规：血红蛋白75g/L，血沉20mm/h，超C反应蛋白3.1mg/L。面色㿠白。舌淡苔白，脉沉细弦。诊断：重度克罗恩病，腹痛，贫血。辨证：气血凝结，脾气虚弱。治法：行气破结，益气健脾。方药：人参10g，白术15g，三棱15g，莪术15g，乌药15g，小茴香6g，蒲黄15g，五灵脂10g，土贝母15g，白芍30g，炙甘草5g。6剂，水煎，早晚服。嘱：停用激素及美沙拉嗪。

二诊：9月13日。服上药后患者右下腹胀痛有所减轻，食欲差，胃脘不适，偶有呕吐，精神不振。舌淡红，苔腻，脉虚缓。守法治疗，调整方药：人参10g，白术15g，砂仁5g，三棱15g，莪术15g，刺猬皮15g，土贝母15g，山慈菇15g，青皮15g，木香10g，姜半夏10g，生姜3片，大枣4枚。12剂，水煎，早晚服。

三诊：9月27日。患者右下腹腹痛明显减轻，食量增加，呕恶消失。二诊方去土贝母、砂仁，加白芍20g，蒲黄15g。12剂。

此后患者腹痛时轻时重，时胀痛，或刺痛。以三诊方药化裁变化治疗4次。

七诊：2016年11月10日。从痰凝气结，脾气虚弱调方：黄芪30g，党参15g，灵芝10g，白术15g，白芍30g，三棱15g，莪术15g，土贝母12g，山慈菇15g，延胡索15g，青皮15g，蜈蚣2条，三七4g（冲），炙甘草5g。12剂。

八诊：2016年11月30日。患者腹痛完全消失，无压痛，饮食如常，排便正常，精神好转，体能恢复。

2017年2月21日患者以口腔溃疡就诊。患口腔溃疡20余年，近1周复发，疼痛难用食，咽干口燥，大便稀，排便不畅，右下腹无明显疼痛，见舌右侧及舌尖有多处溃疡面。舌红少苔，脉细数。诊断：克罗恩病，腹泻，口腔溃疡。辨证：心火偏旺，肠失固摄。方药：白术15g，乌梅15g，补骨脂15g，肉豆蔻10g，木香6g，枳实30g，石斛15g，知母12g，石膏20g，黄连6g，竹叶10g，枇杷叶10g，生甘草5g。10剂，水煎，早晚服6天，后4剂每晚服，服8天。外用自制口腔溃疡散（青黛15g，冰片3g，血竭5g），混匀，少许撒溃疡面。

复诊：3月7日。患者大便成形，排便通畅，口腔溃疡好转，右下腹微胀，时痛，口稍干，嗳气食少。舌淡苔白，脉沉细。病情稳定，从气阴亏虚、痰瘀气滞调治。方药：黄芪30g，党参15g，麦冬12g，当归12g，白芍30g，赤芍12g，土贝母15g，山慈菇15g，青皮15g，木香10g，炙甘草5g。10剂。此后电话指导调方用药或治疗，间断服中药20次，每次10～12剂。病情稳定。

2018年1月23日患者以腹痛、午后出现发热1周在西安某医院就诊，测体温38～39℃，口干思饮，发热前腹痛明显。24日转512医院诊治，拒绝服用激素未治，遂来我诊室要求中医治疗。患者口唇干裂，面色苍白，两颊色红。舌红少苔，脉沉细数。辨证：气阴两虚，热伏阴分，兼肝旺气结。方药：生晒参10g，麦冬10g，石斛15g，白芍30g，牡丹皮15g，川楝子15g，青皮15g，鳖甲15g，青蒿10g，地骨皮15g，胡黄连10g，银柴胡15g，蒲公英30g，炙甘草6g。7剂，水煎，早晚服。

二诊：2月14日。患者服药4剂后烧退，体温恢复正常，右腹隐痛存在，排便不畅，精神差。舌淡苔白。治以养气阴，破结滞。方药：黄芪30g，生晒参10g，麦冬12g，白芍30g，鳖甲15g，枳实30g，三棱15g，莪术15g，土贝母15g，白术15g，木香6g，蜈蚣2条，炙甘草6g。12剂，水煎服3周。

5月14日患者电话诉：服二诊药作用好。腹痛消失，偶有胀感，精神好转。后患者以电话咨询调药，以二诊方化裁取舍于三棱、莪术、蜈蚣、槟榔之间，间断服药。

6月11日患者又以困倦无力在兰州军区总医院以克罗恩病、白细胞减少症、贫血、骨髓增生异常综合征住院治疗82天。期间7月20日予中药调理，从脾虚血亏、痰瘀滞腹辨证，以黄芪30g，人参10g，鹿角胶12g（烊化），当归15g，鳖甲15g，土贝母15g，三棱15g，莪术15g，蜈蚣2条，木香10g为基本方，化裁调治1年余，病情稳定。

2020年4月4日患者在兰州总医院复查肠镜示：升结肠炎性活动期；病理检查示：回盲部增生的肉芽组织；血常规：白细胞$2.91×10^9$/L。舌淡苔白，脉沉细数。辨证：气血亏损，痰瘀气结。方药：黄芪30g，人参10g，白术15g，当归15g，白芍30g，三棱15g，莪术15g，土贝母15g，山慈菇6g，青皮12g，蜈蚣 2 条，木香 6g，炙甘草 6g。12 剂，水煎，早晚服 6 剂，余 6 剂每晚服。

复诊：4 月 28 日。患者腹痛明显减轻，乏力好转，食欲差，排便正常。此后 2 月余以此方为基础方调理 6 次。

2020 年 7 月 9 日患者以发热、腹痛便血就诊，诉：2 周前出现高烧（39.2℃），在西安交大附属医院住院，诊断为肠道感染。肠镜检查示：结肠大面积溃疡。治疗两周后热退出院，但出院两天腹痛甚，大便潜血（+++），精神差，双下肢无力，气短、气喘，口干苦。舌淡暗红，脉沉细弱。辩证：脾不统血，气血凝滞。方药：黄芪 30g，生晒参 10g，当归 10g，肉桂 5g，鹿角胶 12g（烊化），三七粉 4g（冲），炒蒲黄 12g，地锦草 15g，白芍 30g，延胡索 12g，川楝子 12g，木香 6g，炙甘草 6g。12 剂，水煎，早晚服。

二诊：7 月 23 日。患者精神好转，腹痛减轻，气短、气喘改善，食欲差，大便潜血（+）。舌淡苔白。上方去肉桂、炒蒲黄，加没药 10g，血竭 4g（冲），鸡血藤 20g。12 剂，水煎服。8 月守法治疗两次。

三诊：9 月 11 日。患者大便潜血阴性，白细胞 $3.8×10^9$/L，血红蛋白 82g/L，血小板 $86×10^9$/L。后病情稳定。2020 年 10 月仍在随诊治疗中。

二、临证体悟

克罗恩病于 1932 年由 Crohn 等人最早描述，因此被 WHO 命名为克罗恩病。此例病属重度克罗恩病，6 年多的跟踪治疗中，不同时段表现出了腹痛、腹泻、结肠溃疡、便血、发热、贫血等主要临床特征，活动期病理表现无定式，发病规律无可寻。治疗在慎守病机，宏观辨虚实，标本兼治，治本补气血阴津之亏损，治标散气血痰瘀之凝滞。

治腹痛调理气血，消痰破结。患者首诊腹痛延续整个病程，笔者以为肠道溃疡与肉芽组织增生，是气滞血凝痰聚从而引起腹痛的核心病理，故治腹痛在调气血，用三棱、莪术、乌药、青皮、三七、蒲黄基本为不易之药。痛主肝，拘挛疼痛配芍药甘草汤泻肝止痛；肉芽组织增生从痰瘀凝结治，处方中常配土贝母、山慈菇、蜈蚣消痰散结是也。口腔溃疡清心火，内外兼治。患者反复口腔溃疡20余年，2017年2月21日复现腹泻、口腔溃疡复发，从胃阴虚心火旺辨治口腔溃疡，药用石斛、知母、石膏、黄连、竹叶、枇杷叶、生甘草滋胃阴而消心火，并外敷自制口腔溃疡散而愈。

午后发热养气阴，清透伏热。本病气血阴亏存在病程中，发热也与虚有关。患者2018年1月30日诊次出现午后发热，从气阴亏虚、热伏阴分辨证，治以益气养阴，清透伏热，方以青蒿鳖甲汤配银柴胡、蒲公英退热起主导作用。

便血补脾统摄血，兼收涩止血。克罗恩病便血要辨虚实，此前我曾治1例克罗恩病血性便，鲜红色血，口干舌红，从热毒伤络治，解毒凉血止血而愈。此症7月9日诊出现便血，肠镜检查示结肠大面积溃疡，病发于发热之后气阴亏损，乃脾不统血的虚证出血，从补脾统血治便血，兼调气血治腹痛，补脾药统血以甘温益脾气，黄芪、人参、白术、当归等配伍鹿角胶、三七粉、炒蒲黄、地锦草止血而愈。

补气血改善贫血，见缝插针。患者在不同病期都表现出贫血、困倦乏力、消瘦。气血亏损与气滞血瘀痰结并存，本虚标实相关联。在疾病缓解期或贫血严重阶段要见缝插针跟进补气养血，药如黄芪、当归、人参、枸杞、鹿角胶等，血小板低用鸡血藤、仙鹤草，补气血可将疾病稳定在缓解期，对防止复发有意义。

辨治耻骨直肠肌综合征验案实录与体悟

一、临证实录

杨某，男，34岁，山西省永济市人。初诊日期：2009年12月10日。

患者于2001年8月10日以排便困难、粪便细小逐渐加重，伴左下腹疼痛4年首诊于山西运城人民医院。患者无明显诱因出现排便困难，每次排便时间约30分钟，每日排便12～14次，便时溏，偶带黏液，排便时左下腹疼痛，便后稍缓解，伴勃起功能障碍。直肠指诊检查示：肛管张力增高，耻骨直肠肌肥大、触痛，见内外混合痔。排粪造影检查示：排便时肛管不开，静止排便时有"阁楼征"，直肠黏膜内套叠。肠镜检查示：结肠炎。诊断为耻骨直肠肌综合征、混合痔、结肠炎。给予肛门栓剂（具体不详）治疗7天未效。

患者于12月18日在上海某肛肠专科医院住院治疗。肛管压力测定示：缩窄压均增高，有异常排便曲线，括约肌功能长度5.2cm；气囊逼出试验：50mL气囊不能自直肠排出。遂行指法扩肛及耻骨直肠肌部分切断术，术后灌肠治疗7天（具体不详），因无明显疗效而出院。患者出院后自服马齿苋粥，便黏液消失，余症同前。于2005年1月在沈阳肛肠医院行耻骨直肠肌部分切断术，术后给予左氧氟沙星等药，术后排便增快，但仍有排便不净感，且腹痛无改善。患者出院1个月后诸症如旧，又多方求治，迭经中西医药物治疗无效。2007年1月行结肠功能检测示：内括约肌运动迟缓，有直肠内潴留。直肠指诊：直肠耻骨肌肥厚，肛乳头肥大。行直肠耻骨肌肥厚切断术及肛乳头肥大结扎切除术，并于局部注射 A 型肉毒素（6U）。治疗后，排便通畅，时间缩短，但排便次数未减少。于 3 月出院，出院后 2 个月大便情况又逐渐回复至治疗前。后间断服用中药，治疗未效，遂求治于笔者。刻下症见：形体偏瘦；排便困难，便形细小，质溏，偶带黏液，有排不净感；每次排便时间 30 分钟以上，每日排便次数 11～14 次；伴小腹坠胀，左下腹隐痛，小便频数，焦虑，头昏，困倦乏力，性功能障碍，饮食正常。舌淡红，苔白腻，脉虚缓。辨证：脾虚肝旺，腑气不畅。治法：补脾泻肝，通腑导滞。处方：党参 15g，白术 12g，白芍 30g，木瓜 15g，三棱 15g，莪术 15g，枳实 40g，槟榔 12g，广木香 6g，炒莱菔子 30g，合欢皮 15g，炙甘草 4g。6 剂，每日 1 剂，水煎，早晚分服。

二诊：12 月 17 日。患者左下腹疼痛减轻，排便稍畅，每日排便约 10 次；小腹仍坠胀，食纳增。舌淡红，苔薄黄，脉虚偏缓。从脾虚寒凝、湿热滞肠辨治。处方：党参 15g，炒白术 15g，炮姜 15g，黄连 10g，三棱 12g，莪术 12g，枳实 30g，槟榔 15g，木香 10g，炒莱菔子 30g，木瓜 15g，白芍 30g，补骨脂 10g，炙甘草 6g。12 剂。

三诊：12 月 29 日。患者大便窘迫感缓解，腹痛显减；每日排便 8～10 次，未见黏液便；小腹坠胀，便后头晕。舌淡红，苔薄白，脉虚缓。辨证：脾气虚陷，腑气不通。予升补脾气、通腑导滞法治疗。处方：黄芪 30g，党参 15g，炒白术 15g，炒升麻 6g，枳实 40g，三棱 15g，莪术 15g，槟榔 10g，炒莱菔子 15g，广木香 6g，木瓜 15g，白芍 30g，肉苁蓉 20g，炙甘草 6g。12 剂。

四诊：2010 年 1 月 11 日。患者排便通畅，每日排便 4～5 次，窘迫感消失；偶有小腹隐痛，坠胀感减轻；精神好转，勃起功能改善，食纳增。舌红，苔白腻，脉沉细。辨治有效，守法调治，三诊方加白蔻仁 5g，陈皮 10g，再予 12 剂。

五诊：1 月 24 日。患者排便通畅，每日排便 2～3 次，首次排便已成形，偶有便后腹坠胀感。继以上方调理。2010 年 2 月 23 日电话随访，患者诉排便通畅，每日排便 1～2 次，未再复发。

二、临证体悟

耻骨直肠肌综合征（puborectalis syndrome）由美国学者 Wasserman 首先提出，是一种以耻骨直肠肌痉挛性肥大，致使盆底出口处梗阻为特征的排粪障碍性疾病。本病较少见，病因不明。如保守治疗无效，目前西医主要采用肛管扩张术、耻骨直肠肌部分切除术等手术治疗。但回顾性研究表明，手术治疗虽然可在短期内有效缓解患者症状，但其复发率高[1]。本案患者曾进行 3 次手术治疗，术后排便时间有所缩短，但 2 个月后排便时间又逐渐延长如初，其他症状未能见效，且病情逐渐加重。

排粪造影是有效简单、非侵入性诊断方法[2]。"阁楼征"对诊断本病有重要价值，是特征性 X 线表现[3]。本例经排粪造影、直肠指诊、肛管压力测定等检查，发现直肠造影"阁楼征"、直肠耻骨肌肥厚、肛管压力增高等，故耻骨直肠肌综合征诊断明确。

患者形体偏瘦、焦虑、困倦乏力，且排便困难而质溏，有排不净感，伴小腹坠胀，左下腹隐痛。舌淡红，苔白腻，脉虚缓。故辨为脾虚肝旺、腑气不畅之证。笔者依据腑气以通为降、脾主运化、痛主肝等中医学理论，一诊、二诊治以补脾、泻肝、通腑导滞等，方用痛泻要方、连理丸、枳实导滞丸化裁治疗，患者腹痛明显减轻，但其他症状无明显改变。三诊后湿热渐退，而虚象显。小腹坠胀为脾阳虚陷，大便滞涩难下为腑气不降，在脾胃升降理论指导下，用黄芪、党参、白术、炒升麻升举脾气，枳实、三棱、莪术、槟榔、炒莱菔子通腑导滞，升降合用，取得了良好效果。

笔者认为，升脾降胃（肠）是本案例取效的关键治法。脾主升清，升发清阳之气，输转水谷精微；胃（肠）主降浊，疏导谷粕下泄。脾升胃（肠）降是

---

① V Liviu, Titu, Kallingal, et al. Stapled transanal rectal resection for obstructed defecation: a cautionary tale[J]. DisColon Rectum, 2009, 52(10): 1716–1722.

② A Salzano, G Cavallo, AD Rosa, et al. Diagnosis with defecography of puborectal muscle syndrome[J]. La Radiologia Medica, 1997, 93(4): 396–400.

③ 石美鑫. 实用外科学 [M]. 北京：人民卫生出版社，2002：849–853.

脾胃气机运动形式，也是消化功能表现形式之一。胃肠降赖以脾气升。本案前三诊只着眼腑气不降，以通腑导滞为主，兼补脾、泻肝等均未能显著奏效，而当升脾降胃（肠）合用后才显示了通降腑气、缓解排便窘迫的功效。本例经中医药治疗仅 1 个月余，疗效显著；且随访 1 个月，患者未复发，提示中医药疗法对本病疗效良好。

第五部分

经验方药

屡用有效验方介绍

经验方是承载医者临床经验之结晶，具有重复性、传承性疗效价值。经验方贵在方精效真，用之灵验，经验方之伪在效不达疾，贻误后人，故而笔者所创经验方慎之又慎。我在 40 余年医疗实践中心得方精而功著的经验方 30 余首，临床用之屡获灵效，岂敢贻误读者。

1. 预防感冒方

组成：黄芪 15g，黄精 10g，枸杞 10g，辛夷 3g；感冒易发热咽痛，加金银花 5g。

用法用量：水煎服或制成颗粒剂，每日服 1 剂，每服 6 天停 2 天。两周 1 个疗程，也可每晚睡前服 1 次。

适用人群：体虚易感冒之人，儿童减量。

2. 鼻出血方

组成：生地黄 15g，茜草 10g，小蓟 15g，代赭石 30g（先煎），川牛膝 12g，白茅根 30g。

用法用量：水煎早晚服，6 剂显效。

主治：青少年"上火"鼻出血（不宜用于血液病鼻出血）。

3. 中耳炎方

组成：生地黄 12g，黄芩 10g，夏枯草 10g，盐黄柏 10g，知母 12g，路路通 12g，川木通 10g。

主治：中耳炎耳道疼痛，化脓性中耳炎耳道流脓。

用法用量：水煎早晚服，急性 7 剂，慢性 12 剂（前 6 剂每日 1 剂，后 6 剂每晚服 1 次）。

4. 耳鸣方

组成：磁石 30g，女贞子 15g，旱莲草 15g，路路通 10g，夏枯草 10g，白蒺藜 12g，龙胆草 10g。

主治：神经性耳鸣属肾虚肝胆火旺者，尤以青少年突发耳鸣作用好。

用法用量：水煎早晚服，7 ～ 12 剂。

5. 复发性口腔溃疡方

组成：生地黄 15g，玄参 12g，石斛 15g，知母 12g，黄连 5g，黄柏 10g，竹叶 10g，枇杷叶 10g，生甘草 6g。

主治：口腔溃疡反复发作，疼痛剧烈，影响进食；舌尖红。

用法用量：水煎早晚服，7 ～ 12 剂。

另：口腔溃疡外敷方：青黛 15g，血竭 4g，冰片 2g。混匀，取少许外贴敷于溃疡面，止痛，促进溃疡面愈合。

6. 喑哑方

组成：沙参 15g，桔梗 12g，蝉衣 4g，玄参 12g，诃子 10g，木蝴蝶 10g，甘草 6g。

主治：咽炎咽痛、咽部不适，或呛咳，声音嘶哑，或久咳失音。

用法疗程：水煎早晚服，1 周为 1 个疗程。

7. 易饥方

组成：玉竹 15g，麦冬 12g，石斛 15g，知母 12g，石膏 20g，刺猬皮 15g。

功效：滋胃阴，清胃火。

主治：常有饥饿感，但稍食即饱，口干，或有胃脘不适。

用法用量：水煎早晚服，1 周为 1 个疗程。

8. 口中流涎方

组成：党参 15g，白术 15g，高良姜 12g，砂仁 5g，吴茱萸 5g，益智仁 12g。

功效：补脾温胃摄涎。

主治：中阳虚寒，脾不摄涎的口水多、口水清淡，重者口中涓涓如流水。

用法疗程：水煎早晚服，2 周为 1 个疗程，也可制为颗粒剂。

9. 呃逆方

组成：佛手 15g，旋覆花 10g，柿蒂 15g，沉香 4g，代赭石 30g（先煎）。

主治：胃气上逆的各种类型呃逆，或嗳气频作，舌淡苔白。

用法用量：水煎早晚服，一周为 1 个疗程。

10. 乳腺增生方

组成：瓜蒌 10g，夏枯草 20g，白芥子 10g，海藻 20g，山慈菇 10g，香附 10g，王不留行 10g，蜈蚣 2 条。

用法疗程：水煎早晚服，先服 2 周；若结块减少、疼痛消失，可制成颗粒剂再连服 2 周。

11. 甲状腺结节方

组成：瓜蒌 12g，土贝母 20g，玄参 15g，夏枯草 15g，猫爪草 20g，昆布 15g，山慈菇 12g，海蛤壳 30g。

功效：化痰散结节

主治：检查发现甲状腺结节，或项部不适，或无症状。

用法疗程：水煎早晚服，或颗粒剂早晚冲服，两周一疗程。

化裁用法：若并甲状腺功能异常，或项前饱胀不适，加苎荙子 12g，蜈蚣 2 条。

12. 崩漏方

组成：黄芪 20g，炒川断 15g，棕榈炭 15g，益母草 20g，地锦草 15g，仙鹤草 20g，炒升麻 6g，乌贼骨 30g。

功效：调经固冲止崩。

主治：行经期延长，淋沥不尽，或崩漏出血不止。

用法疗程：水煎早晚服，或制颗粒剂，2 周为 1 个疗程。

13. 绝经期烘热汗出方

组成：鳖甲 15g，青蒿 10g，地骨皮 12g，煅龙骨 30g，煅牡蛎 30g，五味子 15g。

功效：滋阴潜阳，退热敛汗。

主治：绝经期或更年期综合征，烘热多汗。

用法疗程：水煎早晚服，或制颗粒剂，日服两次，1 周为 1 个疗程，可服 2 个疗程。

14. 妊娠恶阻方

组成：白术 15g，砂仁 5g（后下），苏梗 10g，竹茹 6g，橘皮 10g，麦冬 10g，姜半夏 10g，鲜生姜 3 片，炙甘草 3g。

功效：健脾和胃止呕。

主治：妊娠期呕吐，不思饮食，食之即呕。

用法疗程：水煎日 2～3 次频服，1 周为 1 个疗程。

15. 小儿尿床方

组成：人参 6g，龟甲 12g（先煎），菖蒲 10g，远志 5g，覆盆子 10g，桑螵蛸 8g，益智仁 10g，乌药 5g（8 岁以上量，8 岁以下减量）。

功效：固肾缩小便。

主治：小儿尿床，或者尿频、小便失禁。

用法用量：水煎早晚服，或制成颗粒剂早晚服，1 周为 1 个疗程，病甚者用 3 周。

16. 癫痫方

组成：人参 10g，郁金 15g，白矾 6g，羚羊角粉 2g、僵蚕 10g，天竺黄 10g，胆南星 10g，全蝎 5g，琥珀 4g；小发作加龟甲 20g；有头颅外伤史者加麝香 0.3g，发作前头昏加天麻 15g。

功效：化痰开窍，息风定惊。

主治：癫痫，发作性卒然跌倒，神志不清，手足抽搐，口吐涎沫，声如畜叫，二便失禁，顷刻苏醒。

用法用量：上方制成固体剂（颗粒剂或丸剂），每日早晚冲服。两周为一疗程。

17. 抽动秽语综合征方

组成：羚羊角粉 2g，天麻 10g，钩藤 10g，僵蚕 8g，天竺黄 10g，全蝎 3g，珍珠母 20g，菖蒲 6g，蝉衣 5g（8 岁以上量，8 岁以下减量）。

功效：平肝息风止痉。

主治：抽动秽语综合征，频发点头，耸肩缩颈，甩臂，严重时发音高亢。

用法疗程：上方制成固体剂型（颗粒剂或浓缩丸）早晚服，2 周为 1 个疗程，连服 2 个疗程。

18. 通便方

组成：肉苁蓉 30g，桑椹子 30g，当归 15g，瓜蒌仁 15g，枳实 30g，槟榔 12g，炒莱菔子 30g，酒大黄 10g，炙甘草 5g。

功效：润肠导滞通便。

主治：肠动力障碍、排便障碍、糖尿病肠轻瘫症等多种原因引起的排便困难、延时，或有便意但排之难下，或呈"挤牙膏样"排便。

用法疗程：水煎早晚服，或制免煎颗粒剂，早晚服，1 周为 1 个疗程。大便改善，1 个疗程结束后可每日服药 1 次。

19. 食道癌止呕方

组成：姜半夏 15g，北沙参 30g，硇砂 4g（冲服），苏梗 10g，鲜生姜 4 片。

功效：润降和胃止呕。

主治：食道癌、贲门癌后期呕吐不止，饮食难下。

用法疗程：水煎小口频服，用药 1 周。

20. 脂肪肝方

组成：柴胡 10g，郁金 15g，鳖甲 15g（先煎），丝瓜络 20g，荷叶 30g，决明子 15g，夏枯草 15g，泽兰 10g。

功效：疏肝气，化脂浊

主治：脂肪肝，或有右胁下不适，体胖。

用法疗程：水煎早晚服，或制颗粒剂早晚冲服，一周为一疗程，连服三疗程。每服 6 剂停一天。

21. 济阴定悸方

人参 10g，麦冬 12g，五味子 15g，山萸肉 12g，紫石英 30g（先煎），酸枣仁 15g

功效：养心阴，安心神，制心悸

主治：心阴亏损，心脏早搏，心律失常引起的心悸。

用法疗程：水煎早晚服，或制颗粒剂早晚冲服，一周为不疗程，连服两疗程。

22. 安神方

组成：酸枣仁 15g，夜交藤 30g，珍珠母 30g，菖蒲 10g，远志 6g，琥珀 4g（冲），灯心草 4g。

功效：安神定志，交通心肾。

主治：失眠，早醒或入睡困难，心烦或有心神不宁。

用法疗程：水煎早晚服，或颗粒剂，2 周为 1 个疗程。

化裁用法：老年失眠去琥珀、灯心草，加天冬 12g，丹参 15g，柏子仁 10g。

23. 三叉神经痛方

组成：川芎 15g，白芷 10g，制南星 10g，白附子 6g，蔓荆子 15g，天麻 12g，蜈蚣 2 条，全蝎 5g。

功效：祛风通络止痛。

主治：三叉神经疼痛，疼痛难忍，有抽痛感。

用法疗程：水煎早晚服，或颗粒剂，1 周 1 个疗程。

24. 痤疮方

组成：蒲公英 30g，薏苡仁 30g，白蔹 15g，白蒺藜 12g，天花粉 15g，白附子 6g，僵蚕 10g，黄芪 20g，当归 10g。

功效：解毒利湿，益气养血。

主治：颜面痤疮。

用法疗程：水煎早晚服，或颗粒剂，2 周为 1 个疗程。

25. 退面色黧黑、蝶斑方

组成：鳖甲 15g，当归 10g，丹参 15g，白芷 10g，白薇 10g，白附子 6g，白僵蚕 10g，木贼 15g，谷精草 10g。

功效：滋肾活血，祛风退斑。

主治：面部黧黑或有蝴蝶斑，或皮肤黑病变见面部片状黧黑斑，或黑眼圈。

用法疗程：水煎早晚服，或制颗粒剂早晚冲服。两周为 1 个疗程，一般服两个疗程。并配合维生素 B₁、维生素 C 口服，维生素 E 软膏适量外擦。

化裁用法：颜面发热，去白芷、白附子，加紫草 10g，牡丹皮 10g，地骨皮 10g;，桑白皮 12g；或畏寒怯冷，去谷精草、白薇，加黄芪 20g，菟丝子 12g，淫羊藿 10g，白芥子 6g，蝉衣 4g。

26. 退虚热方

组成：鳖甲 15g，生地 12g，地骨皮 12g，知母 12g，白薇 10g，牡丹皮 12g，秦艽 10g。

功效：肾阴不足，虚火内盛，自觉午后发热、骨蒸潮热，或潮热不退，全身燥热，手足心热，测体温多正常，或妇女绝经期有自觉发热、烘热感者。

用法疗程：水煎早晚服，或制颗粒剂，1 周为 1 个疗程。

化裁用法：热盛加银柴胡 10g；盗汗加知母 12g，黄柏 10g，山萸肉 12g；小儿积滞发热，去牡丹皮、秦艽，加胡黄连 6g，芦荟 5g，莱菔子 12g（前 3 味量酌减）。

27. 痛风性关节炎方

组成：威灵仙 20g，千年健 15g，虎杖 20g，川萆薢 20g，透骨草 20g，白芥子 10g，鸡血藤 20g，䗪虫 5g，蜈蚣 2 条。

功效：强健筋骨，胜湿通络。

主治：痛风性关节炎，跖骨关节肿大疼痛，尿酸高。

用法疗程：水煎早晚服，或制颗粒剂冲服，两周为一疗程。

28. 膝关节滑膜炎止痛方

组成：川牛膝 15g，千年健 15g，络石藤 20g，伸筋草 20g，透骨草 20g 木瓜 15g，刘寄奴 15g，白芥子 10g。

功效：通痹化瘀，舒筋止痛。

主治：膝关节滑膜炎，疼痛不止。

用法疗程：水煎，早晚服；药渣加艾叶 30g，花椒 15g，搅匀用布包，放水中煮开，凉温敷关节处，1 周为 1 个疗程。

29. 足跟痛外敷方

组成：骨碎补 20g，制川乌 15g，透骨草 20g，刘寄奴 20g，生南星 15g，威灵仙 20g。

功效：健骨祛痰止痛。

主治：寒湿骨损足跟痛；老年肾虚骨损足跟痛，不耐久行；妇女穿高跟鞋根骨损伤足跟痛。

用法疗程：上药粗粉混合，纱布包，放入煎药容器中煮 10～20 分钟，放置温后足踩药包上温敷，日两次；或药包均匀撒醋，蒸，放置温足踩上温敷，日 1～2 次，1 周为 1 个疗程。

30. 溃疡性结肠炎灌肠方

组成：苦参 20g，乌梅炭 20g，椿根皮 30g，白芨 15g，地锦草 15g，赤石脂 30g。

主治：溃疡性结肠炎；脓血便腹痛。

用法疗程：水煎，每剂制 100mL 汤液 2 包，每次 1 包，1 天 1～2 次，保留灌肠。一周为一疗程。

31. 妇女阴痒外敷方

组成：椿根皮 20g，白鲜皮 20g，蛇床子 15g，地肤子 15g，花椒 15g。

主治：除湿止痒。

化裁用法：妇女阴痒、带下黄者，加苦参 30g。

用法疗程：纱布包，水煎煮，放温，热敷外阴，日 1～2 次，1 周为 1 个疗程。

十个经验方解析

1. 慢性萎缩性胃炎方

组成：太子参 15g，麦冬 10g，白术 15g，半夏 10g，黄连 6g，枳实 15g，吴茱萸 4g，刺猬皮 15g，炙甘草 5g。

功效：养阴益气，消痞和胃。

主治：慢性萎缩性胃炎，症见胃脘痞满、饱胀、嘈杂不适，或有泛酸，饥不欲食，口干、口苦。舌红苔厚，脉沉细弦。

用法：先将上药用适量水浸泡 30 分钟，煎煮 30 分钟，滤汁，加开水再煎 20 分钟，滤汁，两次药液混合，分早晚服。或配免煎颗粒，分早晚服。

方解：慢性萎缩性胃炎（chronic atrophic gastritis，CAG）属中医学"痞满""胃痛"等范畴，多由慢性浅表性胃炎（chronic superficial gastritis，CSG）发展而成，多有长年累月病史。脾胃受损，胃阴脾气俱虚，因虚而升降失常，气机中阻则痞满，久郁易化热，嘈杂反酸。方中君药太子参甘微苦平，补气养胃，益阴生津；臣药麦冬养阴益胃，助君药滋养胃阴；半夏燥湿散结和胃，得麦冬刚柔相济，和胃降气，白术益气健脾；黄连苦寒清胃，与半夏相配，寒热并用，辛开苦降消痞散结；枳实行气导滞消痞满；佐药吴茱萸配黄连为左金丸，清泄胃热制反酸；刺猬皮制酸化瘀止胃痛；使药炙甘草调和诸药。全方共奏养阴益气、消痞（胀）和胃之功，对萎缩性胃炎气阴亏虚、气滞郁热者效果良好。

加减应用：口干甚加石斛 15g；胃脘灼热加栀子 10g，知母 12g；呃逆受寒而作加丁香 4g，柿蒂 15g；嗳气频作加佛手 12g，旋覆花 10g；胃痛甚加蒲黄 15g，没药 10g，受寒而发配良姜 15g，香附 10g；幽门螺杆菌阳性加蒲公英 30g，伴肠上皮化生、异型增生（上皮内瘤变）加藤梨根 15g，乌骨藤 15g，莪术 15g，守宫 5g（研冲）。

2. 逆转胃癌前病变方

组成：太子参 15g，石斛 12g，刺猬皮 15g，枸橘 15g，藤梨根 15g，半枝莲 15g，莪术 15g，守宫粉 5g（冲），炙甘草 5g。

功效：养阴益胃，解毒破结。

主治：适用于各种胃病并病理诊断伴有肠上皮化生、异型增生（上皮内瘤变）者。症状表现为胃脘不适，或有嘈杂、隐痛，食欲差，口干，体倦，或无明显的胃脘不适感。舌红苔白，脉沉细弦。证属胃阴不足，毒瘀交阻者。

用法：先将上药用适量水浸泡 30 分钟，煎药两次，首次煎 30 分钟，滤汁，加开水再煎 20 分钟，两次药液混合，分早晚服。上方也可配成免煎颗粒剂，用法为早晚冲服，或每晚冲一格。

方解：胃癌前病变是指慢性胃炎病理报告伴有肠上皮化生、异型增生（现称上皮内瘤变）者，是胃癌的高危病理病变，故称为胃癌前病变，其症候表现与慢性胃炎没有特异性，只是病理上的区别。一般而言，治疗当围绕慢性胃炎进行，但深层微观病理治疗，当从湿热毒邪蕴胃滞血，与瘀结交阻于胃致肠化增生思考。方中君药藤梨根酸涩而凉，清热解毒，活血化瘀，现代研究具有抗癌的作用；太子参甘微苦平，补气养胃、益阴生津；石斛甘寒，滋养胃阴，润燥清热，且可益气，扶正抗癌；刺猬皮制酸且化瘀止痛，与藤梨根相配，毒瘀并治斯为臣药。瘀凝多以气结为先，化瘀必先破气，故佐以枸橘行气散结，枸橘也具抗癌作用；半枝莲助藤梨根清热解毒；莪术行气破血，与枸橘相伍破气血之结聚；守宫消散结聚，抗毒止痛；炙甘草为使，调和诸药。全方共奏养阴益胃、解毒破结之功，对于逆转胃癌前病变有良好效果。

加减应用：胃脘痞满加半夏、枳实、黄连消痞散结；嘈杂反酸明显者，配吴茱萸、黄连清泻郁热；胃脘灼热配栀子、知母清热润燥；嗳气频作配佛手、旋覆花和降胃气；口干可加麦冬养胃阴；纳差可配白术健脾气。

3. 急性胃肠炎止泻方

组成：人参 10g，藿香 10g，煨木香 6g，炒白术 15g，黄连 10g，葛根 15g，石榴皮 30g，陈皮 12g，炙甘草 5g。

功效：化湿清肠，止泻止呕。

主治：急性胃肠炎恶心呕吐，腹泻腹痛，不思饮食。舌淡苔白，脉缓。

用法：先将上药用适量水浸泡 30 分钟，煎煮 25 分钟，滤汁，加开水再煎 15 分钟，滤汁，两次药液混合，分早晚服。或配免煎颗粒，分早晚服。

方解：胃以降为和，脾以升为健。若饮食不慎，邪犯胃肠，脾胃升降失常，胃失和降则呕吐；脾不升清，水谷不分混流而下则泄泻。方中藿香芳香化湿、和胃止呕为君药；吐泻津气必伤，配臣药人参益气生津；木香芳香性燥，行气止痛且可健胃消食；黄连苦寒，清热燥湿止泻痢，得木香为香连丸，清肠调气；暴泻伤脾阳而劫肠津，故佐以葛根升阳止泻且可生津；得黄连为葛根芩连汤制方之意，清肠热升发脾阳止泻；白术味苦，燥湿健脾止泻；石榴皮涩肠止泻；陈皮行气健脾止泻；使药炙甘草调和诸药。全方共奏化湿清肠、止泻止呕之功，对急性胃肠炎属邪热或湿热犯肠伤胃、吐泻并作最为合拍。

注意：此木香处方可写广木香，为菊科多年生草本植物木香的根；另有一青木香，又名杜木香，乃是马兜铃的根，具有催吐、解毒、消肿作用，但性寒有肾毒，切不可混淆。

化裁应用：腹寒冷痛、肠鸣可加丁香 5g，干姜 12g；脘腹冷痛、暴泻呕吐可加荜茇 6g，良姜 12g，肉桂 5g；不思饮食、苔白腻加砂仁 5g（后下）；发热吐泻加黄芩 10g。

4. 高血压眩晕方

组成：桑寄生 15g，夏枯草 15g，杜仲 15g，怀牛膝 12g，茺蔚子 15g，白蒺藜 15g，川芎 12g，地龙 6g，莱菔子 15g，菊花 10g。

功效：补肾清肝，化瘀降压。

主治：原发性高血压用西药降压药血压难控制在正常水平者，见头晕目眩、不耐疲劳、心烦、焦虑少寐，或头目眩晕不显仅见血压值高。舌红，苔薄黄，脉弦数。

用法：同前用法。

方解：高血压病在疾病稳定期多为本虚标实，此证肝肾亏为本，风阳络瘀为标。方中桑寄生平补肝肾、润筋通络为君药；夏枯草清肝化风火，地龙活血通脉络皆为臣药；佐药杜仲、怀牛膝助桑寄生补肝肾、强筋骨，且怀牛膝又可活血通经，减少血管外周阻力；茺蔚子化瘀血、清肝热，助夏枯草为用；川芎化血化瘀，助地龙为用；"气有余便是火"，白蒺藜疏肝解郁，化风火；菊花平肝，清利头目；莱菔子为使，消食导滞。全方共奏补肾清肝、化瘀降压之功，适用于高血压病肝肾亏损、风火络瘀者。

加减应用：眩晕甚者加泽泻 30g，天麻 15g，钩藤 15g；血脂高者加郁金 15g，泽泻 15g，槐米 10g；并脑供血不足眩晕者，加黄芪 20g，葛根 15g，丹参 15g；并脑梗死者，配丹参 15g，水蛭 5g；血黏度高者配大蓟 20g，赤芍 15g，红花 10g。

5. 治疗久咳方

组成：人参 10g，乌梅 20g，诃子 10g，紫菀 10g，款冬花 10g，百部 10g，川贝母 5g（研冲）、桔梗 10g，炙甘草 5g。

功效：补敛肺气，化痰止咳。

主治：慢性支气管炎、支原体感染、百日咳等引起的久咳不止、干咳或咳少量白痰，喜唾。舌淡苔白，脉沉细。

用法：先将上药用适量水浸泡 30 分钟，煎煮 30 分钟，滤汁，加开水再煎 20 分钟，滤汁，两次药液混合，分早晚服。或配免煎颗粒，分早晚服。

方解：肺主气司呼吸，久咳耗伤肺气，肺为贮痰之器，肺喜温润，气耗则肺燥，故而干咳，肺虚不布津，津凝为痰。方中君药人参甘温而润，补肺气而养肺阴；臣药乌梅酸甘敛肺止咳，与君药一补一敛，使肺气充沛而不耗，咳可大减；紫菀、款冬花皆辛温而润入肺经，化痰止咳，其中紫菀化痰作用略优，款冬花止咳作用稍胜，两药配伍温润肺金、止咳化痰之功全；佐药诃子助乌梅敛肺止咳；百部甘苦微寒，润肺止咳其功专效佳，新久咳嗽皆可用，尤以久咳为良；川贝苦泄甘润，润肺化痰，适于肺虚久咳、痰少咽干者；桔梗苦辛性平，化痰止咳，炙甘草止咳且调和诸药，为佐使之用。全方共奏补敛肺气、化痰止咳之效。肺主润降，全方用药偏润，宣肃肺气而不伤肺，对肺虚久咳不止的咳嗽有显著疗效。

化裁应用：咳嗽痰盛喘息，胸闷气虚，加苏子 10g，白芥子 10g，莱菔子 15g，前胡 10g；咳嗽咳黄痰的痰热咳嗽，去人参、乌梅、浙贝母、诃子，加桑白皮 15g，黄芩 10g，枇杷叶 10g，瓜蒌 12g，浙贝母 15g；受寒咳嗽去乌梅、诃子，加干姜 10g，细辛 5g，五味子 15g；痰多加半夏、陈皮、前胡；咳而喑哑加木蝴蝶 12g；喉源性咳嗽见咽痒干咳，去乌梅、诃子，加蝉衣 4g，沙参 15g，苏叶 10g。

6. 平喘方

组成：人参 10g，红景天 15g，蛤蚧 1/2 对，苏子 10g，白芥子 10g，厚朴 10g，沉香 4g（冲），肉桂 5g，白果 10g，地龙 6g。

功效：补肺降气，化痰平喘。

主治：慢性阻塞性肺病、支气管哮喘等引起的咳嗽气喘，气短不足以息，胸胁满闷，咳痰清稀。舌淡，苔白滑，脉滑而虚。

用法：先将上药用适量水浸泡 30 分钟，煎煮 30 分钟，滤汁，加开水再煎 20 分钟，滤汁，两次药液混合，分早晚服。或配免煎颗粒，分早晚服。

方解：肺主气司呼吸，与肾金水相生，肺呼肾纳，使呼吸宣肃有序。喘咳日久，肺气耗伤，肺损及肾，肾不纳气，见气短不足以息；肺不宣而津郁为痰，痰阻气道使得咳喘不止。方中人参甘温而润，补肺气而生津为君药；臣药红景天甘苦性平，益气活血，平喘止咳，现代研究有改善肺功能的作用；蛤蚧咸平，补肺益肾，纳气平喘；沉香辛温气香，降气平喘，且纳肾气；佐药厚朴苦辛温，降逆平喘化寒痰；苏子辛温，下气消痰，尤长治痰盛咳嗽喘息；白芥子辛温气锐，豁痰涎、利气机、宽胸膈，与苏子共消阻肺之痰涎；白果甘温性降，降痰定喘，助苏子之用，且敛肺止咳；地龙咸寒，通络平喘。全方共奏补肺降气、化痰平喘之效，标本兼治，对肺肾两虚的痰喘证效果良好。

化裁应用：发作期痰喘盛去人参、红景天、蛤蚧，加麻黄 10g，半夏 10g，前胡 12g；痰热咳喘去人参、蛤蚧，加桑白皮 10g，地骨皮 10g，白前 12g，枇杷叶 10g。

7. 神经性头痛方

组成：川芎 15g，制南星 10g，蔓荆子 15g，白芷 12g，细辛 5g，吴茱萸 5g，僵蚕 10g，蜂房 5g，蜈蚣 2 条。

功效：祛风通络止痛。

主治：发作性头痛经久不愈，劳累、紧张时发生剧烈头痛，或两侧或颠顶部位不定，可伴恶心呕吐。舌红苔白，脉沉细弦。

用法：先将上药用适量水浸泡 30 分钟，煎煮 30 分钟，滤汁，加开水再煎 20 分钟，滤汁，两次药液混合，分早晚服。或配免煎颗粒，分早晚服。

方解：神经性头痛也称神经血管性头痛，是一种血管舒缩功能障碍引发的发作性头痛，多因紧张、疲劳、情绪波动而诱发。头居高位，风易袭之，风为阳邪，来去迅速，发作性头痛与风有关，风犯首而窜脑窍经络，头痛时发时止。方中君药川芎辛温香窜，上行于颠顶，祛风止痛；风窜经走络最易夹痰带瘀，故用臣药制南星辛温开泄，化痰祛风止痛；蔓荆子辛苦微寒，疏散头风，止痛止晕；佐药僵蚕化痰息风解痉，助制南星化痰止痛；白芷辛温芳香，祛风止头痛，尤擅治前额眉棱骨间疼痛；佐药细辛辛温性烈，祛风止痛，助川芎为用，尤擅治头冷痛；吴茱萸辛散苦降，降厥阴寒气，治发作性头前额冷痛，且温中降浊止呕；蜂房祛风通痹止痹痛；蜈蚣搜风通络止痛。诸药合用，共奏祛风化痰通络治头痛之功，对神经血管性头痛时发时止者有良好止痛作用。

化裁应用：对感寒受风的头痛去制南星、蜂房，加羌活 12g，防风 8g；头颠顶作痛加藁本 10g；头痛有麻木感加白附子 6g；头痛且晕加天麻 12g；有热象的风火头痛去吴茱萸、蜂房，加石膏 20g，栀子 15g；头痛常在月经期发作，加当归 12g，白芍 10g，柴胡 10g。

8. 降血糖方

组成：肉桂 6g，黄芪 30g，山萸肉 15g，龟甲 15g，天花粉 15g，知母 15g，葛根 15g，黄连 10g，砂仁 5g，地骨皮 10g。

功效：温阳益气，滋阴清热。

主治：2 型糖尿病血糖值高，困倦乏力，口干思饮，或有尿频，尿见泡沫。舌红苔少或薄黄，脉细数。

用法：先将上药用适量水浸泡 30 分钟，煎煮 30 分钟，滤汁，加开水再煎 20 分钟，滤汁，两次药液混合，分早晚服。或配免煎颗粒，分早晚服。

方解：糖尿病属中医学"消渴"范畴，以阴虚燥热论治者居多，但 2 型糖尿病肾阳亏虚，"热淫所胜"，脾不散精者居多。方中君药肉桂甘热温补肾阳，臣药黄芪甘温补脾气，君臣肾脾同温补，化生阳气；山萸肉酸温补肝肾，涩精固精微；龟甲咸寒滋阴潜阳，与肉桂相配使阳生有根；佐药黄连苦寒清泄，泻火坚阴；知母寒凉质润，天花粉甘微苦酸，均能清热润燥、生津止渴，不过知母偏于清润，天花粉功长生津，两药配伍相得益彰；佐药葛根升阳生津，得黄芪补升运脾，砂仁芳香行气健脾，三者配伍使"脾气散精"，输转水谷为精微；使药地骨皮清肾间虚热，防肉桂温肾生虚火。全方共奏温阳益气、滋阴清热作用，且有助于"脾输精"之能，使谷精转化为气血，对糖尿病肾阳亏虚、燥热内盛者降血糖效果良好。

化裁应用：阳虚畏寒加附片 12g；困倦明显加人参 10g；夜尿频加益智仁 12g，桑螵蛸 10g；舌苔腻加白蔻仁 5g，苍术 10g；口干加麦冬 12g，石斛 15g，玄参 15g；糖尿病肾病蛋白尿加覆盆子 15g，芡实 15g，石韦 15g。

9. 鼓胀方

组成：人参 10g，鳖甲 20g，䗪虫 5g，当归 10g，泽兰 15g，半边莲 30g，丝瓜络 30g，青皮 15g，厚朴 15g，大腹皮 15g，商陆 10g，炙甘草 5g。

功效：软肝化瘀，行气利水。

主治：鼓胀（肝硬化腹水），腹大胀满，绷急如鼓，右肋下疼痛，颈、胸可见散在红痣血缕，腹皮脉络怒张，小便短少。舌淡，舌体胖有齿痕，脉弦。

用法：先将上药用适量水浸泡 30 分钟，煎煮 30 分钟，滤汁，加开水再煎 20 分钟，滤汁，两次药液混合，分早晚服。或配免煎颗粒，分早晚服。

方解：鼓胀中期肝络瘀阻，水裹气结为患，"血不利则为水"，气不行则胀不消，欲打破气、血、水三者病理纠结，当先软肝化络瘀，故方中君药鳖甲咸寒入肝，软肝散结；臣药䗪虫咸寒破血逐瘀，与君药相配伍软肝逐瘀，消散肝络瘀血；然破瘀必伤正，肝络瘀阻无不有正气不虚者，故配人参大补元气，可使气旺血行；佐药当归甘补辛散，活血通经且兼行气止痛；泽兰辛苦气香，性温通达，舒肝脾之郁，活血化瘀利水，一药三功最合病机；半边莲清热解毒，利水消肿，尤宜于肝炎后肝硬化腹水；丝瓜络清热散结，通经活络；青皮辛温气峻，疏肝破气，消胀止痛；厚朴、大腹皮行气消胀；商陆苦寒沉降，通利二便，逐水消肿；炙甘草甘缓益肝，调和诸药。全方共奏软肝化瘀、利水消胀之功，对肝络瘀阻、水裹气结者最宜。

化裁应用：气短困倦明显，配黄芪 30g，白术 15g，灵芝 10g；若是肝炎后肝硬化，病毒定量高者，配叶下珠 30g，垂盆草 20g，重楼 15g；转氨酶高配五味子 15g，女贞子 15g；有出血者配旱莲草 30g，三七粉 3g（冲）；腹大坚满、小便少可用甘遂 2g 研末冲服，以峻泻利水消胀。

10. 痹痛内服外敷方

（1）内服方

单独应用，也可配合外敷方。

组成：千年健 15g，威灵仙 15g，制川乌 10g（开水久煎），伸筋草 20g，透骨草 15g，索骨丹 15g，鸡血藤 20g，白花蛇 3g（研末冲服），蜈蚣 2 条。

功效：祛风通络止痛。

主治：关节痹阻疼痛，如类风湿关节炎、风湿性关节炎、骨性关节炎等引起的肢体关节疼痛，晨起关节僵硬、屈伸不利，甚或变形、拘挛麻木，筋骨无力。

用法：先将上药用适量水浸泡 30 分钟，煎煮 30 分钟，滤汁，加开水再煎 20 分钟，滤汁，两次药液混合，分早晚服。或配免煎颗粒，分早晚服。

方解：风寒湿凝滞关节，痹阻经络而关节疼痛。肾主骨而肝主筋，关节病变与肝肾亏损有关，故以具有祛风湿、强筋骨作用的千年健为君药；臣药威灵仙辛散温通，祛风胜湿、通经达络而止痛，为治痛风之要药；制川乌辛热有毒，散寒止痛作用最著；佐药伸筋草辛苦温，祛风通络，尤长治风湿关节炎关节疼痛、屈伸不利；透骨草辛苦温，祛风胜湿，活血止痛，新久风湿筋骨疼痛皆为所宜；佐药索骨丹为"秦岭七药"之一，解毒活血，治关节疼痛作用优；鸡血藤活血通络；白花蛇与蜈蚣均性善走窜，白花蛇擅于祛风通络止痛，蜈蚣长于搜剔络痰止痛，两者相配，治关节久痛变形、屈伸不利。全方共奏祛风通络止痛之功，且具强壮筋骨作用。

化裁应用：关节肿胀疼痛，血沉快，加络石藤20g，忍冬藤20g；上肢痹痛甚，加羌活10g，姜黄15g，桂枝10g；下肢痹痛甚，加川牛膝15g，桑枝15g，木瓜15g；髌骨软化症膝关节作痛，加补骨脂15g，续断12g；筋骨软弱无力，加黄芪30g，桑寄生15g。

（2）外敷方

组成：伸筋草20g，制川乌15g，生南星15g，桑枝15g，桂枝12g，刘寄奴20g，木瓜15g。

用法：用纱布包两包加水适量，煮开放温，外敷痛处。

经验性角药临床应用

角药的理论基础源于《内经》"一君二臣，奇之制也"的论述，以《伤寒杂病论》最早开始运用，例如大陷胸汤、小陷胸汤和小承气汤等。角药是将三味药组合在一起，但从配伍意义上讲，其远比对药应用广泛。老子在《道德经》第四十二章指出："道生一，一生二，二生三，三生万物。"三味药物相伍，构成三足鼎立之势，配伍精当，协同增效，紧扣病机。笔者在临床中经验性善用自组角药，疗效显著，举例如下。

1. 吴茱萸 – 黄连 – 刺猬皮：清泄郁热制胃酸

此角药配伍是由左金丸加刺猬皮组成，左金丸出自《丹溪心法》，原方中黄连与吴茱萸的剂量之比为 6 ∶ 1，重用黄连清泻肝胃之火，肝火得清则不横逆犯胃，胃火得清其气自除；佐以辛热的吴茱萸行气解郁，符合"肝欲散，急食辛以散之"之旨；贵在配刺猬皮收涩制酸，化瘀止痛。三药相伍，治各种慢性胃炎、消化性溃疡等胃病，属肝胃郁热、肝胃不和证，见有胃脘嘈杂、胁胀、呕吐、反酸者。常用剂量：吴茱萸 4 g，黄连 6 g，刺猬皮 15g。

2. 半夏 – 黄连 – 枳实：消痞散结除痞满

半夏配黄连是半夏泻心汤的核心配伍用药，寒热并用，辛开苦降，消痞散结，体现了仲景治"心下痞"的配伍制方思想；李东垣消痞善用枳实，如他创制的枳实消痞丸是由半夏泻心汤化裁加枳实衍化而来的。此角药取半夏泻心汤核心组药之半夏、黄连与破气消痞的枳实相配组成，消痞消胀，治疗各种胃病寒热互结，或湿热蕴胃，胃气郁滞之痞满、饱胀。

3. 太子参 – 麦冬 – 石斛：清补养胃治口干

此方是经多年临床筛选出的治胃阴亏虚，口干思饮之角药，取名养阴益胃汤。太子参味甘微苦，性略偏寒凉，为清补之品，补脾肺之气，兼能养阴生津；麦冬味甘柔润，微苦微寒，滋养胃阴，生津止渴，兼清胃热，长于治疗胃阴虚有热之舌干口渴、饥不欲食、呕逆；石斛味甘微寒，功与麦冬相似，但养胃阴功最殊，善治胃热阴虚之胃脘隐隐作痛、烦渴、口舌生疮。此三药相伍，滋养胃阴且益脾气，甘润清补，可润降胃气，濡养胃络，治胃病胃阴亏虚之口干思饮、灼热隐痛，为清补之剂，也可用于糖尿病口干思饮者，且久服益气养阴而不滋腻碍胃。

4. 吴茱萸 – 黄连 – 白芍：泻肝和胃治胃脘灼痛

此角药是《太平惠民和剂局方》戊己丸之方药组成，具有清肝胃火、降逆止呕、缓急止痛之功效，常用于肝火犯胃，肝胃不和所致的胃脘灼热疼痛、口苦、嘈杂、呕吐吞酸及湿热痢疾，腹痛腹泻。戊己丸的名称来源在于脾胃在五行之中属土，而天干当中"戊己"也是属土，所以古人用了这个称呼，也就是治疗胃病的方药。方中吴茱萸、黄连为左金丸；配白芍，一是制左金丸之苦燥恐伤阴，二是取白芍柔肝止痛之效，胃病胃脘疼痛明显者白芍当用 30g。

5. 佛手 – 姜半夏 – 旋覆花：和降胃气除嗳气

嗳气呃逆是胃病最常见的症状之一，胃气以降为顺，当病发于胃，胃气滞于中而逆于上则嗳气不止。此角药其佛手苦温清香，和中理气，醒脾和胃，除脾胃滞气，降肝胃逆气；半夏苦温燥湿，和胃降逆止呕；旋覆花降逆下气，诸花皆升，唯旋覆花独降，功善降逆除嗳气。三药殊途同归于降胃气、止嗳气，凡胃病不论虚实寒热，只要见胃失和降的嗳气、呃逆都可用。

6. 石斛 – 栀子 – 知母：养阴清胃治烧心

胃病有烧心感乃为热郁于胃，在慢性胃病中，其烧心缘于阴虚而有热者不少。此角药中石斛味甘微寒，滋养胃阴兼清胃热；知母甘寒质润，泻胃火滋胃阴，乃泻胃火之中的清润之品；栀子苦寒清降，清热泻火。三药配成角药，融滋阴、清胃、润燥于一法，对胃病烧心用之很有效。

7. 枳实 – 槟榔 – 炒莱菔子：通导腑气治便滞

腑气以通为顺，气滞于腑，大便难下或排之不畅在肠道疾病中都可出现，西医学将其归于肠动力障碍。此组角药通导腑气效专力宏，用量皆重，枳实 30～40g，槟榔 15g，炒莱菔子 30g。其中枳实破气除胀，消积导滞，导胃肠热结气滞；槟榔行气消积，优长治食积内停、脘腹胀、大便不爽；炒莱菔子消食导滞气。三药组角，通导肠腑滞气，增强肠动力，对不同肠病引起的排便难下或排便不爽都可用。

8. 川芎 – 蔓荆子 – 蜈蚣：祛风通络治头痛

头居高位，风易摧之，不论何种头痛，都与风有关。头痛屡发，多为风夹痰带瘀，窜阻脑络。此组角药川芎辛温疏散，上行头目，祛风活血行气，止头痛作用良；蔓荆子苦辛疏散，清利头目，擅治头风头痛；蜈蚣搜剔入络，通络止痛。临床对神经性头痛、偏头痛作用皆良。

9. 刺猬皮 – 延胡索 – 没药：制酸活血治胃痛

胃痛脘灼当制酸，胃痛如刺当化瘀。此组角药是治胃脘痛甚，或痛如针刺的。刺猬皮制酸且化瘀止痛，延胡索活血利气止痛，没药也具活血止痛之功。常用止痛方如《古今名医临证金鉴》中的游仙散、《医学心悟》中的手拈散皆有延胡索、没药的配伍。此角药治胃痛有良效，临床也可随寒、热、气诸胃痛而配用之。

10. 瓜蒌 – 威灵仙 – 旋覆花：宽胸下气治食管炎

食管炎多属痰气交阻于食道，见胸骨后不适，咽食有梗噎者用此组角药。瓜蒌清热化痰，宽胸润降；威灵仙宣郁开壅，可治噎塞膈气；旋覆花降逆下气消痰。此角药也可用于食胃管反流、反流性咽炎咽部有异物感，或早期食管癌咽食有梗噎感、滞留感者。

11. 葛根 – 姜黄 – 蜈蚣：治颈椎病项强肢麻

颈椎病项强是太阳经经气不疏；上肢麻木为经病及络，络脉失荣而滞。葛根疏太阳经气升清阳；姜黄活血行气，通经止痛，温通太阳经脉；蜈蚣搜剔通络止痛。三味组成角药，融疏太阳经气通经络于一炉，对颈椎病项强肢麻作用好。

12. 千年健 – 鸡血藤 – 蜈蚣：强脊疏络治背痛

人体背布阳经，当劳伤、受寒等可致阳经郁滞出现背痛，胆囊病变、胃病引起放射性背痛也不少，不通则痛。此角药千年健祛风强脊，舒筋止痛，并补益肝肾，治劳损腰背痛；鸡血藤祛风活血通络；蜈蚣通络止痛。三药配成角药，对背痛作用良好，不论何种原因引起的背痛都可用。

13. 熟附子 – 黄芪 – 菖蒲：温阳化湿治嗜睡

嗜睡又称"欲寐""嗜卧"，与阳气不振，湿困脾蒙窍有关。《灵枢·寒热病》曰："阳气盛则瞋目，阴气盛则瞑目。"熟附子温热补阳，与甘温益气的黄芪为伍振奋阳气，菖蒲化湿浊开心窍。三者为角，温阳化湿，治倦怠嗜睡很有疗效。

14. 郁金－菖蒲－合欢皮：解郁安神治抑郁症

忧思不解患抑郁，情怀不畅，少寐寡言，神情俱伤。郁金清心解郁，菖蒲开窍化痰安神，合欢皮安神解郁。三药配伍为角，解肝郁而安心神，治抑郁焦虑。可单独应用，也可作为核心组药用。

15. 威灵仙－狗脊－千年健：补肾强腰脊治腰痛

腰为肾之府，督阳所主，肾虚肾不督发阳气易受寒侵。此角药威灵仙散寒湿、通经络，止腰痛，《汉药新觉》中治腰痛的名方"神应丸"就以威灵仙为主药；狗脊补肝肾、壮腰脊，两者相伍补肝肾、散寒湿、治腰痛，千年健祛风湿，壮筋骨，治腰痛，与狗脊相须为用相得益彰；三药鼎立为角，治肾虚腰肌劳损腰痛功著。

16. 杜仲－淫羊藿－九香虫：补骨壮宗筋治勃起功能障碍

《内经》认为勃起功能障碍"阴器不用"是"宗筋弛纵"的结果，与肾虚最相关，"命门弱焰不激发阳物挺举……"（《证治汇补·阳痿》）。此角药杜仲补肝肾、强筋骨，肝肾旺则宗筋荣，宗筋荣则阳道兴；淫羊藿补肾壮阳，温补命门，激发性欲，振奋宗筋；九香虫温运脾气，行滞通络，阳明旺而阳道通，性事可举。三药鼎立为角，补肾阳，壮宗筋，通阳道，治勃起功能障碍。

17. 酸枣仁－桑椹－百合：安神定志治失眠焦虑

生活节奏快、精神压力大可使心肾失调，血不养心，精不养神，心态不宁，失眠焦虑。此角药酸枣仁养心安神，敛汗益肝，为治虚烦不眠之要药；桑椹滋阴补血，乌发润肠；百合滋养心肺，清心安神。三药鼎立，安神、益精、清心，治失眠焦虑，心神不宁。此三药甘甜带酸，口感好，可制成膏剂长期服用。

18. 椿根皮－白芍－地锦草：清肠止血治溃疡性结肠炎脓血便

溃疡性结肠炎脓血便病理状态为湿热蕴肠，伤及肠络。此角药椿根皮燥湿清肠，固肠止痢；白芍柔肝止痛；地锦草收涩止血，治痢止泻。三药相配清湿热、止腹痛、疗便血。三功鼎立为角，可作为溃疡性结炎腹痛脓血便的核心组药，也可单组用之。

19. 补骨脂 – 诃子 – 山药：温脾涩肠治久泻

久泻不止关乎脾肾阳虚，肠失固摄。肾阳虚"釜底失薪"致中阳虚寒，中焦脾阳虚寒不能腐熟水谷化精微，水谷不分并走大肠则久泻不止。角药中补骨脂温补脾肾之阳而止泻；诃子涩肠止泻；山药健脾止泻。三药相配，补肾、涩肠、健脾为鼎角之势，对各种肠病久泻久痢不止者很有效。可单独应用，以制成固体剂型较长疗程的应用最为宜，也可作治久泻的核心组成配方应用。

20. 草豆蔻 – 佩兰 – 零凌香：化湿浊治口臭

口臭多缘于中焦湿浊秽气上出于口所致，欲除其臭，当除脾湿。角药中草豆蔻芳香温燥，燥湿化浊；佩兰气味芳香，化湿醒脾，除陈腐之气，清爽口气，又治脾瘅（口中甜腻）；零凌香芳香化秽浊，取其以香制臭。三药为鼎角，化湿浊除口臭，治脾胃湿浊秽气上出于口的口臭、舌苔腻者。

相畏配伍治难症

中药"七情"配伍中的相畏、相杀，是指一种药物减低或消除了另一种药物的毒副作用，即前者制服了后者就是相杀关系，后者受制于前者就是相畏关系。《神农本草经·序例》指出："勿用相恶、相反者。若有毒宜制，可用相畏、相杀者，不尔，勿合用也。"自宋代之后，提出"十八反""十九畏"配伍禁忌，"畏"就是不可配用，并将相畏具体为十九种配伍关系，如《珍珠囊补遗药性赋》录有"十九畏歌"，其中如"丁香莫与郁金见""人参最怕五灵脂""官桂善能调冷气，若逢石脂便相欺"。"十九畏"至今为临床配伍之禁忌。但笔者根据疾病证情，在临床治难症中突破了以上三种相畏配伍关系，产生了新的功能与疗效，并未出现不良反应，举案有验。

1. 郁金配丁香，治呃逆频作

"丁香莫与郁金见"，二药相畏。然而，我对情志因素引起的呃逆频发，将郁金与丁香相配，取郁金疏肝解郁，丁香温胃降逆，两者配伍疏肝气、降胃逆，治肝郁胃逆之呃逆，相辅佐其他药物，疏肝降逆作用显著。

验案实录 陈某，男，68岁，咸阳市秦都区沈家小区人。2015年7月19日初诊。自诉：6年前因"生气"后出现频发呃逆，无法自控，无规律可寻，多处治疗，曾诊断为神经性呃逆，治用多虑平、黛力新，以及中医针灸治疗，呃逆未明显缓解，呃逆过后胃脘不适，喜温。半年前做胃镜检查示：浅表性胃炎。舌淡苔白，脉弦。诊断：神经性呃逆。辨证：肝气犯胃，胃寒气逆。治法：疏肝温胃，降逆止呃。处方：郁金12g，丁香4g，柴胡10g，柿蒂15g，佛手15g，旋覆花10g，高良姜12g，香附10g，吴茱萸4g，炙甘草5g。6剂，水煎早晚服。

8月3日患者带领家人找我看胃肠病，诉：自己所患呃逆服药6剂后呃逆止，停药1周未复发。

2. 肉桂配赤石脂，治久泄不止

相畏中有"官桂（肉桂）畏赤石脂"，肉桂温补脾肾，赤石脂涩肠止泻，我对肾阳虚水谷不能正化的久泻不止、完谷不化者，两者相伍配应用。有云"釜内之热在灶薪，脾阳之根在命门"，用肉桂温肾阳，"釜底加薪"，赤石脂固肠止泻，用治脾肾阳虚的肠滑久泄，相辅佐其他健脾涩肠止泻药，可增强止泻效果。

验案实录 刘某，男，58年，咸阳市窑店镇人。2016年10月6日初诊：慢性腹泻6年。青少年时喜食冷饮，近6年来逐渐出现大便稀，每日排便3～4次，受凉后出现水样便，曾诊断为慢性肠炎、肠易激综合征，口服西药思密达、易蒙停等仍腹泻不止，中药曾用固肠止泻丸、理中丸，稍有缓解，但停药后又即泻，大便中有消化不良之食物残渣，但无黏液便，偶尔腹泻后伴有排便不尽感。两次肠镜检查示：正常。舌淡苔白，脉沉缓。诊断：肠易激综合征（腹泻型）。辨证：脾肾阳虚，肠滑不禁。治法：补肾健脾，涩肠止泻。方药：肉桂10g，赤石脂30g（先煎），党参15g，炒白术15g，补骨脂15g，肉豆蔻10g，吴茱萸 5g，诃子 20g，乌梅 20g，木香 6g，炙甘草 5g。12 剂，水煎早晚服，每服 6 剂停 2 天，继服。

二诊：10 月 20 日。患者服 5 剂大便成形，遵医嘱服完 12 剂。期间日排大便 1～2 次，无黏液便及食物残渣，偶有饱胀感。舌淡苔腻，脉虚缓。守法治疗，调整方药：上方去乌梅，加砂仁 5g，陈皮 12g，炒山药 15g。10 剂，水煎，6 剂早晚服，4 剂隔日服。

2 个月后患者前来治疗高血压，诉：腹泻未复发。

3. 人参配五灵脂，治冠心病心绞痛

十九畏有"人参畏五灵脂"，人参甘温益气，五灵脂活血化瘀止痛，我常将两者相伍，补气化瘀，治冠心病心悸气短、心前区刺痛，属心气不足、瘀阻心络者，作用良好。

验案实录 王某，男，65 岁，西安市户县大王镇人。2015 年 9 月 14 日以"气短、胸前区疼痛 2 年，加重 2 周"就诊。2 年来常感胸闷气短，偶发心前区刺痛，曾住院 2 次，诊断为冠心病、不稳定型心绞痛。治疗后心前区疼痛减轻而出院，2 周前因劳累，心前区疼痛发作，闷痛、气短，偶有胸前区刺痛，在咸阳市某三甲医院确诊为冠心病心绞痛、冠脉狭窄，住院 3 天胸痛缓解出院，求治中医。刻下见患者面色不华，唇紫暗。舌质淡暗，舌体胖，苔白，脉沉涩。辨证：心气不足，心血瘀阻。治法：益气化瘀。方药：人参 10g，五灵脂 15g，麦冬 15g，五味子 15g，丹参 20g，檀香 10g，降香 10g，乳香 10g，瓜蒌 12g，水蛭 5g。12 剂，水煎早晚服，每服 6 剂，停药 2 天。

二诊：9 月 28 日。患者胸闷、气短明显减缓，心前区疼痛发作 1 次，1 分钟左右即消失，未出现其他症状，精神好转。舌质暗，有齿痕，苔白，脉弦细涩。守法治疗，调整方药：上方去麦冬、乳香、瓜蒌，加红景天 10g，川芎 10g。10 剂，水煎服，前 6 剂早晚服，后 4 剂隔日服。之后用此方剂制成胶囊，3 个月量，每服 2 周停药 2 天。

3 个月后患者前来复诊，诉：近 3 月来心前区未出现明显刺痛，劳累、失眠后偶发轻微胸闷，余无不适。

第六部分

诊余医话

弟子询疑解惑二十问

1. 问曰：中医调治疾病的核心思维是什么？辨证论治怎样体现宏观调治，以平为期？

答曰：具有人文属性的辨证论治是中医治病的核心技术，辨证论治的核心思维是调平，即《内经》所言"谨察阴阳所在而调之，以平为期"，使失调的机体状态调归于平和，体现了人文属性的"中庸"思想。

中医学认为，疾病的发生是人与自然的外环境失于和谐，机体脏腑气血阴阳内环境失于协调而造成的；失和存在于各种病理状态中，宏观调理，使其调平，在于调寒热，调虚实，调脏腑、气血阴阳之盛衰，调人与自然的和谐性。整体调治，恢复平衡，以平为期。

《内经》是中医理论的源头，构建了辨证论治的思维框架，将疾病的发生归于机体状态的平和失调，如《内经》将寒热病理状态归于"阳胜则热，阴胜则寒"，将虚实病理状态概括为"精气夺则虚，邪气盛则实"。"病机十九条"更将各种疾病的病理状态归于病性病势的失调，对疾病的治疗以调其平，"以平为期"。如《内经》所说"谨察阴阳之所在而调之，以平为期""谨察阴阳，以平为期"，具体而言，如"寒者热之，热者寒之""实则泻之，虚则补之""陷者举之""逆者从之"，皆在以调其平，对五脏相互协调失衡从五行的生克制化理论调其平，如"虚则补其母，实则泻其子"（《难经·六十九难》）、"泻南补北"（《难经·七十五难》）。对于五脏用药，张元素在《脏腑虚实标本用药式》中说"凡药之五味，随五脏所入而为补泻，亦不过因其性而调之"，用药寒热补泻之性调其病理状态之寒热虚实，以纠其偏。对气血失和，"疏其血气，令其调达，而致和平"（《素问·至真要大论》）。依气旺生血之理，血虚者益气，使气充血旺，平衡化生；依阴阳互生之理，阴中求阳，阳中求阴，使阴阳互济，平衡化生。中医学认为，疾病的发生是机体处于失衡的病理状态，辨证论治的核心是调平，使失衡的病理状态归于平复，回归"平人"，"平人者，不病也"（《素问·平人气象论》），平人就是外与自然界和谐，内在脏腑气血阴阳平和之人。平和协调是中医辨证论治、养生保健技术的思维境界。

辨证论治是被中国传统文化承载着的诊疗技术，具有古代哲学的理论思维、道家保养生命的智慧、儒家中庸之道的德性、法家克敌攻邪的治疗思想，如"张子和医如老将对敌，或陈兵背水，或济河焚舟，置之死地而后生"（《九灵山房集·沧州翁传》），攻邪是为了匡复正气，回归"平人"。

推上而论，辨证论治的核心思维是调平，宏观调理，以平为期，使失衡的机体状态归于平复。

2. 问曰：气虚与哪些脏腑相关？补肺气与脾气有何不同？如何配伍？ 您说五脏失衡中肺与肾、脾与肝最为多见，怎样调理？

答曰：常说的气虚有肺气虚、脾气虚、心气虚、肾气虚，心气虚与心阳虚或心阴虚多并存，肾气虚指肾阳虚。临床气虚主要指肺、脾气虚。肺主气之宣肃，脾主气之运化，然补气用药二者是有区别的，肺喜温润，故补肺气宜用甘温润品如人参、西洋参、太子参、黄精、沙参之属补肺润金，以保清肃之性；未见苔腻者不用甘温燥品，燥之伤肺津。此与补脾气药有所不同，盖脾喜温燥，补脾气用甘补温运之品如黄芪、人参、党参、白术之属，甘补燥运以复升运之机；未见口渴阴伤者不用甘温润品，润之则恋湿。此外，气虚往往气不及，补气必当调气机，肺气主肃降，脾气主升发，调气机配药呈反向。如肺气虚气不肃降的咳喘，配苏子、厚朴、沉香等肃降气机止咳喘；脾气虚不斡旋升运的腹坠胀或脏器下垂，用黄芪配葛根、升麻升举脾气治下陷。

肺与肾金水相生，肺呼肾纳同司呼吸。肺虚及肾，肾不纳气则见虚喘、呼多吸少，补肺之中配蛤蚧、五味子、沉香、肉桂之属温肾纳气。肺布津而肾化液，同司水液代谢，肺不布津，津为痰为水；肾不蒸精化液，液聚为饮为水。治以上开肺调水源，下温肾助气化，肺肾两治。

脾与肝土木相关，脾土虚、肝木郁而生胀满，治当扶土抑木或扶土疏木，调理肝脾气机。脾统血而肝藏血，血液的统摄藏泄与肝脾有关，脾虚者脾不统血而肝不藏血的出血症，补脾统血要配山萸肉、旱莲草、生地炭、阿胶等阴柔补肝敛肝之品以助藏血统血才有效。

3. 问曰：组方中"动静相配""刚柔相济"的意义是什么？怎样掌握？

答曰："动静相配""刚柔相济"是处方配伍中常用的结构法则。

"静"是指阴柔沉静之品，"动"是指辛散疏达之品，如用阴柔腻重的熟地黄、山茱萸、枸杞、鹿角胶之属栽培阴血时，要适当配白术、砂仁、陈皮等疏散燥运之品。要静中寓动，动静相配。静在阴柔，静中寓动，动静相配，其一能最大限度地发挥处方滋补化生的作用；其二动补不静补，使补而不滞，消除阴柔腻重药滞胃碍脾的副作用。前人在制方配伍中特别注重动静性能与相配的问题，如李中梓所言"大抵治表者，药不宜静，静则留连不解，变生他病……治内者，药不宜动，动则虚火不宁，燥痒愈甚，故忌辛香燥热"（《医宗必读·咳嗽》），前贤之论值得借鉴。我常在补精血时，在阴柔滋补药中适当配温阳动药，使气化精血；在补营血时，在滋养阴血药中适当配辛香悦脾药，动补不呆补，使脾旺生血。

张仲景治热病后余热未清、气阴两伤的竹叶石膏汤中，性燥的半夏与阴柔的麦冬配伍，树立了"刚柔相济"的配伍典范。之后的医家在临证处方配伍时尤重"刚柔相济"的配伍法度。叶天士在医案中将"刚柔相济"配伍作为制方法度，如在《临证指南医案》中对于喘证精伤气脱的制方曰："思草木之无情，刚柔所难济，则又有人参、河车、五味、石英之属，急续元真，挽回顷刻。"故此，我们在制方中要注重"刚柔相济"的配伍，在阴阳两虚证的制方配伍中要考虑阴阳互济、平衡化生，在燥热伤阴证中要注意刚柔相济、养阴制燥。

4. 您治疗心脏病似乎时补时通无定式，愿闻其详。

答曰：看似无定式，实际有定式，只是未用心领悟罢了。心律失常以补为主，血脉病变以通为要，情志病变必壮胆气。以下谈 4 种相关辨治。

（1）治早搏水火要相济，非镇惊定志莫属　心脏病早搏、心动过速，临证以心悸、心慌为主要表现；以心阴亏损，水不济火，虚火焚心，心脏虚性亢奋为病理机制；治疗重在滋养心阴，使水以济火，用生脉饮加生地黄，"惊者平之""治惊莫若安心"（《医林绳墨大全·惊悸》），配紫石英、珍珠母等重镇定惊之品安神定志。我常用人参、麦冬、五味子、山萸肉、紫石英、酸枣仁为方，名曰济阴定悸方，治心脏病早搏、心动过速很有效。

（2）悸胆怯善惊恐，补心化痰壮胆气　有些心脏病心悸有悬空感或焦虑，抑郁惶恐不安，伴失眠，此为心虚胆怯，多并痰热扰心。心主神明，胆司决断，心虚则神摇不安，胆怯则善惊善恐，治疗首先补心壮胆气，补心用人参、茯神、五味子、远志、灵芝之属；壮胆不在补而在清痰热，以复胆温和之性，用枳实、黄连、竹茹、半夏之属。为何要化痰热？朱丹溪有言："惊则神出于舍，舍空得液则成痰。"（《医宗必读》）临证所验，补心气、清化痰热治心悸惊恐确有良效。

（3）心悸气短痰清稀，温肾通阳利水气　少阴心肾之阳协调共济，温煦脏腑，化气行水。慢性肾衰、心功能不全者，心悸气短，咳清稀痰，或见水肿。此为心阳不足，君火不温；肾阳虚寒，蒸化无权，水气凌心而发心悸；阳不化气，津凝为痰为水。如成无己所曰："心为火而恶水，水既内停，心不自安，则为悸也。"（《伤寒明理论·悸》）用人参、附片、干姜、桂枝等温心肾之阳而蒸化水气；痰积水者必须通阳气，"通阳不在温，而在利小便"（《外感温热篇》），配五苓散、车前子、白茅根通阳利小便；痰多咳嗽、喘甚者，配苏子、前胡、白芥子、沉香、五味子化痰浊，止咳喘。

（4）胸痛化痰通心络，非宽胸温通难收效　冠心病心绞痛、心前区闷痛者，心络为之瘀阻，用丹参、川芎、三七、水蛭、蜈蚣化瘀通心络，斯为正路；然心居胸中，胸廓布达阳气，心血不流畅必有胸阳不振奋，"胸中阳微不运，久则阴乘阳位，而为痹结也"（《类证治裁·胸痹》），故而化瘀通心络，必与宽胸温通心阳药相配，如用瓜蒌、桂枝、薤白、枳壳宽胸通心阳，并与檀香、降香、乳香或苏合香等芳香药宣通心气，使心胸清廓旷达，阳布痰化，化瘀通心络消除胸痛才有效。

5. 问曰：**您常说治胃病有三大纲领，是什么？愿闻您的诊疗用药经验。**

答曰：纲领者，提纲挈领也。以我之见，气滞、热郁、寒凝是三大实证病理状态，是对胃病辨证的纲领性概括，三者可独立存在，也可重叠相兼，在疾病久延损正时又与虚相关联。依据胃病三大病理状态，我提出三大证治纲领：辛开苦降开气结；清泄郁热制其酸；温补中阳治虚寒。

痞满饱胀是胃病最常见的症状之一，是寒热互结、升降失常的病理表现。其治疗常寒热并用，辛开苦降开结滞。重者用半夏泻心汤方；轻者我用半夏、枳实、黄连为方，此三味取半夏泻心汤制方意而不用其方，枳实是李东垣及清代医家消痞满常用药，饱胀加白术、砂仁。

嘈杂、反酸是肝胃郁热或湿热蕴胃的病理表现。《内经》曰："诸呕吐酸……皆属于热。"制酸在治疗胃炎、消化性溃疡中至关重要。西医学对胃炎、胃溃疡用质子泵抑制剂制酸，减少胃酸对胃黏膜的攻击是治疗的重点。中医制酸在清郁热，我常用左金丸（吴茱萸 4g，黄连 6g）加刺猬皮 15g 为核心用药；如胃脘疼痛，加白芍 30g 为戊己丸；加炙甘草 6g 又含芍药甘草汤，柔肝止痛。

胃畏寒凉饮食而胃隐痛是胃病常见的虚寒证类型，治疗总宜温中焦而散寒凝。若寒凝胃气痛甚而虚不显，或遇寒疼痛加重者，我用良附丸散寒止痛；若中焦阳气虚寒，不能斡旋温运而出现虚劳里急，胃痛以隐痛为主，用黄芪建中汤温健中宫之气而散寒止痛；若病程长、寒痛甚，良附丸可与黄芪建中汤合用。

6. 问曰：**胃痛积年不愈，病机转归是什么？又该怎样辨治用药？**

答曰：胃痛积年不愈，上述气滞、热郁、寒凝三大病理状态可能持续存在，也可能发生证态移位。病机转归大概有以下四种：

其一，伏痰宿瘀盘踞胃中，如叶天士所说"胃痛久而屡发，必有凝痰聚瘀"（《临证指南医案·胃脘痛》）。屡发胃痛，纳呆不知饥，治痰与瘀，治痰重在燥湿，消瘀必当通络。我常用半夏、贝母、砂仁、刺猬皮、丹参、檀香、九香虫为方，化痰消瘀通络。胃痛、纳呆、苔腻，可加白芥子消胃脘之痰，平中见奇，但用量不过 10g，过 10g 则胃脘不适；胃遇寒痛配良姜、香附，灼热痛配栀子、川楝子，拘挛痛配芍药甘草汤。

其二，久病入络。《灵枢·百病始生》曰："起居不节、用力过度则络脉伤。"胃病初起气滞在经，久病血伤入络，入络有络滞和络涸之别，络滞多与气滞并兼，称为气滞血瘀。胃脘久痛、胀痛或发作性刺痛，我常用甘松、佛手、香橼、丹参饮、三七为方，行气消胀，化瘀通络，痛甚配没药、徐长卿。因气虚不能运血络滞者必见乏力食少，配黄芪、党参，少佐肉桂。胃络涸滞与胃阴损伤有关，胃以隐痛为主者，多有口干、似饥不欲食，我常用太子参、麦冬、石斛、白芍与丹参饮、三七相配，养阴柔润通胃络。

其三，久病转虚滞。转虚者有脾气虚、中阳虚、胃阴虚，其虚并非纯虚，虚多与气滞、湿阻、血瘀、食积相兼夹，虚实标本相关联。气虚者困倦乏力，胃不纳而脾不运，用黄芪、党参（或人参）、白术、半夏、砂仁为核心组药，补脾助纳运；转虚劳里急胃隐痛，消瘦或见贫血，脾为太阴湿土，得阳则运，用黄芪建中汤配人参、白术之属温建中宫之气，有贫血者配黄芪、当归、枸杞补气生血。伤胃阴者胃络涸滞，见胃隐痛、口干，胃为阳明燥土，得阴则安，用前述太子参、麦冬、石斛合芍药甘草汤为核心组药；胃阴伤者多兼郁热，胃脘灼热可见，用左金丸与栀子、知母相配。

其四，转为胃癌。胃病积年不愈要做相关检查，如发现转为胃癌或有胃癌前病变迹象者（如胃黏膜内病变），当从胃癌、胃癌前病变寻治法。

7. 问曰：您治疗功能性肠病常用风药，其意义何在？如何组方用药？

答曰：李中梓曰："泻皆成于土湿，湿皆本于脾虚。"（《医宗必读·泄泻》）对肠易激综合征、应激性肠炎等功能性肠病的腹泻健脾除湿为正路，但我常在健脾除湿药中配防风、升麻等风药，有三个用意、三种用途：其一是取"风可胜湿"，如"地上淖泽，风之即干"（《医宗必读·泄泻》）。临证体会，风药胜湿止泻功胜于白术、苍术燥湿之品。其二是借风药升浮之性升腾脾阳。久泻则脾阳虚陷，用风药如孙一奎所说："益气便与升阳……用风药胜湿，以助升腾之气"（《赤水玄珠·泄泻门》）。我临床配用风药的指征是腹泻或有肠鸣，大便泡沫状，用风药荡风胜湿，鼓舞脾胃清阳之气，常以防风、升麻与葛根相配伍；受风腹泻，风陷谷道，配白芷也很有效。其三是化解肝风动荡。在肠易激综合征、应激性肠炎腹泻中，如果便前腹痛与肝风动荡有关，叶天士指出"阳明胃土已虚，厥阴肝风振动"（《临证指南医案·泄泻》），用风药化肝风与柔肝缓急相配合，我常在健脾止泻方中配防风、白芍、乌梅、木瓜化风柔肝止痛。

8. 问曰：泄泻中暴泻与缓泻的治疗有何不同？治疗用药各有何禁忌？

答曰：暴泻为邪犯肠道，清浊不分，下走大肠而致，虽有寒湿、湿热、水湿之别，但以湿热居多，如《内经》所云"暴注下迫，皆属于热"。治以祛邪调中、分离清浊为大旨，祛邪宜早，除邪务尽。我以七味白术散化裁，变通治疗各类暴泻，作用良好。基本方组成：人参10g，白术15g，茯苓15g，藿香10g，葛根15g，木香10g，黄连10g，泽泻15g，炙甘草5g。寒湿加干姜12g；发热加黄芩10g；水样便加猪苓15g，车前子15g，石榴皮30g。缓泻即慢性腹泻，以脾虚湿盛立论者居多，脾虚不运湿，湿濡肠道而泻，用药以参苓白术散为代表。然而久泻不止，有完谷不化者，为肾不固而脾不温，肠滑失禁。治疗当温补脾肾以治本，涩肠止泻以治标，尤其温肾在止泻中具有积极意义，"欲暖脾胃之阳，必先温命门之火"（《古今名医方论·八味地黄丸》），即所谓"釜底加薪"，使脾阳温水谷得以正化。我常以桂附理中丸加补骨脂、肉豆蔻、诃子、乌梅、木香、陈皮为方。

暴泻尤其是水样泻，水湿困脾浸肠，用渗利水湿"利小便而实大便"，其止泻功胜燥湿健脾；但临床渗利水湿要掌握一个度，如李用粹所说"淡渗不可太多，恐津枯阳陷"（《证治汇补》），暴泻如水，可致脱水，过用淡渗利尿使水走小肠有津脱之危、丢钾之弊，故而不可集中用太多利尿药，我常在上述七味白术散化裁方中加车前子利尿而不用五苓散全方。

泄泻久延不止，健脾利湿无功者，尤其便见完谷不化，要考虑温暖脾肾，涩肠止泻。然，用涩肠止泻药要掌握好时机，在纯虚无邪时可用，如李用粹所说"兜涩不可太早，恐留滞余邪"（《证治汇补》）；若有腹胀便滞者，用涩肠药邪不得解，而腹胀便滞加重。

9. 问曰：溃疡性结肠炎脓血便时有时无治疗困难，请谈谈您的证态治疗

经验。

答曰：溃疡性结肠炎属中医学"痢疾"范畴，时发时止称"休息痢"，病发不食叫"噤口痢"，现代研究发现此病与免疫缺陷有关，服用美沙拉嗪有效，但长期服用会引起肝肾功能损害。中医治本病有疗效优势，痊愈者不少，我从以下几个方面谈点诊疗体会。

其一，辨脓血孰轻孰重，脓重于血清肠热，血多于脓治肠络。脓血黏液便反复出现是溃疡性结肠炎治疗的难点。脓血便常出现在疾病的活动期，以湿热蕴肠、损伤肠络为病损，但脓与血并非等量齐观，治疗有区别。脓多于血者，湿热或热毒盘踞大肠，"血脉稠黏，以重药竭之"《素问病机气宜保命集·泻论》，用黄连、黄柏、椿根皮清化湿热为主，热毒甚者配马齿苋30g，湿盛配苦参15g，少配止血药；血多于脓者，热伤肠络偏重，用止血药治络，止血药以带涩性为好，收涩止血，如侧柏叶、地榆炭、地锦草、白及，血性便用白头翁30g。如病久不愈，血色暗淡，困倦乏力，可从脾统血治，用药黄芪、党参、炮姜、当归、阿胶（烊化）、地锦草、椿根皮、赤石脂。此外，古人有"行血则便血自愈"之说，其实行血不如止血。清代医家有治痢利小便忌宜之争，我认为不可利小便。

其二，脓血便时发时止，正气虚恋邪不解，温补与清肠并用。脓血便时发时止，日久不愈为休息痢，正气必损，邪恋不解，正邪胶着于病程的动态变化之中，病性表现为寒热错杂，若正胜邪衰，脓血便消失，邪盛正虚则脓血便复显。其正虚先在脾胃虚，久之及肾阳。邪恋有寒湿、湿热之别，便带血者肠络伤。若以正邪辨标本，脾胃虚弱为本，湿热滞肠为标，治疗以甘温补脾与清化肠热并用，标本兼治，甘温补脾用黄芪、人参、山药、白术、炮姜等进补中州，督发脾胃阳气；清化肠热用黄连、黄柏、椿根皮等化肠湿热，竭其恋邪。若大便白冻或赤白黏液者，为寒湿恋肠，用炙黄芪、党参、炮姜、木香之属与黄连、乌梅相配温脾化湿。若大便稀，"白脓点滴而下，或于粪尾见之，为之温脾不愈，法当温肾"（《仁斋直指方论》），温肾用附子、肉桂。

其三，把握病势滞与通，腹痛便滞当通降，泻痢不止当涩肠。溃疡性结肠炎就病势而言，有邪滞于肠，里急后重者；有肠失固摄，泻痢不止者。调肠道在通与塞之间，如叶天士所说"治痢大法，无过通塞二义"（《临证指南医案》）。当大便里急后重，宜调气导滞，重用枳实（30g），并配槟榔、木香、炒莱菔子等导滞为通，腹痛配白芍30g与炙甘草缓急止痛；大便久泻不止，宜固涩肠道，温肾固关，用补骨脂、肉豆蔻、五味子、乌梅、芡实等涩肠止泻，转通为塞，不可囿于前人"痢无止法"，便中有完谷不化配附子、肉桂之属温肾暖脾。

其四，临厕虚坐便难出，久病津伤液耗亏，增水行舟润为降。溃疡性结肠炎部分患者在疾病中后期可出现临厕虚坐，大便不出。本病在胃阳旺者湿热可化燥，气血化为脓，化燥者津亏液耗，肠失润降，"无水舟停"，大便努挣难出。不可囿于"后重则宜下"之说而妄用通导，"切戒攻积之药"（《张氏医通·痢》），强用重剂攻通则劫阴动血，大伐气津，便亦难下，明智之举重在养阴以复肠道润降，佐以清热导气，我常用玄参、麦冬、生地黄、当归、瓜蒌仁、黄连、枳实、大黄为方，也可以用《备急千金要方》驻车丸，《医学实在易》解其方曰"用黄连以驻鹿车之骤，干姜以策牛车之疲，阿胶以挽羊车之陷，当归以和精气神之散乱也"，很有意思，可加味用之。

10. 问曰：治疗呕吐您常说"安胃止呕"，愿闻安胃之法？

答曰：安胃就是随症而治，养胃和胃。对于呕吐的治疗，古人特别注重安胃，如《圣济总录》曰："治法有冷热虚实之别，要当以安其胃气为本。"叶天士在《临证指南医案·呕吐》中也提出"泄肝安胃"为呕吐治疗之纲领。胃主纳谷消食，以降为和，与脾共同纳化升清。呕吐者，胃失和降，止呕必先安胃，安胃在随症而养胃、和胃。

突发呕吐，虽有外感、内伤之不同，病性有寒中、热蕴之异，安胃在"伏其所主"。在病因治疗的同时，我常用白术、砂仁、半夏、苏梗、生姜安胃止呕有良效。"久病呕吐者，胃虚不纳谷也"（《丹溪心法·呕吐》）。安胃在补胃气或养胃阴使胃复和降。在慢性胃炎、消化不良中，食少泛恶，甚或呕吐，为脾胃纳运不健，胃失和降，用党参、白术、半夏、苏梗、砂仁等健脾安胃；胃反流，配佛手、旋覆花降气安胃；苔腻呕恶、腹胀，为湿阻脾胃，胃失和降，配平胃散燥化湿土而安胃止呕；呕而呃逆，配丁香、柿蒂温胃降逆安胃。在胃病中，见口干思饮，或饥不欲食，食入呕吐，是胃阴受伤，胃不纳食，阳明燥土，以润为降，当用甘凉润胃的太子参、麦冬、玉竹配伍半夏、苏梗等，刚柔相济，养阴安胃。2019年余曾治延安市一十二指肠炎患者，女性，40岁，呕吐3年，食入即吐，胃脘不适，口干思饮。用方：太子参15g，麦冬10g，石斛15g，姜半夏10g，苏梗10g，竹茹10g，吴茱萸4g，黄连6g，刺猬皮15g，代赭石30g（先煎），旋覆花6g。以此为主方变换治疗两月，呕吐止。

食道癌、胃癌病至后期或临终前少进流食也即吐，且吐后泛清涎、呛咳不止，此乃因食道癌患者食管狭窄难纳降，胃癌患者癌瘤阻胃不纳降。此时和降安胃难见效，有些患者逆吐秽浊仍不止，可从胃以润为降出思路，用人参、麦冬、石斛润降安胃；泛呕清水痰涎，"澄澈清冷，皆属于寒"，从肝胃虚寒治，温肝暖胃止呕吐，用吴茱萸、半夏、砂仁、生姜之属。我曾在2018年治疗宝鸡市一食管癌晚期患者呕吐不止、流食也难进，以润降暖肝安胃调治，处方：人参10g，石斛15g，姜半夏15g，吴茱萸5g，硇砂4g（研冲），苏梗、生姜3片。水煎取汁频服，呕吐止。

11. 问曰：治腹痛的辨证思维要点是什么？谈谈腹痛与西医学相关联疾病治疗。

答曰：人身背为阳，腹为阴，脏腑之中，腑为阳，脏为阴，腹部为二阴之脏（肝、脾）与三阳之腑（胃、胆、肠）、女子胞皆居之处，故腹痛涉病广泛，其辨思要先以病位明脏腑：上腹痛病在胃脘，两胁痛病在肝胆，脐腹痛病在肠与肝，少腹痛（左右腹）病在肝与肠，小腹痛（脐下）属冲任奇脉病变。腹为阴，赖阳气运，"阴寒尤易阻塞阳气也"（《类证治裁》），寒凝阳失温运者，治当温散寒凝止腹痛。不通则痛，阴脏阳腑气滞、血瘀、寒凝、热郁、湿聚皆可不通则通，治当行滞破结，以通取效。此外，"肝主痛"，肝在腹痛中占有重要地位，"诸痛皆属于肝，肝木乘脾则腹痛"（《医学心悟·卷三》），治肝柔肝，缓急止痛。肝主疏泄气机，主藏血而调血量，气血不和的腹痛与肝有关。"腹痛气滞者多，血滞者少，理气滞不宜动血，理血滞则必兼行气也"（《类证治裁》）。腹痛亦有虚证，如虚劳里急腹痛，宜温中补虚止痛，血虚不濡之，不荣则痛，补虚和营止痛。

下面再对西医学引起腹痛的疾病谈谈中医治疗。

慢性胃炎胃痉挛、消化性溃疡、胰腺炎、阑尾炎、胆绞痛、肠功能紊乱、肠梗阻等疾病都可以以腹痛为主要症状见于临床。胃炎、消化性溃疡引起的上腹痛我在以前讲过，不多赘言。胰腺炎、阑尾炎腹痛多为热毒结聚阳明，治宜解毒破泄；但二者有气滞与凝血之偏重，施治有区别。胰腺炎腹痛毒结气滞甚，上腹部闷痛而胀、拒按，用清热解毒的败酱草、蒲公英、栀子等与大黄、枳实相配破毒结，青皮、川楝子、延胡索、丹参、桃仁、红花行气破瘀血。阑尾炎转移性右下腹痛毒与瘀结聚者居多，用红藤、蒲公英、大黄与牡丹皮、赤芍、桃仁、红花相配，破泄毒瘀结聚。胆结石、胆囊炎引起的胆绞痛为热郁于胆，胆道不通，治当泄热利胆，泄胆热宜用金钱草、黄芩、栀子之属，必用大黄荡肠通腑，腑通则胆利，并配柴胡、郁金、枳壳、川楝子、延胡索等疏肝胆行气止痛。炎性疾病腹痛，多为邪郁化热，热盛成毒，壅滞于腑；由于病变部位不同，其症亦异，但解其毒都必用大黄苦寒通下，荡涤胃肠，使腑通热泄，大黄用量以便通且稀为到位。

肠功能紊乱以脐周疼痛居多，时痛时止，多为肝旺克脾，腹气郁滞，气滞及血。我常以白芍 30g、枳实 30g 柔肝破气调气血，并配三棱、莪术增强破泄之功，痛甚配川楝子、延胡索，腹痛得温则减者加乌药 15g、小茴香 6g 寒散止痛，局限不移的腹痛可配五灵脂、桃仁。不全性肠梗阻腹痛、大便细而难下，以破泄通降为法，方用枳实、三棱、莪术、青皮、大黄、当归、槟榔、炒莱菔子之属，痛甚者配川楝子、延胡索，但破泄药枳实必须重用（30g 以上）。妇女经前小腹痛以寒客胞宫居多，用川芎、当归、乌药、小茴香温经散寒止痛，痛甚配川楝子、延胡索，月经有瘀块配泽兰、蒲黄、刘寄奴化瘀止痛，月经量多配焦艾叶、棕榈炭、益母草调经止血。

12. 问曰：内伤头痛变化多端，请谈谈您的辨治思维与用药经验。

答曰：中医治头痛有外感内伤之分，二者皆与风有关，外感风在经，内伤风滞络，治外感头痛辛通疏散，治内伤头痛调肝通络。头为诸阳之汇，位高气清；风为天之气，来去疾速，易摧高位；头受风于颠顶之上，唯风者可达。故我治头痛不论外感内伤，皆用川芎、蔓荆子、细辛散风止痛。

风气通于肝，内伤头痛与风有关，有肝寒、风火、风痰之变，又有血虚、气虚，因虚受风头痛。

肝寒头痛即《伤寒论》中的厥阴头痛，厥阴寒气上冲颠顶，头痛吐涎沫，用吴茱萸汤加代赭石与上述川芎、蔓荆子、细辛痛可止。

风火头痛有五志过极、肝郁化火，风火上冲犯脑头痛，用平肝息风药如天麻、钩藤、白蒺藜、决明子、蔓荆子与重镇潜阳药如龟甲、生龙骨、生牡蛎、代赭石相配，如叶天士所曰"身中阳化生风，非发散不解，非沉寒可清"（《临证指南医案》）。又有肝肾亏损，水不涵木，肝阳化风上犯于脑的头痛，以滋阴药如龟甲、生地黄、白芍、女贞子与化风阳的夏枯草、天麻、钩藤、白蒺藜配伍。此外，不论是上述风火头痛还是阴虚风阳头痛，皆多涉络，可配僵蚕、制南星、蜈蚣化痰通络有效。风火头痛可与高血压病血压升高有关，止头痛要时时关注血压值的变化。

风痰头痛多为五志过极、肝风旋起、风阳夹痰带瘀凝滞头络，疼痛较剧、时发时止，血管神经性头痛多为风痰头痛，我有止头痛方（组成：川芎、白芷、蔓荆子、细辛、僵蚕、制南星、蜂房、蜈蚣），用于治疗神经性头痛每取捷效。

头痛虚证往往是因虚招风，风犯阳经脑络，如妇女行经期头痛，往往为营血亏虚，风窜经络，我常用黄芪四物汤合上述止头痛方（去蜂房），效果良好。劳累头痛气虚受风，头痛缠绵，遇劳加重，或有焦虑失眠，治以益气疏风，如王肯堂所曰"气血俱虚头痛者，于调中益气汤（李东垣方：黄芪、人参、甘草、苍术、柴胡、橘皮）加川芎、蔓荆子、细辛，其效如神"（《证治准绳》），我用此王肯堂经验方去苍术、橘皮加白蒺藜、酸枣仁，对劳累过度、紧张焦虑引起的头痛确有著效。

13. 问曰：鼓胀治疗中如何把握水积、气滞、络瘀治疗的轻重缓急？并谈谈您的三期治疗用药经验。

答曰：鼓胀为气血凝聚，阻塞水道，肝脾受损所致，肝损络瘀是气滞、络瘀、水停病理链中的核心环节，化瘀通络有利于气行水利；但鼓胀证情复杂，气阴精血亏耗一直存在，中后期腹大撑急、肿胀尿少是给患者带来的最大痛苦，消胀利水刻不容缓。故临床需要思考的是如何使胀消水利，当腹水势缓，胀势减慢后方可不失时机地软肝通络并补养气阴。我软肝化瘀通络常用鳖甲、丝瓜络、当归、桃仁、䗪虫之属，但须注意的是化瘀不可过猛，或以丸散剂峻药缓用，也常配旱莲草、三七粉止血化瘀药以防络破血溢的内脏出血。

鼓胀先有胀而后停水，早期腹胀肝木伐脾，脾气壅遏则生胀，当疏肝气而运脾气，疏肝用柴胡、郁金、青皮、木香，腹胀或见痛者配三棱、莪术；运脾当补运健运，用党参、白术、厚朴、大腹皮补运行气消胀满。病至中期腹胀膨隆，其胀不唯在气滞，水与气相裹，腹水出现。我经常说行气可利水，但当鼓胀出现腹水时行气健脾腹水难撼动。腹水轻而尿少者，可在疏肝运脾药中配车前子、葶苈子、泽泻、猪苓之类淡渗之品疏利水道。但当水势洪而腹大坚满，小便量少者，用商陆、二丑，甚者可用大戟、芫花开隧逐水，着力克伐，商陆、二丑各用至10g也无妨，而大戟、芫花量不可大，研末单味用1.5g温水冲服，用后水泄（腹泻）胀减即停用。若水迫于肺喘急者，配葶苈子、桑白皮宣肺利水气。

鼓胀后期胀势可稍减，但阳乏阴耗，肝脾受损渐为突显，如面黄神疲，腹胀大，按之如气裹，治疗当匡正消蛊，补脏虚以培本、理气利水以治标。脾虚突出者，用人参、白术、砂仁、厚朴、苍术、大腹皮补运脾气而消胀；形体消瘦、唇紫口干、手心热阴虚突出者，用鳖甲、枸杞、熟地黄、女贞子、旱莲草与前述行气疏利药相配育阴利水。鼓胀后期先伤阳而继伤阴，加之久用利水伤阴在所难免，在病情稳定时育阴利水消胀要坚持服用一个时期。鼓胀早中期肝木伐脾，随后气虚及阳，脾肾阳虚，腹胀满而入暮尤甚，神疲怯寒，肢冷浮肿。在疏肝理脾消胀或育阴利水消胀方中配附子、肉桂等温阳利水，使水出自然。

14. 问曰：眩晕的病机要领是什么？谈谈眩晕与西医学相关疾病的中医药治疗。

答曰：眩晕者，头晕目眩与风有关，风象在脑，风动在肝。前人论眩晕有

"无风不作眩""无痰不作眩""无虚不作眩"之说。风有风火、风痰之变,其风多是在肝肾脾亏损的基础上,脏腑失衡化为风火、风痰。风火多缘于肝肾亏损,阴不恋阳,阳亢化风火盘旋于脑而眩晕。风痰多在于脾湿生痰引动肝风,风卷痰上扰清空而眩晕。纯虚证的眩晕多见于清阳不升,精气不能上奉于脑而作眩晕。我治眩晕就是以风火、风痰、清阳不升三条主线辨证治疗,由于风性多变,眩晕在这三条病理主线上又有痰瘀窜络、损血伤营、髓海不足等证候变化而横生枝节,辨治慎守病机,灵活多变。

中医治疗西医学明确诊断的眩晕用药是有区别的。高血压眩晕以风火之变居多,以天麻、钩藤、夏枯草、白蒺藜、菊花清化风火为主;顽固性高血压眩晕,用桑寄生、杜仲、怀牛膝等平补肝肾功盛于滋补肝肾,并须配川芎、地龙、郁金等痰瘀并治。脑动脉硬化、椎-基底动脉供血不足眩晕、腔隙性脑梗死眩晕以风痰之变居多,用半夏、白术、天麻、僵蚕、白蒺藜清化风痰,并配丹参、葛根、水蛭等化瘀通络;颈椎病眩晕配葛根、姜黄、羌活、鸡血藤疏通太阳经气;脑供血不足、低血压眩晕多为清阳不升,用补中益气汤配平肝化风药。眩晕血脂高者配泽泻、郁金、槐米;动脉硬化可配鳖甲、海藻、昆布软坚散结,软化血管壁。耳源性眩晕与眩晕综合征是眩晕中比较重的,突发眩晕,天旋地转,站立不稳,或恶心呕吐,以风痰引起者居多,治疗重在化风痰。张洁古说:"厥阴、太阴合病,名曰风痰……"痰生于脾,风动于肝,风阳卷痰上旋于脑,犯及清阳则作眩。化痰息风止眩以半夏、白术、天麻、僵蚕、白蒺藜、泽泻为主,上病治其中,犹兵法所云"击其中坚则首尾自溃",使痰化风息而木静;眩晕呕吐配代赭石;耳胀者配夏枯草、石决明、川木通、路路通,清化风火通耳窍。

15. 问曰:西医学排便障碍从中医学"便秘"论治为何疗效不显?您如何治疗排便障碍?谈谈用药经验。

答曰:中医学的"便秘"包含了排便障碍,但不等于排便障碍,以热结、冷积、肠燥等论便秘者居多,治疗以泻下导滞、润肠通便为主。西医学所说的排便障碍也称出口型排便障碍,是由于肛门直肠的感觉式动力异常引起的肠道功能性疾病；表现为少有便意或频频便意，但便滞难出，不少呈"挤牙膏样"排便；若按便秘治，一味通腑通便，不但很难奏效，而且会使便更稀。

中医学认为，排便障碍是大肠传导失司，腑气不降所致。重用枳实、槟榔、炒莱菔子通腑滞促排便（枳实用 30 ～ 40g，炒莱菔子用 30g）；沉香 4g（后下）下气；肺与大肠相表里，大肠的通降赖以肺气的肃降，故用瓜蒌仁 15g 肃肺润肠，有利于腑气通降。一般而言，上述药物配组，可以使气降便通，但也有用之便不下者，当升发脾气，脾气升而胃气降是胃肠运动的原动力，胃肠传导失司常与脾气不升有关，尤其是排便无力或排便难下，腹有坠胀感者，据"欲降先升"之理，配黄芪、白术、葛根、升麻升举脾气，其中白术可用至 30 ～ 50g，升麻 6g，使脾气升而腑气降，腑气降则大便出。也有大便细而难出且不成形，此腑气不通降与脾虚失健运同时存在，上述导滞通便药再配三棱、莪术破结导滞，配党参、炒白术、陈皮、木香等健脾止泻；便稀甚者也可配补骨脂、肉豆蔻等通中寓涩，健脾固涩实大便。高龄便秘者，配肉苁蓉补肾润肠通便。有因恐惧、紧张排便久蹲难下，此与惊恐伤肾、肝郁肠滞有关，配桑椹子、黑芝麻、合欢皮、青皮、决明子之属补肾疏肝。

16. 问曰：谈谈慢性阻塞性肺疾病咳、痰、喘不同病理状态的证治用药经验。

答曰：慢性阻塞性肺疾病（简称慢阻肺）是一组气道阻塞性通气功能障碍疾病，包括慢性支气管炎、阻塞性肺气肿、合并肺心病等。临床以咳嗽、咯痰、气喘、进行性气急为症状特征。在久患咳喘中，痰是阻塞肺气、引起咳嗽气喘的核心病理；在久病正虚中，先伤肺而续损肾。肺虚肾不纳气是气短、喘急病重难愈的根本原因。在慢阻肺的病程中痰阻肺气与正气渐损并存，虚实因果相关联。

发作期多为复受外感引动伏痰使"肺之壅"，然肺壅有寒热之异。受寒饮冷，寒痰阻肺者，咳嗽胸闷，咯痰清稀，或上气喘急，用药辛宣温化肺寒。辛宣开肺用麻黄、紫苏为最好，麻黄开腠而平喘，紫苏散寒而利肺；温化寒痰用干姜、细辛、半夏；配苏子、前胡、紫菀、款冬花肃肺止咳。肺受邪热，热痰壅肺者，发热咳嗽，痰黄而稠，或上气喘急，用药辛寒清化肺热。喘急者用辛甘大寒的石膏与辛温开腠的麻黄及杏仁相配，清肺平喘；喘不甚而咳嗽痰黄者用桑白皮、地骨皮、黄芩、浙贝母、枇杷叶清肺化痰；发热者可配鱼腥草清肺热。此外，我总结治咳用紫菀、款冬花、百部，治喘用麻黄、苏子、白果，胸闷气急用苏子、厚朴、前胡，可参考用之。

缓解期痰喘消减，气虚明显，动则喘甚。肺气虚无力主呼吸是通气不足，残气存肺的关键所在。治疗当补虚培本与宣肃肺气并用，标本兼治。补虚培本在于补肺健脾纳肾气。补肺气用生晒参、黄精、沙参等甘温润养之品以合肺喜温润之特性；肺虚及脾，子盗母气，使脾虚生痰，见痰咳不止者，用白术、半夏、陈皮、茯苓、前胡健脾化痰；若气短而喘，动则喘甚者，肺不主气，肾不纳气，用蛤蚧、五味子、肉桂、沉香等温肾纳气，紫石英镇纳平喘；病至后期气短而喘，三脏之补尤当补肾，如林珮琴所说"喘由外感者治肺，由内伤者治肾"（《类证治裁·喘》）。

慢阻肺迁延不愈，肺气壅阻痰带瘀，病损脏衰痰带水。痰带瘀者痰阻肺气，瘀凝肺络（如慢阻肺肺纤维化），咳喘气短，胸闷唇青，或痰中带血者，补肺益肾治肺络，在上述补肺肾、化痰浊药中配地龙、川芎、丝瓜络、全蝎化瘀通肺络；见咯血者用白及、三七、藕节止血补肺络。当出现咯清稀泡沫痰、胸闷气短不足以息者（如慢阻肺、肺心病心、衰），为痰水积肺、心阳不振，用人参、干姜、五味子温心肺之阳，或用人参、附子、桂枝振奋心肾之阳，也可配葶苈子、车前子利水。

17. 问曰：胃痛反复发作的原因是什么？请您谈谈证态治疗经验。

答曰：偶尔突发胃痛多因饮食、情志、受寒等原因引起胃痉挛，有胃病史者屡发胃痛是胃病未彻底治愈使然。痛因寒凝滞，久痛多为虚，屡发胃痛，滞损交夹。寒凝气、气凝经、血凝络、热凝郁、燥凝津，皆可致胃痛。治胃痛宜散凝通滞为大旨，但通滞当兼补其虚。我提出以下 5 种散凝止痛法。

（1）寒凝胃痛喜温按，温散寒凝偏温补　因寒而胃痛者，寒凝胃气，临床有实寒与虚寒之分。实寒拒按胃痛甚，用良姜、香附、丁香散寒凝；虚寒喜按胃隐痛，用黄芪建中汤（炙黄芪30g，肉桂6g，白芍15g，饴糖30g，炙甘草5g）温中补虚治胃痛；中阳虚寒久痛者，可将上两方合用；受风胃痛为"风陷虚谷"凝胃气，加白芷、徐长卿散风止痛。

（2）气滞凝经胃胀痛，行气散凝调气机 气主经，血主络，胃胀而痛为气滞凝经，痛及胁肋与肝气有关。散气凝用金铃子散（川楝子、延胡索）合丹参饮（丹参、檀香、砂仁）加甘松、香橼为主方。嗳气、呃逆为胃失和降，配佛手、旋覆花；胃寒呕逆配丁香、柿蒂；胃痛因情志诱发，加郁金、玫瑰花疏肝解郁；气滞胃痛，畏寒凉饮食者配良姜、香附以散寒止痛；口苦、灼热配栀子、川楝子。

（3）瘀凝胃络多刺痛，消散瘀凝兼柔肝 胃痛初发气凝在经，久痛血瘀入络，入络者胃以刺痛与固定不移的疼痛为主。散瘀凝常用丹参饮合失笑散（蒲黄、五灵脂）为主方。肝主痛，气滞胃痛与肝之疏泄失常有关，血瘀胃痛与肝失柔和而乘脾有关，故配芍药甘草汤（白芍30g，炙甘草6g）柔肝缓急止痛；也有叶天士所云"胃痛久而屡发，必有凝痰聚瘀"，配刺猬皮、没药、煅瓦楞子、贝母散瘀消痰。

（4）热郁胃痛多嘈杂，清泄郁热需制酸 胃病在活动期多以郁热为表现。《素问·至真要大论》曰："诸呕吐酸……皆属于热。"胃痛"初病气结在经"（《临证指南医案》），但当胃阳旺时气郁从热化，或温热蕴郁皆可形成郁热胃痛。郁热胃痛必见嘈杂、反酸、胃脘灼热，或有口干，治以苦泄辛疏、清胃开郁，我常以戊己丸（黄连、吴茱萸、白芍）合金铃子散加刺猬皮、炙甘草为方，用于胃痛嘈杂、反酸每获捷效。此外，清泄胃热当柔肝，如丁甘仁所说"治肝宜柔，治胃宜通"，上方中用白芍、炙甘草为芍药甘草汤即是此意，柔肝缓急，节制肝阳也可配乌梅。

（5）口干胃痛燥凝津，滋中寓通养胃阴 胃病迁延日久必有虚，其虚不是中阳虚寒，便是胃阴亏虚。胃喜润恶燥，此与脾喜燥恶湿恰恰相反，寒湿伤脾阳，湿热伤胃阴，胃阴受损胃燥不释津，胃络涸滞，见胃脘隐痛、口干舌燥、食少泛恶、消瘦；治当甘凉滋润释胃津。我常用自拟滋阴养胃汤（太子参、麦冬、石斛）合丹参饮滋养胃阴释津止胃痛，泛呕配半夏刚柔相济和胃气，隐痛不止配芍药甘草汤柔肝缓急止痛。

以上按胃痛的病理状态提出5种治法，但临床中各种病理状态之间并不是孤立的，多关联相兼、虚实并见。如患者明明诉胃脘灼热，但又有畏寒凉饮食，此仍平素胃寒之躯，在疾病的活动期出现了郁热的病性特征，要清泄胃热，不避其温，温中阳与清胃热并用。又如胃脘痞满、饱胀的气滞胃痛，又有郁热之灼热、反酸、嘈杂可见，治当辛开苦降与清泄胃热并用。此外，胃炎疼痛见胃黏膜内瘤变或肠上皮化生者，配藤梨根、黄药子、半枝莲、莪术、枸橘之属解毒散结抗癌药，须提醒的是，黄药子在逆转胃癌前病变中我屡验疗效很好，但可引起肝损害，以15g为量，疗程不可超过两周，或间隔两周再用。

18. 问曰：癌症后期您为什么强调纳谷进食，怎样促进纳谷进食？

答曰：中医学认为"纳谷则存，绝谷则亡"，强调纳谷进食在重危病症中的重要性。肿瘤后期，癌瘤肆虐浸润转移，机体正气衰败，患者胃口极差，此时不可寄希望于癌瘤消散而继进抗癌药，也没必要大进补剂扶正寄希望于正复可抗癌。人以胃气为本，有胃气则生，无胃气则亡，癌症后期无不有脾胃衰退，胃不纳而脾不运，食欲极差，水谷无以化精微，外征形消肉脱，内症化源告竭，故而促进纳食进谷，延续生命最为关键。

促进纳食进谷主要是恢复脾胃的纳化功能，其治疗途径有三：其一是甘温健脾助纳运。见神疲不欲食，苔腻者，用人参、白术、半夏、砂仁、枳实、炒莱菔子之属补健脾气和胃气，促进纳谷进食。其二是润胃之涸助纳降。朱丹溪曾说噎膈"因血液俱耗，胃脘亦槁"（《脉因证治·噎膈》），见口干舌燥，食难下，强食则欲呕，津耗胃涸润为降，用生晒参、麦冬、石斛、玉竹与半夏、白蔻仁配伍滋养胃阴助纳谷进食。脾气虚与胃阴涸俱有者，宜气阴双补助纳运。以余临床所见，养阴润胃促进纳食作用优于健脾气。其三，开结导滞畅谷道。食道癌、贲门癌、贲门失弛缓，欲食而哽噎食难进者，开结聚、润枯涸、导滞畅谷道促进纳食进谷。我用威灵仙、石见穿、姜半夏、枳壳宣壅开结聚，沙参、麦冬、石斛、玉竹之属滋胃释津润为降，枳实、槟榔、炒莱菔子、神曲、半夏推荡消导扬谷气。尤其癌症患者常腹胀便不畅，或久卧少动无便意，为谷粕传导不利，为积为滞不思食，导滞畅谷道促进纳食为有效。需要提示的是，癌症患者不欲食也不可一味消食促进食，当以恢复脾胃纳运功能为治疗重点。

19. 问曰：类风湿关节炎与骨性关节炎有何不同？谈谈您对病态治疗的辨治用药经验。

答曰：类风湿关节炎和骨性关节炎是临床最多见的致残率较高的关节病变，都有关节疼痛、僵硬，后期关节肿大或畸形。然类风湿关节炎初起邪滞经，后期涉络损骨，以小关节受累为主，关节晨僵，指关节梭形变；骨性关节炎病初即邪损骨滞络，以髋、膝关节受损为主，关节摩擦感（音），后期肌肉萎缩、关节无力、跛行。我仅根据病理状态谈点用药体会。

（1）病初发宜乎宣通，用乌头不畏其毒　此两种关节炎，病初发邪滞经也可入络，尤其是类风湿关节炎风湿瘀并存，以疼痛为主者治在宣泄温通，余用药：千年健15g，威灵仙15g，透骨草20g，索骨丹15g，白花蛇1条，祛风通络止疼痛作用好。关节红肿配络石藤、忍冬藤清热除痹痛。关节疼痛剧烈用制乌头类，"大辛大热释寒凝"（《医宗必读》），乌头毒性大，犹奇才有怪癖，止痛作用优，不必畏其毒，注意久煎，剂量掌握在15g以内不会引起中毒。此外，用乌头也不必避其热，只要关节疼痛剧烈，不论寒热皆可用。

（2）关节肿大消痰凝，虫类搜风通络脉　关节疼痛迁延日久，湿凝痰、血凝瘀，痰瘀凝滞关节，关节肿大变形，僵硬疼痛，也可痰凝水停出现关节腔积液。此症多见于类风湿关节炎中后期，骨性关节炎早中期即可见此症。我常用制天南星10g，穿山龙10g，千年健15g，白芥子10g，僵蚕10g，伸筋草20g，木瓜15g，蜈蚣2条，水煎内服，名为天龙消肿止痛方；也可用生天南星15g，络石藤30g，透骨草20g，粗粉加醋蒸热外敷痛处。久痛不止邪入络，"非草木之品所能宣达"，唯以虫类药搜剔，如蜈蚣、白花蛇、地鳖虫之属，如叶天士所说："辄仗蠕动之物松透病根"（《临证指南医案》）。此外，关节肿痛也可仿用伤科治肿用药，伤科治肿重在化瘀，痹病治肿重在祛湿，可配外伤科常用的刘寄奴、苏木、乳香、没药、地鳖虫、血竭之属化瘀消肿止痛。

（3）寒凝骨骱温肾阳，补髓润筋强筋骨　在骨性关节炎肿中，风寒湿瘀滞经入络，久则损骨而邪入骨骱，关节肿大畸变、僵直，行走关节无力、跛行，骨损及肾，督阳虚寒，寒入骱，疼痛持续。制止病情发展，"防残"要从温壮督阳着手，用鹿茸、骨碎补、巴戟天、淫羊藿与搜剔通络药白花蛇、蜈蚣、鸡血藤配伍，温壮督阳，通络止痛。肾藏精而主骨生髓，肝藏血而主筋育络，对腰酸腿软、关节无力、僵直，肌肉萎缩，或骨质疏松，我认同骆龙吉的"髓少筋燥"论，骨髓空虚，血不养筋，用龟甲、鹿角胶、桑寄生、千年健、木瓜填精补髓，强筋健骨。

20. 问曰：糖尿病阴虚燥热论被大多数医家认可，您对糖尿病的发病机制有何新的见解？您提出补脾"散精"滋胃阴、久必损肾固肾精治糖尿病，如何用药？

答曰：中医治疗糖尿病依据中医学"消渴"论治，从"三多一少"的临床症状立论于"阴虚燥热"，分三消论治；然临床中 2 型糖尿病多发于中老年人，"三多一少"症状并不典型。人过中年，脾肾渐虚，脾气散精失职，肾气固精失常，谷精不能充分转化为精微而游溢血中、渗漏尿中，见血糖升高、尿中见糖。脾不散精输津济胃，阳明胃土从燥化，燥热又以耗伤津液为代价，多见口渴。故而在糖尿病发病中，多数患者脾气胃阴两虚存在于整个病理中。核心病机是胃腑燥热，脾不散精、肾不固精，不能发挥调节利用血糖的作用。

我认为糖尿病的病理状态是脾虚胃燥久伤肾，脾气不散精，胃燥必伤阴，故而补脾气、养胃阴是其基本治法。2 型糖尿病有些患者见乏力、口干渴者，可藉此凭证气阴两虚，有些无症状者依据发病机制也可推断存在有气阴两虚，用黄芪、人参、山药、黄精为益气养阴核心用药，其中黄芪、山药当重用（30g 以上），黄芪补脾气散精，山药补脾气固精。口干思饮也有脾虚不布津、津液不上承故口干，升脾津用葛根与黄芪相配，升发脾胃清阳之气而生津止渴。脾不输精济阴于胃，胃土燥热伤津，胃热多食、口干思饮，用天花粉、生地黄、知母、玄参等，甘凉润胃；饥饿感明显，配玉竹、知母、熟地黄养阴清胃；胃火盛口苦而干，用黄连、玄参；见苔腻、口中有异味，谷精不能转化精微凝变为湿，输转谷精化湿浊用苍术、白术、砂仁、薏仁之属，《本草纲目》载："消渴，饮水不止，以薏苡仁煮粥疗之"。此外，糖尿病中后期面色晦暗，肢体麻木，此为气虚不运血，阴虚燥滞血之故，适当用牡丹皮、赤芍、川芎化瘀药，肢麻配鸡血藤、蜈蚣。

糖尿病气阴两亏，久必损肾，伤肾者必先伤肾阴继伤肾阳。伤肾阴者相火妄动，所谓"壮火食气"，用熟地黄、山萸肉、黄精、知母、黄柏等滋肾阴而泄相火；伤肾阳者肾之固封失常，谷精失守漏于尿中见蛋白尿，补肾阳可用附子、肉桂温肾阳，尿频或尿中见蛋白者用怀牛膝、覆盆子、沙苑子补肾固精摄蛋白。余认为糖尿病治脾散精重在补脾气，养阴重在滋胃阴，补肾重在固肾气。《内经》曰："辛以润肾。"用肉桂配知母、山萸肉等消除尿糖有一定作用；尿中有酮体从肾浊论治，用猪苓、黄柏、黄连、菖蒲化浊毒。

悬壶诊悟十二则

一、脾胃病四诊合参，望舌尤重

中医通过四诊合参获得临床辨证资料。《灵枢·本脏》曰："视其外应，以知内脏，则知所病矣。"但四诊在反映病理属性上是有侧重的，在我看来，"切脉辨虚实，望舌辨寒热"。"舌为胃之镜、脾之候、心之苗"，望舌最能反映脾胃的功能状态。有苔为实，主湿主滞；无苔为虚，主阴虚。舌苔白腻且厚，或者灰白且润者主湿浊；舌苔黄浊或黄白相兼则主湿热；舌质红为脾胃有郁热之象；舌质淡多为虚寒；舌淡少苔或无苔为气阴俱伤舌象；舌暗有瘀斑提示胃络有瘀血；舌红苔黄燥为阳明燥热；舌苔发黑为寒湿秽浊，或病情危重。但见舌红、少苔、口干，便认定患者存在胃阴亏虚的一面，治疗当及时滋阴养胃。对病情复杂者，辨舌参考问诊才能做出准确的诊断。若见舌红有苔，再问有无口渴，若渴不欲饮，则有太阴脾湿，阴伤湿盛；若舌红少苔，渴而欲饮或饥不欲食，则病偏阳明胃腑，胃阴受伤。

望舌之外，又通过闻诊、问诊常进一步测知病情，通过听声音则知患者有无嗳气、呃逆、太息等胃气逆滞的表现；患者诉口臭，常脾胃有湿热；诉口黏为湿浊中阻；诉口苦则肝胆有湿热；诉口咸为肾经有虚火。问诊常能明确病情之轻重、病势之顺逆、病性之所属，并可获得关于疾病更多的信息，尤其是疾病发生的时间、诱因、症状及西医诊断和治疗情况，以及平时的生活习惯、饮食嗜好等，这些对疾病辨证具有重要的参考价值。譬如患者诉胃痛，若是隐痛多为中阳虚寒，若为胀痛多为胃气郁滞，若是刺痛必有瘀血阻络，若为灼痛多为胃有郁热，若因进食生冷突发暴痛多为寒凝作祟。胃痛喜按为虚证，胃痛拒按为实证。这些不可不详细问之，不问便难知，有医生不让患者开口，便述病情如何，实乃故弄玄虚不靠谱。余曰"望舌辨寒热"，斯知病证之大体，要达到精准辨证，还要参合四诊。

二、治胃痛屡发通滞与柔肝

"治胃宜通，治肝宜柔。"（《丁甘仁医案·呃逆》）胃主降，宜通不宜滞，滞则痛；肝主痛，宜柔不宜旺，旺则痛。胃病胃痛屡发与胃滞、肝旺最相关，治疗以通滞与柔肝为要务；通滞有调气机、通胃络、散寒凝、泄郁热，痛涉肝者柔肝制木。我在临床中梳理出四种行之有效的证态治疗。

其一，胃病久延不愈，多先伤胃气，继损中阳，阳损则寒生，中寒则痛。何以见得？我从临床所见，不少胃病患者都畏冷食凉饮，胃脘部常怕冷风，即便有烧心、口干苦，或反酸等胃热症状，照样不敢进寒凉饮食，进之则胃痛易发。这是胃素有阳损生寒的虚寒证缘故。可以认为，不少胃痛的病理基础是中阳虚寒，若寒凝胃气胃痛明显者，用良附丸、香橼皮温胃散寒止痛；寒与虚并见，用黄芪建中汤温建中宫之气而止痛；胃受风而痛是"风陷虚谷"，用徐长卿、白芷辛温散风止痛。

其二，前人有"久痛寒必化热"之说，临床确实如此。因胃属阳明，阳气隆盛，邪郁胃最易化热，在中阳虚寒、胃寒怕凉的同时，胃炎活动期可见胃脘灼热、口干等胃热阴伤的迹象。林珮琴提出："火郁致痛……当苦辛泄热"（《类证治裁·胃脘痛》）。在温散寒凝的同时，只要见有烧心、反酸、口苦者，从久痛寒化热、郁火犯胃论治，配用左金丸、栀子苦辛泄热，形成温散寒凝止痛与清泄郁热止痛的组方格局，止痛确有疗效。

其三，治胃痛通滞罔效当柔肝，肝主痛，林珮琴说："因肝乘胃而脘痛者……当辛酸制木"（《类证治裁·胃脘痛》）。在情志引发胃痛、胃痉挛性痛可痛及两胁，此乃肝气郁勃，横逆犯胃，疏肝不及柔肝，酸入肝，配芍药甘草汤酸、木瓜甘化阴，柔和肝体，节制肝阳，缓急止痛作用好。

其四，叶天士曰："胃痛久而屡发，必有凝痰聚瘀"（《临证指南医案》）。当从痰瘀治，治痰当通阳，可用肉桂 6g 配丹溪海蛤方（海蛤壳 20g，瓜蒌 10g），加浙贝母 15g；治瘀当通络，用刺猬皮配没药，刺猬皮化瘀通络止痛且可制酸，我最喜用。胃痛尤其是空腹痛、夜间痛，用刺猬皮止痛最有效。痛甚者再配三七粉 4g（冲），胃胀痛配九香虫 5g。胃癌疼痛在辨证施治中加全蝎 5g，蜈蚣 2 条，通络止痛且可抗癌。

三、胃病"胃易涸"，养阴功胜益气

我对慢性胃炎提出过滞损交夹病机学说。调治主张补虚行滞。"太阴湿土，得阳始运，阳明燥土，得阴自安，此脾喜刚燥，胃喜柔润也"（《临证指南医案·卷二》）。由于脾胃的生理特性不同，脾易湿，胃易涸，胃病调补有甘温补脾与甘凉润胃之不同。我临床认为，胃病邪滞于中、胃阴伤者居多，阳明胃腑阳气隆盛，最易化热伤阴，慢性胃炎在活动期口干思饮、饥不欲食最为常见，故而我治胃病处处关注胃阴之盛亏、胃气之和降，补虚行滞处处顾护胃阴，如治疗慢性胃炎、消化性溃疡、食道炎时，只要见有口干、烧心、舌红少津，便

为胃阴亏损，用自拟方养阴益胃汤（由太子参、麦冬、石斛组成）甘凉滋润先养胃阴，并随机配组相应药物。胃主润降，对食管炎、反流性胃炎、胃食管反流等病以养阴益胃汤配佛手、旋覆花、苏梗等以润为降。对胃癌咽食困难者，根据"凡噎膈证，不出胃脘干槁四字"（《医学心悟·噎膈》）及"以热伤津液，咽管干涩，食不得入也"（《医碥·反胃噎膈》）之说，常以润降胃气，促进纳食进谷获效。

此外，补脾胃之虚以我临床体会，"益脾气尚易，育胃阴恒难"，气虚者补气几剂就能见效，而阴虚者养胃阴需恒守一个较长的疗程。

四、再谈半夏泻心汤治疗痞满

1. "寒热互结"实乃阳明热而太阴寒

半夏泻心汤是张仲景治疗少阳证误下伤中"心下痞"的名方，后世医家对其应用不限于误下伤中，大凡气机中阻、湿热内蕴、痰热内结等，只要出现痞满、肠鸣下利都可用。《中医内科学》教材将萎缩性胃炎归入胃痞，半夏泻心汤为治疗主方。对痞满的病机，医家的共识是"寒热互结，气机中阻"。然而，令人费解的是寒热如何互结的呢？我认为与脾胃的生理特性有关：脾与胃共居中焦，胃属阳明燥土，阳气隆盛，受邪易热化生热；脾为太阴湿土，阳气易亏，受邪易化湿生寒。此即章虚谷所谓"人身阳气旺，即随火化而归阳明；阳气虚，即随湿化而归太阴"（《医门棒喝》）。所以，不论是张仲景所谓少阳证误下伤中，或是脾胃受邪伤湿、气滞食积等，都可导致阳明热而太阴寒，寒热互结于中，气机升降受阻，形成心下（胃脘）痞塞、满闷不舒的胃病常见感受。气机升降失常则见肠鸣下利。

2. 半夏泻心汤治痞满的历史衍化

张仲景创制半夏泻心汤，其性能配伍在辛开苦降、平调寒热、开结除痞，治疗"心下痞"、肠鸣下利。并以此方变化出生姜泻心汤、甘草泻心汤、黄连汤等系列方。金元·李东垣在半夏泻心汤的基础上去黄芩，加枳实、白术、厚朴、麦芽等衍化为消痞除满、健脾和胃的枳实消痞丸，去半夏加黄芩、姜黄、泽泻、猪苓、白术、枳实、厚朴为健脾利湿、消胀除满的中满分消丸（二方出自《兰室秘藏》）。元·危亦林将半夏泻心汤去人参、干姜加枳壳、桔梗、瓜蒌衍化为辛开苦降，宽胸除痞的枳壳桔梗汤（出自《医世得效方》），治痰热互结之痞满。清代《广温热论》中的加减半夏泻心汤以半夏、黄连、黄芩为主药，配滑石、通草、竹沥、姜汁清热除湿，化痰和胃，用于湿热内蕴痞满等证。吴鞠通的半夏泻心汤去参草姜枣加枳实生姜方、半夏泻心汤去姜草加枳实杏仁方（出自《温病条辨》）治阳明温病，痞满呕吐。至于《霍乱论》中的连朴饮、蚕矢汤也是在半夏泻心汤的基础上去人参、干姜，配伍栀子、滑石、通草、蚕沙、木瓜、菖蒲等组成，清热利湿和胃，治湿热内蕴，腹满吐利。

3. 半夏泻心诸方临床应用指征

由此可见，半夏泻心汤随着历代的衍化，功能由原来的寒热并用、开结除痞，发展到清热祛湿、开结消痞，清热除痰、宽胸除痞，清热利湿、和胃止泻等，但制方原理总不离仲景辛开苦降、平调寒热、开结除痞的体现。目前应用最多的是慢性胃炎痞满、急性胃肠炎呕吐腹泻，我对胃食管反流性咳嗽也长用半夏泻心汤化裁治疗。临床应用要抓住"邪阻中焦、胃失和降、痞满吐利"三要素。我治慢性胃炎痞满、饱胀取半夏泻心汤制方意，用半夏与黄连辛开苦降，平调寒热，吸收金元及清代消胀除痞用枳实之经验，用半夏、黄连、枳实组成消胀除痞方，只要见胃脘痞满、饱胀皆用之。

五、和降胃气化毒瘀治 Hp 相关性胃炎

胃主纳降，脾主升运，气机的升降是脾胃的重要功能。当 Hp 滋存于胃，邪毒蕴郁，先伤胃气，壅胃碍脾，继伤胃络，瘀凝胃络。不论是阳明旺邪从热化以嘈杂、烧心、口苦、苔黄，湿热易见，还是太阴虚邪从湿化以脘腹胀满、纳差、苔腻之候，一般都有饱满、嗳气、呃逆等胃气郁滞，失于和降的证候表现；即使有胁肋胀、肝气郁或腹胀满，脾气虚都会影响到胃气的和降。故而认为毒瘀滞气是 Hp 相关性胃炎的核心病机。

治疗 HP 相关胃炎在清化湿热毒邪、化除胃络凝瘀的同时，尤注意和降胃

气，是我治本病的基本思维。清化湿热常用黄连、黄芩、半枝莲、蒲公英等具有解毒作用的清湿热药；有胃痛者，化胃络凝瘀常用朱砂七、丹参、三七、刺猬皮；降胃气常用枸橘、佛手、苏梗之属。例如治刘某案，女，58岁，兴平市茂陵镇人。2013年5月10日以胃脘胀满、疼痛4年，加重伴嘈杂1个月为主诉就诊。患者自诉有慢性胃炎病史4年，间断服药，病情时轻时重，经服西药三联药物及中药症状未见全消除。近1月因饮食不慎出现胃脘胀满、疼痛、嘈杂、烧心。咸阳市第一人民医院做胃镜检查示：慢性萎缩性胃炎，胆汁反流；病理检查示：中度不典型增生（胃窦），Hp（+++）。从毒瘀交阻，胃气郁结辨治，以具有解毒化瘀、行气散结功效的金果胃康胶囊（由太子参、半枝莲、枸橘、朱砂七等组成，陕西中医药大学附属医院院内制剂）口服，每次6粒，每日2次，饭前半小时温水送服，连续服用6个月，其间因乏力加服参芪冲剂1个月。12月6日复诊，患者胃痛、饱胀、烧心消失，偶有嗳气，Hp（-）。复查胃镜：慢性萎缩性胃炎（轻度）；病理检查：慢性萎缩性胃炎。

六、两种特殊类型胃炎的诊疗体会

疣状胃炎与肥厚性胃炎两种类型慢性胃炎虽不及浅表性胃炎、萎缩性胃炎常见，临床表现也缺乏特异性症状、体征，但毕竟有胃黏膜相的不同特征，治疗应当有区别。我认为此两种特殊类型胃炎与常见慢性胃炎一样，都具有滞损交夹的病机特点，治疗大法皆宜补虚行滞。但由于胃黏膜相的微观病态不同，治疗同中有异。

1. 疣状胃炎补虚行滞，兼散结解毒

疣状胃炎又称隆起糜烂性胃炎、痘疹样胃炎，国外常称痘疹型胃炎，属于一种特殊类型胃炎。其特点是再发性或持续性胃多发性糜烂，原因不明，镜下见到特征性疣状凸起，中心凹陷，有糜烂。由于疾病迁延日久，其正必损，因虚致实则邪滞留，从而形成滞损交夹的病理状态，用补虚行滞大法。言其补虚，在疣状胃炎中临床所见以气阴两虚为主，且偏重于阴虚居多，补气阴我常以人参、麦冬、黄精、白术之属，口干阴伤明显配石斛、知母养阴润燥，倦怠气虚

明显配黄芪甘温益气。行胃之滞，嘈杂、反酸为热郁，用左金丸配刺猬皮清热郁，胃痞满、饱胀为气滞，用半夏、枳实、黄连、佛手、甘松消痞散结行气滞。纳呆苔腻用砂仁、苍术、白术化湿滞，胃隐痛、口干，胃阴虚络涸，用养阴益胃汤（组成：太子参、麦冬、石斛）合丹参饮滋阴释津润络滞，此乃补虚行滞而调之。对于胃镜下胃黏膜相疣状改变从病理形态学上微观辨证，隆起为结滞，糜烂为毒损，故而并兼散结解毒，配枸橘、浙贝母之属破散结聚，山慈菇、半枝莲、刺猬皮解毒制酸。

2. 肥厚性胃炎补虚行滞，兼消散痰滞

肥厚性胃炎是慢性胃炎中属不常见的特殊类型胃炎，是以一组胃黏膜皱襞增厚并伴有肺源性蛋白质丢失而导致的低蛋白血症为特征的综合征，胃黏膜襞粗的原因可能与慢性炎症刺激有关。临床症状表现没有特异性，胃炎的症状也不典型，往往以无规律的上腹饱胀、胃脘不适、隐痛、嗳气，或消化不良的症状表现为多见。慢性肥厚性胃炎包括罕见的巨大肥厚性胃炎。病理状态同样具有滞损交夹的特征，治疗大法补虚行滞。但肥厚性胃炎其虚偏在脾，很少涉及阴虚，脾气虚运化不及，虚中必兼滞，其滞在气滞、湿聚、痰凝为著，很少出现瘀血凝滞。其病久延，谷不转精先滞气，见胃脘常胞胀、嗳气；津凝为湿则纳呆、少食、苔白腻；湿聚为痰，痰附胃壁胃皱襞增厚，碍胃气则纳呆、嗳气。故而我补虚常用黄芪、党参、白术、茯苓、砂仁等益气健脾助运化；半夏、枳实、黄连辛开苦降，消痞散结。病发于饮食不慎，见嗳腐泛恶，用半夏、枳实、莱菔子消食滞；思虑忧愁，情志抑郁，用柴胡、郁金、合欢皮疏肝解郁。无饥饿感，配白术、砂仁、木香健脾助运；有口干呕恶不欲食者，半夏配麦冬、玉竹刚柔相济，和降胃气养胃阴。在阳虚之体，其虚多中阳虚寒，补虚用黄芪建中汤温建中宫之气。对胃黏膜皱襞增厚的微观辨治，从痰附着胃腑思考，消散痰滞用浙贝母、海蛤壳、瓦楞子之属。由于气不顺则津凝为痰，可配半夏、陈皮、木香顺气化痰。

七、纵擒摄宣治便滞与便稀并见之肠病

纵擒摄宣是我提出的调治病势滞与泄相反状态的一种施治组方法度，具有固摄与宣泄反向调节作用。纵擒摄宣就是调节脏腑功能的太过与不及。气运不及，纵泄而宣，使其张之；气运太过，固擒而摄，使其固之；从而使脏腑功能相反的病机态势归于平复。

在结肠炎、肠易激综合征、肠功能紊乱等肠病中，存在有便滞与便稀并见者不少。如在上述几种肠病中常可出现大便溏稀同时又有排便不畅。此乃脾肾虚肠道不固则大便溏稀，邪气壅腑气不降则排便不畅。若着眼稀便，用涩肠止泻则便滞更甚；若立足于便滞，用通腑导滞则泄泻加重。施之良策，唯用纵擒摄宣法，涩肠与导滞并用。我常用枳实、槟榔、酒大黄纵以通腑导滞；白术、肉豆蔻、乌梅、赤石脂擒以涩肠止泻。要强调的是，运用纵擒摄宣法当审时度势，一般疾病早期多湿热滞肠，治当导滞纵之，扭转病势由滞为通，不宜擒之；后期脾肾虚弱阶段，正虚恋邪而少滞，肠滑谷流，治当涩肠擒之，扭转病势由通为固，不宜纵之。只有在虚实夹杂、正邪交加的缠绵阶段，便稀与便滞同时出现者，方可擒而固肠与纵而通滞同时并举。

八、失眠健忘如何交通心肾

《张氏医通》说："健忘者，俱责之心肾不交。"《古今医统大全》云："有因肾水不足，真阴不升，而心阳独亢，亦不得眠。"可见心肾不交是失眠、健忘的主要病机之一。心降液，液中有真气；肾升气，气中有真水。心阳乃君火，可下温于肾使肾气不虚寒；肾阴乃真阴，可上济于心使君火不独亢。心肾水火的上下交通是心神内藏、神守于舍的重要条件。故余治失眠、健忘注重于交通心肾，使心肾水火升降协调。

追溯交通心肾治失眠：古方有肉桂配黄连的交泰丸温肾清心、交通心肾，天王补心丹滋阴补心、两调心肾，黄连阿胶汤滋阴清心调心肾，皆立足于心肾水火之交通，使心神内藏。至于《冷庐医话》中夏枯草配半夏亦谓交通心肾，

以至于后来对单味药物如夜交藤、远志治失眠皆有交通心肾之说。我治心肾不交失眠的核心组药是交泰丸配酸枣仁、夜交藤、珍珠母、琥珀、灯心草、远志，治心肾不交健忘的核心组药是人参、龟甲、菖蒲、远志、合欢皮。《冷庐医话》中交心肾的夏枯草、半夏在血压高者配入。至于菖蒲常用于安神方中，人们亦解释为交通心肾，此药具有和胃化痰、芳香化浊作用，与其说交通心肾治失眠倒不如说是和中调升降，所谓"上下交病和其中"，如张锡纯所说"俾胃气调和顺适，不失下行之常，是以能令人瞑目安睡"（《医学衷中参西录·医案讲义·不寐病门》）。

九、抑郁症治疗中的疏肝气与展阳气

人与社会的和谐性受到现代文明的挑战，生活节奏的加快、社会竞争的激烈，使抑郁症发病越来越多。由于肝司疏泄的重要功能在调畅情志，故而人们将抑郁症从疏肝调治者居多。我将抑郁症分为三种病理状态，采用疏肝气、展阳气兼化痰的调理方法。

1. 肝气疏达不及

肝喜条达，若情志不遂，郁愤不解，郁遏肝气，表现为抑郁寡欢、胸膈不畅、不思饮食者，用柴胡、郁金、合欢皮疏达肝气以顺肝性。肝在志为怒，当怒无所泄，疏泄太过，郁滞化火，表现为急躁易怒、心神不定、失眠少寐者，用柴胡、白芍、玫瑰花、白蒺藜、栀子、琥珀平肝解郁，清心安神。

2. 阳气郁遏不展

病发于情志不遂，心志压抑，表现为神情俱伤、精神萎靡、寡言疑虑、闷闷不乐，心事沉重、胆怯恐惧者，此乃思虑日久，阳气郁遏不伸。《内经》曰："阳气者，精则养神。"阳气郁伤，少阳阳气不发，少阴君火不明，此种情志忧伤为患，肝藏魂、胆主谋的功能低下，以人参、黄芪、白术等补气药与柴胡、郁金、合欢皮相配舒展阳气；若精神萎靡，嗜睡少语，可配附子、肉桂振奋阳气；若胆劫恐惧从肾治，肾在志为恐，用淫羊藿、巴戟天温肾阳，人参、竹茹化痰壮胆气。

3.痰气迷阻心神

抑郁症只要有心志障碍、思维混乱、情绪不稳，不论何种类型，都存在痰气迷阻心窍，配菖蒲、远志化痰浊，开心窍；属痰热者，配竹茹、天竹黄、胆南星之属化痰热，开心窍。肝为刚脏，在志为怒；脾为湿土，在志为思。抑郁症郁怒忧思发病者与脾亦有关，尽管脾虚症状可不明显，但配人参、白术、砂仁等"先安未受邪之地"。

十、癌症中晚期的扶正气与开胃口

癌症进入中晚期，不论是何种癌症，都存在癌体增大、扩散转移、嗜血耗气，以及化源枯竭、胃土虚败、进食渐少。此时的治疗不可寄希望于癌瘤的消失而浪进破结解毒抗癌药，而要发挥中医整体调治、局部稳定（癌瘤稳定）的作用。所谓整体调治，是我所强调的扶正气、开胃口，以延续生命。扶正气是中医治疗癌症的重要策略，所谓"扶正可以抗癌，筑墙可以防寇"。癌症损正气以持续性耗阴伤气为主，中晚期肝肾并损，包括化疗抑制骨髓引起的血象下降、困倦乏力、口干思饮，扶正益气养阴血用黄芪、人参、灵芝、生地黄、当归等，并配白术、砂仁处处健脾化湿。肝肾亏者精不化血，阳不化气，见气衰神疲、畏寒肢冷、倦怠无力、面色黧黑、贫血、低蛋白出现，用人参、鹿茸、枸杞、淫羊藿、巴戟天之属补肝肾，益精血。癌症后期病情变化莫测，补虚扶正的同时治随证变。如肿瘤阳郁化热的发热用鳖甲、青蒿、银柴胡养阴退热；肺癌咳嗽气短配蛤蚧、五味子、沉香补纳肺气；胃癌疼痛配刺猬皮、蒲黄、五灵脂化瘀止痛，呕吐用小半夏泻心汤和胃止呕；肠癌不全性梗阻用三棱、莪术、枳实等通降腑气。

癌症晚期脾胃虚败，胃不纳而脾不运，进食极少，或根本不欲食。《灵枢·绝谷》曰："平人不食饮七日而死者，水谷精气津液皆尽故也。"癌症患者的纳食状况是判断疾病进退的标志。因此，如何开胃口、促进食是延续生命的关键。此胃不纳谷进食非消食导滞能见效，也非健运脾胃能胜任，唯在补脾胃使中焦健旺而纳谷，补健中焦有甘温益气与甘凉滋胃之不同，依我临床体会，用生晒参、麦冬、石斛、玉竹之属配白蔻仁、炒莱菔子润胃降气、开胃口、助纳谷功胜于甘温进补。盖胃喜降，得润则补，润降胃气可恢复纳食进谷功能。

十一、前列腺增生治疗中的温肾与固肾

前列腺增生是中老年男性最常见的疾病，以进行性排尿困难为主要症状表现。前列腺增生引起尿路梗阻，随着梗阻的程度加重可以引起尿潴留。我以为本病是中年男性随着增龄肾气渐虚，痰瘀凝结，梗阻尿道所致。其肾气虚为本，痰瘀凝结、阻滞排尿为标，若以病因与症状论标本，则痰瘀凝结为本，排尿困难为标。治疗以标之急为要，有排尿等待或小便余沥不尽者，用路路通、冬葵子、石韦、滑石疏通小便，配麝香、沉香疏导开闭。散痰瘀凝结抗增生我用山慈菇、三棱、莪术、荔核，是否能缩小增生的前列腺尚不能肯定。但在温肾与固肾药的选配上深有体会。肾主水，寓元阳，肾阳对小便有双向调节作用，既能助气化而利尿，又可固封藏而缩尿。用补肾药因证而选，在排尿困难、余沥不畅时选配乌药、桂枝、小茴香之属温肾助膀胱气化，改善排尿困难功胜于单纯用疏通小便药；而对尿频、尿急、夜尿增多或急迫性尿失禁，当用桑螵蛸、益智仁、覆盆子补肾涩精缩小便。

十二、谈雾霾伤肺的中医防治

雾霾是空气中因悬浮着大量的烟、尘等微粒而形成的灾害性天气现象。近些年雾霾的出现在我国北方局部地区越来越频繁，成为呼吸道严重的致病因素之一。雾霾是中医外感六淫之外的又一个因现代空气质量恶化而产生的外源性致病因素。

雾霾的发生多在秋冬少雨少风的季节，秋为肺令当行，患病与肺相关。肺为娇脏，肺气与天气相通，肺喜清恶浊，只受得清肃之清气，受不得吸入之浊气。当雾霾通过呼吸吸入于肺，滞呼吸而损肺气，肺失清肃而出现气短、咳嗽，有气管炎、哮喘者可出现胸闷、气喘。雾浊（可理解为尘微粒）附着肺络，久之则会导致肺纤维化，出现胸闷气憋。

根据雾霾伤肺的致病特点，雾霾的防治以补气、肃气、生津为主。我在此推荐两个防治雾霾的处方：一为补肺汤（《永类钤方》），由人参、黄芪、熟地黄、五味子、紫菀、桑白皮组成，适应于雾霾伤肺的气短、咳嗽、胸闷；另一为都气丸（《医宗己任篇》），由地黄、山萸肉、干山药、泽泻、茯苓、牡丹皮、五味子组成，可去牡丹皮加红景天，适应于雾霾肺伤及肾的气短、虚喘，或平素喘咳之人雾霾的防护。

总之，雾霾多出现在北方秋冬少雨、少风的时令，其邪为多具有燥邪的特点又非燥邪的雾浊之邪，雾霾的预防以做好环境保护，改善空气质量，减少雾霾灾害性天气的出现为主。中医防治雾霾用药注意两点：其一，补气当肃肺，肃肺有利于肺司呼吸，可消除气短、咳嗽、胸闷等症状；其二，见咳嗽莫急于用敛肺止咳药如诃子、乌梅等，以免肺气遏而津不布，闭门留寇，不利于附着肺络的雾霾微粒随肺气的宣肃而排出。

难治病辨治医案 30 例

一、胃食管反流症案

陈某，男，64 岁，陕西省汉中市汉滨区人。2017 年 10 月 17 日初诊。

主诉：食物反流两年，伴反酸、烧心。

现病史：两年来患者反复出现食物反流，餐后胸骨后灼热，夜间偶尔有食物反流口中，曾在汉中心医院诊断为"胃食管反流症"，经西医、中医治疗疗效不明显，现上述症未改善，反酸、烧心存在，口干、口苦、不欲饮，少寐梦多。舌质淡，苔黄腻、少津，脉弦。

辨证：阴虚胃热，气机上逆。

治法：养阴清胃，和降胃气。

方药：太子参 15g，麦冬 10g，石斛 15g，吴茱萸 4g，黄连 6g，刺猬皮 15g，佛手 15g，旋覆花 10g，瓜蒌 10g，栀子 10g，炙甘草 5g。15 剂。水煎，早晚服，服 5 剂停 2 天，继服。

二诊：12 月 5 日。服上药后患者反酸、胸骨后灼热明显缓解，反流现象消失。追诉大便不成形 10 年，近期加重，呈糊状便，日行 3～4 次，便前腹痛，凌晨口干、口苦甚，睡眠差，梦多。舌淡苔白，脉弦细。辨证：阴虚胃热，脾虚肝旺。治法：和胃降逆，泻肝固肠。方药：太子参 15g，麦冬 10g，吴茱萸 4g，黄连 6g，刺猬皮 15g，佛手 15g，旋覆花 10g，白芍 30g，炒白术 15g，陈皮 12g，防风 10g，补骨脂 15g，肉豆蔻 10g，乌梅 20g。12 剂。水煎，早晚服，服 6 剂停 2 天。

12 月 20 日询诊：患者胸骨后症状消失，反流现象未再出现，大便已成形，软便，日行两次。问可否停药，嘱：可停药。

按语：胃食管反流症食物反流与反酸、烧心往往同时存在，治反流必须先和胃制酸。《内经》病机十九条曰："诸呕吐酸……皆属于热。"故先用左金丸合刺猬皮清泄郁热而制酸；胃以降为和，佛手、旋覆花和降胃气。若疾病久延多伤气阴，临床往往伤阴重于伤气，润降制反流功胜于补气，故配自拟滋阴益胃汤（太子参、麦冬、石斛）恢复胃以润为降之功能。

二、胃癌前病变案

案一：伏某，男，53 岁，河北沧州任丘市石门桥人。2019 年 10 月 22 日初诊。

主诉：间断胃脘胀满 2 年余，伴嘈杂半年。

现病史：患者平素喜饮酒，饮食无规律。2 年来自觉胃脘胀满、隐痛、嘈杂不适，偶反酸、烧心、食欲不振，近半年嘈杂明显、隐痛加重，恶寒凉饮食，口干。2019 年 7 月 25 日在北京大学第一医院做胃镜检查：慢性萎缩性胃炎（C-2），反流性食管炎（LA-A）；病理检查：（胃角、胃窦）中度慢性萎缩性胃炎伴小凹上皮细胞增生，部分腺体中、重度增生性肠化。经治疗症状改善不明显。舌质暗苔白滑，脉弦。

辨证：中阳虚寒，毒瘀结胃。

治法：温中养阴，解毒和胃。

方药：高良姜 12g，香附 10g，太子参 15g，麦冬 10g，枳实 15g，吴茱萸 6g，黄连 6g，丹参 15g，檀香 5g（后下），砂仁 5g（后下），莪术 15g，山慈菇 15g，守宫 5g，炙甘草 5g。16 剂。免煎颗粒，服 6 剂停 2 天，继服 5 剂，最后 5 剂服 10 天。

二诊：11 月 12 日。患者胃脘痞满、嘈杂均明显减轻，食欲增强，偶有反酸、嗳气、便干，口稍干，耳鸣。舌暗苔白，脉弦。法药有效，医不更法，调方：炙黄芪 20g，肉桂 6g，白芍 15g，吴茱萸 4g，黄连 6g，刺猬皮 15g，枳实 30g，藤梨根 20g，乌骨藤 15g，麦冬 10g，佛手 15g，白蔻仁 5g。15 剂。免煎颗粒，早晚服，每服 5 剂停 2 天，后 5 剂服 10 天，共服 22 天。

三诊：12 月 24 日。患者胃脘嘈杂、胀满、反酸消失，晨起嗳气，胃有凉感。舌淡苔白，脉弦。上方去乌骨藤，加人参 10g，莪术 20g。15 剂。免煎颗粒，早晚服，每服 5 剂停 2 天，后 5 剂服 10 天，共服 22 天。

此后调理两次，从补气养阴、解毒和胃调整，以三诊方药为主，并服金果胃康胶囊（太子参、枸橘、黄药子等组成，院内制剂）2 周量。于 2020 年 5 月 8 日在华北石油管理局医院复查胃镜示：慢性萎缩性胃炎（轻度）。病理检查示：（胃窦）轻度慢性萎缩性胃炎。

案二：王某，女，55 岁，陕西淳化县教育系统职工。2011 年 9 月 4 日初诊。

主诉：间断性胃脘嘈杂、疼痛 15 年，加重 3 个月。

现病史：15 年来患者常感觉胃脘嘈杂不适、胀满疼痛，偶尔反酸，曾做胃镜检查示：慢性萎缩性胃炎。近 3 个月胀满、嘈杂、疼痛明显，伴烧心、呃逆、口干口苦、身困乏力。舌淡，苔白腻，脉沉细。1 周前做胃镜检查示：慢性浅表性、萎缩性胃炎伴糜烂，Hp（++）；胃角胃幽门区病理检查示：黏膜中度慢性萎缩性胃炎伴有局部低级别上皮内瘤变，并有中度肠化。

辨证：气阴不足，湿热毒结。

治法：益气养阴，清热解毒。

方药：党参20g，石斛10g，麦冬10g，吴茱萸4g，黄连6g，刺猬皮15g，栀子10g，半夏10g，莪术20g，枸橘15g，藤梨根20g，半枝莲15g，炙甘草3g。15剂。水煎，早晚服，每服5剂停2天，最后5剂服10天。

二诊：9月26日。患者胃脘灼热疼痛、嘈杂明显减轻，时有痞满，食后饱胀、口干口苦，困倦乏力好转，食欲增强。舌淡苔白，脉缓。治法：滋养胃阴，散结消痞。调整方药：麦冬10g，石斛12g，黄连6g，半夏10g，枳实15g，刺猬皮15g，香橼15g，黄药子15g，莪术15g，半枝莲20g，炙甘草5g。18剂。水煎，早晚服，每服6剂停药2天，最后6剂每晚服1次。

三诊：11月28日。二诊方药服6剂后，患者胃脘灼热、疼痛消失，偶有食后饱胀，夜间口干口苦，精神好转，饮食正常。复查胃镜示：慢性浅表性胃炎。病理检查示：胃角黏膜中度慢性萎缩性胃炎。

按语：痰凝阳明燥土与瘀血凝滞胃络从而导致胃纳脾亏、升降失常，是不少胃癌前病变具有共性的病理特征。用黄药子、藤梨根等破痰瘀毒结；其一，与调胃功能药配伍，如案一痞满用半夏、枳实、黄连辛苦开泄消胀满，嘈杂用吴茱萸、黄连、刺猬皮、栀子清泄肝胃郁热；其二，此病多有积年累月病史，久病多虚，此两例虚在气阴，都有太子参、麦冬、石斛之属养阴益气；破邪调胃与滋阴养胃相兼顾，有效地逆转了癌前病变的病理改变。

三、溃疡性结肠炎案

路某，男，42岁，陕西省渭南市蒲城县人。2017年9月7日初诊。

主诉：腹痛、黏液脓血便反复发作3年余。

现病史：3年多前患者突然出现腹痛欲泻，便带脓血，在西京医院检查诊断为溃疡性结肠炎，给予口服美沙拉秦等药物治疗病情反复。刻下症见：腹痛、黏液脓血便日 3 次，便稀，排之不畅，便后腹痛减，伴口干思饮，身困乏力。7 月 8 日做肠镜检查：溃疡性结肠炎中度活动期；病理检查：乙状结肠形态符合溃疡性结肠炎。舌淡，苔白腻，脉沉细弦。

西医诊断：溃疡性结肠炎。

辨证：脾肾阳虚，湿热蕴肠，伤及肠络。

治法：温阳益脾，清化湿热，收涩止血。

方药：①内服方：肉桂 6g，炙黄芪 20g，党参 20g，白术 15g，炮姜 15g，黄连 10g，白及 15g，侧柏炭 30g，地锦草 15g，白芍 30g，枳实 30g，槟榔 10g，甘草 6g。12 剂。水煎，早晚服。②灌肠方：椿根皮 20g，赤石脂 30g，儿茶 10g，地锦草 30g，白及粉 10g（撒于煎好药汁中）。6 剂。水煎，100mL 包装分 3 包，保留灌肠，每日 1 剂，分 2 次用。嘱：停服美沙拉秦。

二诊：9 月 21 日。患者腹痛减轻，黏液脓血便偶见，大便成形，排便顺畅，日 4～5 次。舌淡，苔黄腻，脉弦。辩证：脾肾虚寒，湿热滞肠。调整方药：炙黄芪 30g，肉桂 6g，炮姜 12g，白芍 30g，白术 15g，炒黄芩 10g，马齿苋 30g，椿根皮 15g，白及 15g，侧柏炭 30g，乌梅炭 30g，炙甘草 6g。12 剂。水煎，早晚服。

三诊：9 月 28 日。患者腹痛减轻明显，腹泻消失，排便顺畅，偶带黏液，日 1～2 次。舌淡苔白，脉缓。守法治疗，调整方药：肉桂 6g，党参 20g，白芍 30g，炮姜 15g，黄连 10g，木香 10g，白及 15g，白芍 15g，地锦草 20g，炙甘草 5g。12 剂。水煎，早晚服，服 6 剂停 2 天，继服。

四诊：10 月 12 日。患者腹痛消失，大便正常，未见黏液及脓血，饮食正常。舌淡苔白，脉沉细弦。上方去白及，加黄芪 30g，椿根皮 15g。6 剂。水煎服，每晚服 1 次。嘱：服药结束后复查肠镜。10 月 20 日电话告知，肠镜检查示正常。

按语： 溃疡性结肠炎脓血便反复发作者，湿热恋肠伤络，湿滞便脓，络伤便血，证情寒热常错杂。我总结其证候特点与治法如下：黏液便湿热蕴肠邪在经，脓血便湿热伤肠邪入络；湿热滞肠重清化，寒湿腹痛在温化，久泻便溏补脾肾，排便滞涩通腑气。此案久病寒热错杂，制方用肉桂、黄芪温脾肾，暖气血；椿根皮、马齿苋等清化湿热，寒热并治；地锦草、白及止络血。守病机变换用药，坚持治疗月余而愈。

四、排便障碍案

郝某，男，70岁，住山东临沂市沂水县双城路。2011年11月10日初诊。

主诉：排便困难6年余。

现病史：6年来患者逐渐出现排便困难，像"挤牙膏一样"排便，晨起后频繁排便10余次，便细难出。在多家医院诊治，曾作排粪造影、肛管压力测定、气囊逼出等检查，诊断为出口梗阻型排便障碍、耻骨直肠肌综合征等，说法不一，各种治疗效果不佳。每次排便延时30分钟以上，仍有排不净感，排便时左下腹隐痛，便后稍缓解，恐惧排便，困倦乏力。舌淡红，苔白，脉虚缓。

辨证：肾虚气滞，腑气不降。

治法：补肾润肠，导滞通便。

方药：肉苁蓉30g，当归15g，生地黄30g，玄参20g，瓜蒌仁15g，白芍30g，木瓜15g，枳实30g，槟榔15g，炒莱菔子30g，酒大黄10g，合欢皮15g，炙甘草4g。12剂。水煎，早晚服。

二诊：12月17日。患者左下腹疼痛减轻，排便稍感通畅，仍有窘迫感，日排便7～8次，便稀，偶带黏液，小腹仍坠胀，饮食增加，尿频，便后头昏，困倦乏力。舌淡红，苔薄黄，脉虚偏缓。初诊疗效不佳，从小腹有下坠感所悟，有脾气虚陷，脾气不升则胃肠不降，从升脾升阳、通降腑气调治。方药：黄芪30g，党参15g，白术30g，升麻6g，葛根15g，肉苁蓉30g，当归15g，三棱15g，莪术15g，枳实30g，槟榔15g，炒莱菔子30g，白芍30g，炙甘草6g。12剂。水煎，早晚服。

三诊：12月30日。患者电话诉：大便窘迫感缓解，始觉排便较前通畅，日排便3～5次，未见黏液便，腹痛明显减轻，小腹坠胀好转，便后头晕。舌淡红，苔薄白，脉虚缓。守法治疗，治以升补脾气、通腑导滞，调整方药：黄芪30g，党参15g，白术30g，升麻6g，枳实40g，三棱15g，莪术15g，槟榔12g，炒莱菔子 30g，肉苁蓉 15g，白芍 30g，酒大黄 6g，炙甘草 6g。18 剂。6 剂水煎，早晚服，12 剂免煎颗粒，服至大便畅通后可每晚服 1 次。

四诊：2018 年 1 月 13 日。患者排便通畅，日排便 2～3 次，窘迫感消失，首次大便成形，偶有小腹隐痛，坠胀感减轻，精神好转，食量增加。舌红苔白腻，脉沉细。守法调药，三诊方去三棱、莪术、白芍，加当归 15g，青皮 10g。10 剂。水煎，每日服 1 次，服 20 天巩固疗效。

按语：排便障碍主要是由于盆底肌协调障碍或大便困难引起的排粪便障碍，又称为出口梗阻型便秘，中医治便秘以通腑为主，有寒下、润下、导滞攻积诸法。此案排便障碍大便次数多、滞涩明显，从"气秘"治，首诊治以补肾润肠、导滞通腑未显功，详询之有小腹坠胀感，脾升则胃（肠）降，幡然醒悟，从脾胃升降理论出发调整方药以升脾气、通腑气而显效。

五、克罗恩病案

王某，女，47 岁，住咸阳市秦都区思源北路。2020 年 3 月 9 日初诊。

主诉：便血伴脐腹疼痛两年余。

现病史：2019 年初出现脐腹发作性剧痛、便血。5 月 6 日在西安西京医院住院确诊为克罗恩病、继发贫血。做小肠镜检查示：回肠多发溃疡，疑似克罗恩病；病理检查：回盲部炎性活动，黏膜急慢性炎细胞浸润，局部肉芽组织增生。住院治疗两周便血止而出院。从 2019 年 5 月起先后住院 8 次，并多次输血，腹痛时发时止，便血未断，并有双膝关节疼痛。近日便血量多，腹痛。舌淡，苔薄黄，脉弦细。

辨证：脾不统血，肠滞络伤。

治法：补脾统血，止血止痛。

方药：黄芪 30g，人参 10g，炒白术 15g，炮姜 15g，白芍 30g，乌药 12g，百合 20g，灶心土 30g（先煎），生地炭 20g，仙鹤草 30g，地锦草 20g，旱莲草 10g，白及粉 5g（冲），乌贼骨 20g，炙甘草 5g，12 剂。水煎，早晚服，服 6 剂停 2 天，继服。

二诊：3月23日。患者大便肉眼未见出血，腹痛肠鸣减轻，脐腹胀，精神好转，睡眠差，入睡困难，夜间耳鸣，面色㿠白。舌淡苔厚，脉沉细。守法治疗，调整方药：上方去灶心土、仙鹤草、旱莲草、乌药、百合，加阿胶10g（烊化），当归10g，枳实30g，夏枯草10g，夜交藤15g。12剂。用法同前。嘱：用药结束后查血常规。

三诊：4月13日。患者大便呈浅咖啡色，偶尔肠鸣，耳鸣、睡眠好转。4月8日血常规：RBC 2.20×10^{12}/L；HGB 53g/L。舌淡苔白，脉弦细。辨证：气虚血亏，血不归经。方药：黄芪30g，当归12g，乌贼骨15g，鹿角胶12g（烊化），生地炭15g，山慈菇12g，旱莲草15g，地锦草15g，赤石脂30g（先煎），白及粉5g（冲），陈皮12g，炙甘草5g。12剂。用法同前。

四诊：4月20日。患者仍偶有咖啡色样便，脐下胀，偶肠鸣，精神好转，晨起咳少量痰，无饥饿感，气短。舌红苔白，脉沉细。治法：补脾统血，养血止血。方药：黄芪30g，党参12g，白术15g，当归12g，炒升麻6g，灶心土30g(先煎)，炮姜15g，侧柏炭20g，地榆炭20g，地锦草20g，白及粉10g(冲)，炙甘草5g。12剂。服法同前。

五诊：5月11日。患者大便中偶见极少血，色淡，时有肠鸣，精神好转，气短消失，咽喉有异物感，晨起少许白痰。舌淡苔白，脉沉细滑。主证未变，兼痰气滞咽。守法调药，兼宽胸开结。方药：黄芪30g，当归12g，白术15g，灶心土30g（先煎），炮姜10g，侧柏叶20g，生地炭15g，地榆炭15g，白及粉10g（冲），半夏10g，苏叶10g，厚朴10g，炙甘草5g。10剂。水煎，服2周。

六诊：7月6日。服五诊方药后患者便血消失，大便隐血（－），偶发肠鸣，咽部异物感消失。患者认为此方作用好，先后1月内自服18剂，便血、腹痛未发作，要求调药巩固疗效。舌淡苔白。于5月11日方去灶心土、侧柏叶、地榆炭、半夏、苏叶、厚朴，加地锦草10g，莪术15g，土贝母15g，夏枯草12g，苦参12g。12剂。服3周。其补脾止血兼用莪术、土贝母、夏枯草之意在消散回肠黏膜肉芽组织增生。

按语：克罗恩病临床以腹痛、腹泻、腹块、便血、瘘管形成和肠梗阻等肠道病变为特征，并可伴有发热、贫血、营养不良、口腔溃疡等肠外损害的多样性，治疗要谨守病机，见是证用是药，阻断病机逆转。此案便血与血虚（贫血）并见，补脾与止血并用，重点在补脾，使脾气健旺以恢复统血之能，又使脾旺可生血。肠黏膜肉芽组织增生从痰瘀凝结辨治，用土贝母、夏枯草、莪术、山慈菇之属化痰散结。"肝主痛"，腹痛甚者用白芍甘草汤合乌药、青皮治肝缓急，破气止痛。

六、贲门失弛缓症案

张某，女，38 岁，住河南省平顶山市汝州市风穴路。2019 年 3 月 30 日初诊。

主诉：吞咽困难 1 年余，伴反酸 1 年余。

现病史：1 年前患者无明显原因出现吞咽饮食困难，时有反食，伴反酸。于 2018 年 9 月 2 日在河南省某三甲医院诊治，行胃镜、CT 检查示：①贲门失弛缓症；②慢性非萎缩性胃炎伴糜烂；③胃潴留，Hp（+）。刻下症见：吞咽困难，咽食时要用水冲才可下咽，胸骨后噎堵感，夜间反酸著，偶尔胃内容物可从鼻腔流出，伴胃脘不适，口干不思饮，大便干燥，排之不畅，平素情绪低落、焦虑。舌红苔少，脉沉细弦。

辨证：肝胃郁热，胃失润降。

治法：润降和胃，清泄郁热。

方药：太子参 15g，麦冬 12g，石斛 12g，姜半夏 12g，瓜蒌 12g，威灵仙 15g，急性子 12g，旋覆花 10g，吴茱萸 4g，黄连 6g，刺猬皮 15g，枳壳 15g，陈皮 10g，炙甘草 5g。12 剂。水煎，早晚服，每服 6 剂停 2 天。

二诊：4 月 13 日。患者吞咽困难缓解，胸骨后噎堵感减轻，偶尔夜间反酸、呛咳，口干不思饮，食欲差，排便正常，肩背困乏，情绪低落，因泛酸睡中易醒。舌淡红，苔白，舌边有齿印，脉弦缓。守法治疗，调整方药：上方去急性子、吴茱萸、黄连、陈皮，加苏梗 10g，佛手 12g。16 剂。水煎，早晚服，服 6 天停 2 天，继服 5 剂，后 5 剂服 10 天。

三诊：5 月 14 日。患者吞咽顺畅，不用水冲可进食，胸骨后噎堵感好转，夜间反酸消失，口干、困乏。舌淡红，苔少，脉沉细弱。治法：润胃纳降，宽胸下气。方药：生晒参 10g，麦冬 12g，沙参 15g，玉竹 12g，刺猬皮 15g，姜半夏 12g，瓜蒌 12g，枳壳 15g，威灵仙 15g，急性子 12g，旋覆花 10g，合欢皮 15g，炙甘草 5g。16 剂。服法同二诊。此后以二诊方为主调治两次而愈。

按语： 贲门失驰缓症是一种以食管下括约肌松弛、食管缺乏蠕动所致的食管功能障碍性疾病，临床见吞咽困难、食物反流。本病属中医学"噎膈"范畴，初病咽食不畅，气郁痰结，纳谷受阻，治以开痰气、降胃气有一定疗效。若开降痰气无功，见口干、舌红者，当润阳明燥土，胃以润为降，此案用滋阴养胃汤即是此意。病至中后期吞咽困难，反流加重，治疗注重两点：其一，宽胸下气，配半夏、瓜蒌、威灵仙、苏梗、沉香之属；其二，润降胃气补脾气，盖病久胃不降亦关乎脾气虚，补脾气用人参、白术。尽管胃以润为降，但需要一提的是，甘凉润胃之品不可用于胸闷、苔腻者，用之则腻膈，食更难下咽。

七、慢性阻塞性肺病案

黄某，男，52 岁，陕西杨凌开发区公务员。2017 年 9 月 10 日初诊。

主诉：反复发作性咳嗽气喘 10 余年。

现病史：10 余年来患者每当季节交替、气候变化时咳嗽咯痰，气喘，胸闷，每年以阻塞性肺病、肺气肿为诊断住院 2～3 次。两周前"感冒"病情复发，咳嗽痰多，气喘胸闷，平卧气短，难以接续，偶发喉间有曳锯声，在当地高新区医院以慢性阻塞性肺病住院治疗两周，咳嗽减缓、咯痰减少而出院。现仍咳嗽气喘，动则气短，胸闷，吸气无力，喉间仍偶尔有曳锯声。舌淡苔白，脉沉细弱。

中医诊断：喘证。

辨证：肺失清肃，肾不纳气。

治法：补气肃肺，纳气平喘。

方药：人参 10g，蛤蚧 1/2 对，红景天 10g，苏子 10g，紫菀 10g，款冬花 10g，百部 10g，五味子 15g，肉桂 5g，沉香 5g（后下），白果 10g，炙甘草 5g。

12 剂。水煎服，每日 1 剂服 6 天，停 2 天继服 6 天。

二诊：9 月 24 日。患者气喘气短明显好转，胸闷减轻，咳嗽基本消失，偶有少量白痰，咯之不利，走路快及上山时仍感气短。舌淡苔白，脉沉细缓。治疗重在补肺纳气，肃肺化痰。上方去百部、白果、红景天，加黄芪 20g，磁石 20g（先煎），陈皮 12g，川贝母粉 5g（冲服）。10 剂。水煎，早晚服，连服 6 天，余 4 剂每日睡前服 1 次，共服 14 天。

三诊：11 月 6 日。患者诉：上方服完后效果良好，痰咳、喘息消失，爬山时有气短，气不接续。舌淡苔白，脉缓。要求丸药长期调理。方药：黄芪 10g，人参 10g，黄精 15g，蛤蚧 1/2 对，红景天 15g，苏子 10g，百部 10g，紫菀 10g，款冬花 10g，川贝母粉 5g（冲），磁石 20g，五味子 15g，肉桂 5g，沉香 5g。浓缩丸，3 月量。

2018 年 3 月 10 日见患者，咳嗽喘息未发作，冬季未感冒。

按语： 慢性阻塞性肺病临床喘与痰并见，邪阻肺气与正气渐损互为因果相关联。痰是阻塞肺气，引起咳嗽气喘的核心病理，治喘先治痰，治痰分寒痰与热痰，寒痰用紫苏、麻黄、干姜、半夏辛宣温化，热痰用桑白皮、地骨皮、瓜蒌、贝母辛宣清化。咳喘久延，肺肾受损是本病的必然归宿。气短虚喘补肺肾，补肺用辛温润品，如人参、沙参；补肾用温纳之品，如蛤蚧、五味子、沉香。

八、眩晕综合征案

李某，女，40 岁，住长安区太阳新城小区。2016 年 2 月 23 日初诊。

主诉：发作性头目眩晕 6 月余。

现病史：2015 年 8 月前某夜患者突发眩晕，天昏地转，不能站立，伴呕吐。急送往陕西省人民医院，诊断为眩晕综合征。住院治疗 20 天症状缓解出院。出院后目前仍有眩晕，时感天昏地转，头重如裹，双目干涩，入睡困难，多梦，血压正常。舌红苔白腻。舌尖有芒刺，舌边有齿痕，脉弦紧。

辨证：肾虚阳亢，风痰上扰。

治法：滋肾潜阳，化痰息风。

方药：龟甲 15g（先煎），白芍 15g，清半夏 10g，白术 15g，天麻 15g，僵蚕 10g，白蒺藜 15g，茺蔚子 12g，菊花 10g，泽泻 20g，石菖蒲 10g，远志 6g。6 剂。水煎，早晚服。

二诊：3 月 1 日。患者头晕明显好转，天昏地转消失，但仍头重如裹，入睡困难、梦少。舌红苔白腻。舌尖有芒刺，脉沉弦。守法治疗，调整方药：上方去茺蔚子、僵蚕、石菖蒲、远志，加苍术 10g，蔓荆子 12g，夜交藤 30g，珍珠母 30g（先煎）。12 剂。水煎，早晚服，每服 6 剂停 2 天。

三诊：3 月 29 日。患者头重如裹消失，偶尔头晕，无旋转感，失眠好转。舌红少苔，脉沉弦。治法：滋阴平肝，化痰息风。方药：龟甲 15g，石决明 30g，熟地黄 15g，山茱萸 15g，清半夏 10g，白术 15g，天麻 15g，丹参 15，白蒺藜 15g，茺蔚子 12g，泽泻 15g。10 剂。水煎，早晚服 6 剂，后 4 剂每晚服。

四诊：4 月 19 日。服三诊方药后患者眩晕未出现，但停药两周后偶尔出现头晕，血压 142/90mmHg，便干。舌淡红，苔薄白，脉沉细数。守法调药：龟甲 15g，山茱萸 15g，夏枯草 12g，天麻 15g，白蒺藜 15g，茺蔚子 12g，决明子 15g，葛根 15g，泽泻 15g，郁金 10g，莱菔子 20g。10 剂。水煎 400mL，早晚分服。

按语：眩晕是头晕并目眩，轻者仅眼花，头重脚轻，闭目即止；重者如坐舟车，视物旋转，甚则欲仆。"诸风掉眩，皆属于肝"，眩晕与肝风内动有关，息肝风化风阳用天麻、白蒺藜、茺蔚子之属，但风阳有起于肝肾阴亏者，用龟甲、白芍、山萸肉之属滋潜培本；风阳起于风卷痰者，用半夏白术天麻汤即可。此案风阳变动于肝肾阴亏、风痰上扰之中，其治疗用药在不同诊次得以展现。

九、神经性头痛案

刘某，男，43 岁，商洛市某公司经理。2019 年 12 月 10 日初诊。

主诉：发作性头痛 10 余年。

现病史：10 余年来患者常因紧张、熬夜等出现发作性头痛，以两侧钝痛为主，时有紧箍感，曾在当地、西安诊治，诊断为神经性头痛，开始服止痛片可缓解，近两年服止痛片已不能缓解。近期因工作压力大每周发作 1～2 次，头痛以两侧为主并头晕，偶有双颞搏动痛，血压正常，常失眠、精神差，急躁易怒。舌红苔白，脉细数。

西医诊断：神经性头痛。

辨证：风痰阻络，肝阳偏旺。

治法：祛风化痰，平肝定志。

方药：川芎 15g，蔓荆子 15g，细辛 5g，白芷 10g，天麻 15g，制南星 10g，僵蚕 10g，吴茱萸 5g，珍珠母 30g（先煎），蜈蚣 2 条，炙甘草 5g。12 剂。水煎服，服 6 剂停 2 天，继服。

二诊：2020 年 1 月 8 日。患者服药后停药 2 周多头痛未发作，睡眠无改善，精神差。舌红苔白，脉弦。要求巩固疗效，调整方药：上方去僵蚕、吴茱萸、珍珠母，加人参 10g，全蝎 5g。制浓缩丸，3 月量。

2020 年 4 月 6 日见患者，诉：春节后疫情紧张，在家自饮酒后头痛发作 1 次，很轻，休息后消失。

按语： 头居高位，风易摧之，大凡头痛与风有关，治头痛必当治风，虽言外风治经，内风治络，但内伤头痛当经与络同治，治经用川芎、蔓荆子、细辛，祛风疏经止头痛其效最捷。气药走经，血药走络，但治头痛通络一般不用草木走血药而用蜈蚣、全蝎之虫蚁药搜逐通络；细辛宣通阳气可止痛。络滞多兼痰窜络，用川芎、制南星、僵蚕化风痰以收全效。

十、顽固性高血压案

案一： 王某，男，50 岁，河北石家庄人。2017 年 10 月 20 日初诊。

主诉：患高血压病 8 年，时有头晕。

现病史：患者 8 年前出现头晕，劳累后加重，在当地医院就诊，诊断为高血压病，8 年间先后或同时服用卡托普利、拉西地平、吲达帕胺，血压可控制在 130～140/80～90mmHg 之间。近 1 月来上述 3 种西药全用，血压150/95mmHg，偶有头晕，常失眠，胸闷心烦，纳差，心率 65 次 / 分，律齐，心音低钝。舌红有瘀斑，舌下静脉显露，苔黄腻，脉沉细滑。

西医诊断：顽固性高血压。

辨证：肝阳偏亢，痰瘀阻络。

治法：平潜肝阳，祛痰化瘀。

方药：龟甲20g（先煎），桑寄生15g，杜仲12g，天麻12g，夏枯草15g，白蒺藜20g，菊花10g，川芎12g，地龙6g，茺蔚子15g。12剂。水煎，早晚服。嘱：服3剂后停服卡托普利。

二诊：11月17日。患者头晕、心烦明显减轻，血压降为130～135/80mmHg已维持1周，食纳增加，时有胸闷、腰酸，失眠梦少。舌暗红，苔薄黄腻，脉沉细。守法调药：龟甲15g，桑寄生10g，杜仲15g，天麻12g，夏枯草15g，白蒺藜20g，菊花10g，地龙6g，水蛭5g，丹参15g，炒莱菔子15g。12剂。水煎，6剂早晚服，后6剂每晚服1次。降压西药用拉西地平4mg，日服1次。

三诊：12月9日。患者头晕消失，睡眠差，血压在130～140/80～90mmHg之间。舌淡红，苔薄黄，脉沉细。调整方药：上方去菊花、炒莱菔子、水蛭，加石决明30g，夜交藤30g，酸枣仁15g。18剂。水煎服，前12剂每服6剂停药2天，后6剂每晚服1次，服12天。

四诊：2018年1月20日。三诊方药服完后又自取7剂，每2日服1剂，服28天停药1周无眩晕，睡眠良好。其间服用拉西地平4mg，每日1次，下肢浮肿时加氢氯噻嗪片每次25mg，每日1次，血压控制在110～130/70～90mmHg之间。

案二：贺某，男，58岁，宁夏银川市兴庆区人。2017年4月18日初诊。

主诉：发现高血压两年余，双目干涩1年。

现病史：两年前患者发现血压高，测血压波动在140/110mmHg左右，当地医院诊断为原发性高血压病，间断服用硝苯地平、坎地沙坦、氢氯噻嗪等。近1年出现双目干涩、胀痛，平素烦躁易怒，焦虑不安，腰膝酸软，间歇性手脚心及面部发红，服上述降压药血压控制不理想。舌红苔白厚，脉沉细数。

西医诊断：顽固性高血压。

辨证：肝肾亏虚，风阳上扰。

治法：补益肝肾，清化风火。

方药：桑寄生 15g，杜仲 15g，怀牛膝 15g，鳖甲 20g（先煎），枸杞 12g，杭菊花 10g，夏枯草 15g，青葙子 15g，决明子 10g，牡丹皮 10g，栀子 10g，合欢皮 15g。18 剂。水煎服，每服 6 剂停 2 天，停服硝苯地平。

二诊：9 月 19 日。服用上药后患者血压控制在 150～120/100～80mmHg 之间，头晕不明显。停药 4 个月现血压升至服中药前水平，双目干涩减轻，烦躁易怒，口干口苦，全身汗多，头部明显，腰部酸困，身困乏力，精神倦怠，眠浅梦多。舌淡，苔白腻。查血脂，甘油三酯 3.85mmol/L；颈动脉 B 超提示"左侧颈动脉粥样硬化斑块形成"。辨证：肝肾亏损，痰瘀互结。方药：龟甲 15g，桑寄生 15g，杜仲 12g，怀牛膝 15g，石决明 30g（先煎），槐米 10g，郁金 12g 地龙 5g，夏枯草 12g，茺蔚子 15g，泽泻 15g，女贞子 20g。18 剂。水煎服，每服 6 剂停 2 天。

三诊：11 月 28 日。服二诊方药后患者血压稳定在 120/80mmHg 左右，仍有目睛干涩、胀痛，失眠无明显改善。舌红绛，苔白腻，脉弦。调整方药：上方去龟甲、泽泻，加决明子 12g，酸枣仁 15g，合欢皮 20g。18 剂。水煎，早晚服，每服 6 剂停 2 天，最后 6 剂服 12 天。

四诊：2018 年 10 月 16 日。患者诉：以 2017 年 11 月 28 日方间断服用两月，血压控制良好，偶有头晕，目胀痛减轻，偶干涩，腰酸困，焦虑，喜叹息，晨起口苦。舌红苔白，脉沉细。查血脂，甘油三酯 2.74mmol/L。守法调药：龟甲 15g，桑寄生 15g，杜仲 10g，怀牛膝 15g，地龙 6g，夏枯草 12g，茺蔚子 12g，郁金 12g，丹参 15g，炒莱菔子 15g，菊花 10g，决明子 12g，水蛭 5g。浓缩丸，3 月量。停用西药降压药。

2020 年 1 月 16 日见患者，诉：1 年来间断服 2018 年 10 月 16 日方，血压基本控制在正常范围内。

按语：此两例高血压病用三种降压西药血压仍不能控制在正常水平，可诊断为顽固性高血压。顽固性高血压多有两种病理特征：一是肝肾亏损日久，阴损及阳，阴阳两虚，补肝肾不能囿于阴虚阳亢而仅滋阴潜阳，此案方中用桑寄生、杜仲等平补肝肾有效；二是头晕，风阳久久上旋与痰凝结，肾不蒸化津液亦凝成痰，风痰瘀阻滞脉络，血压难降，所谓平肝罔效化痰瘀，此两案即是如此，如方中用夏枯草、郁金、地龙之属化痰消瘀，减轻血管外周阻力。

十一、肝硬化腹水案

张某，男，70岁，陕西省乾县梁村人。2017年1月10日患者以"肝硬化腹水"应邀会诊。

现病史：患者乙肝近20年。两年前因腹胀、右胁下痛被诊断为肝硬化，经中医、西医治疗病情稳定。1个月前因腹部逐渐膨隆、尿少而入住陕西中医药大学二附院脾胃科，住院号0000495810，住院诊断：①肝硬化失代偿期；②重度腹水；③低蛋白血症。现症见：形体消瘦，面色苍白，困倦无力，腹胀膨隆，尿少，口干，失眠。舌暗红少苔，脉沉细弦。B超检查示：肝硬化重度腹水；肝功能检查示：谷丙转氨酶126U/L，谷草转氨酶8.9U/L，总蛋白68.5g/L，白蛋白29.4g/L。

辨证：气阴两虚，络瘀水停。

治法：补气养阴，化瘀消胀，疏利水湿。

方药：黄芪30g，生晒参10g，麦冬12g，鳖甲12g（先煎），丹参15g，丝瓜络30g，白术20g，厚朴15g，大腹皮15g，商陆10g，牵牛子6g，木香10g，车前子15g。6剂。水煎，早晚服。

二诊：1月18日。患者服药后水样便两天，腹胀明显减轻，尿量增多、口干，双下肢水肿消失，精神稍好转，但肢困乏力，食欲增强，失眠。舌淡，苔薄白，脉沉细弦。辨证：气阴两虚，气滞水停。治法：补气养阴，行气消胀。方药：黄芪30g，生晒参10g，麦冬10g，鳖甲15g（先煎），地鳖虫5g，丹参15g，丝瓜络30g，炒白术20g，厚朴15g，大腹皮15g，陈皮12g，泽兰15g，益母草20g，酸枣仁15g，炙甘草4g。12剂。水煎，早晚服。

按语：肝硬化为肝脏病变所致肝脾肾俱损，气血水凝结为患；腹水为隧道壅滞，水湿停留。病虽为本虚标实，但在腹水腹胀撑急、小便少时要急急着力逐水消伐，行气消胀。此案本虚先见于气阴亏损，标实在气滞水停，重度腹水治以标实为急。用气分药白术、厚朴、大腹皮行气消胀，并使气行水行；疏逐用商陆、牵牛子疏利水道，使积水从二便出，消除腹水较之甘遂、芫花更安全；扶正用黄芪、生晒参益气养阴，只在顾护正气。

十二、冠心病心绞痛案

魏某，男，45岁，宝鸡市某机关公务员。2014年9月25日初诊。

主诉：阵发性胸闷气短8年，近期加重。

现病史：8年来患者反复出现胸闷、气短，在当地人民医院诊断为冠心病心绞痛，多次住院治疗病情可缓解。近期又有胸闷、气短，医院诊断为冠心病不稳定性心绞痛，并偶有心悸、多汗，凌晨易醒，口干口苦。舌淡红，苔白腻，脉虚缓。

辨证：心阴不足，痰阻胸阳。

治法：补益心气，化痰宽胸。

方药：生晒参12g，麦冬12g，五味子10g，紫石英20g（先煎），酸枣仁15g，瓜蒌12g，枳壳15g，薤白12g，丹参15g，檀香6g（后下），降香10g，三七粉3g（冲），浮小麦30g。12剂。水煎，分早晚服，服6剂停2天。

二诊：12月25日。服上药后患者胸闷、气短明显改善，遂停药，近期又见胸闷，晚间偶见心悸，汗多，口干舌燥，时有左腹隐痛。舌淡，苔白腻，脉沉细弦。患者要求配制长期服用丸药，守法调药：生晒参12g，麦冬12g，五味子10g，山萸肉15g，酸枣仁15g，瓜蒌10g，枳壳15g，薤白12g，丹参15g，檀香6g（后下），水蛭5g，葛根15g。浓缩丸，3月量。

三诊：2016年12月15日。上药服完后患者停药1年余，病情稳定，未出现胸闷气短。近期晚间偶发心悸，运动后汗出较多，口干，手指尖凉，左下腹偶有隐痛，夜间醒后再难入眠。舌红苔白腻，脉沉细。辨证：心虚阴亏，腹气凝滞。守法治疗，兼行气止痛。方药：生晒参10g，五味子15g，麦冬10g，酸枣仁 15g，紫石英 30g，山萸肉 15g，瓜蒌 12g，枳壳 15g，青皮 12g，乌药 15g，小茴香 6g，木香 10g，炙甘草 5g。12 剂。日 1 剂，水煎，分早晚服，服 6 天停 2 天。

1 年后见患者，心悸、胸闷未发作。

按语：冠心病心绞痛心虚脏损与邪阻心胸并存，心损以气阴两虚俱多，邪阻以痰瘀互结为主；但痰与瘀临床有所偏重，胸闷为主者偏痰凝，心痛为主者偏瘀阻，痰阻在气，血凝在络。痰生于胸中，阳气不能斡旋布津，津凝为痰，偏于胸闷者用半夏、瓜蒌、枳壳、薤白化痰宽胸，温通阳气；瘀成于气不运血，血凝心络，偏于心痛者用檀香、降香、水蛭、蜈蚣辛香搜络。

十三、腔隙性脑梗死麻木案

罗某，男，57 岁，陕西省凤翔县柳林镇人。2018 年 10 月 10 日初诊。

主诉：眩晕、肢麻 1 个月。

现病史：患者有高血压病史 10 余年，1 个月前无明显诱因出现头晕目眩，颜面及肩臂部麻木，双下肢乏力。于宝鸡市某医院住院诊治，诊断为腔隙性脑梗死、高血压Ⅲ级，住院两周，头晕减轻而出院。现仍左侧肩臂麻木延及手掌，左侧颜面部麻木，头晕目眩，头重脚轻，如踩棉花，行走不稳，双下肢乏力，纳差，失眠。舌淡苔白，脉沉细弦。血压 130/80mmHg。

辨证：肾虚风动，络脉失荣。

治法：补肾平肝，养血荣络。

方药：龟甲 15g，桑寄生 15g，白芍 20g，天麻 12g，僵蚕 10g，夏枯草 15g，白蒺藜 10g，葛根 20g，当归 10g，鸡血藤 20g，蜈蚣 2 条，地龙 10g，炙甘草 5g。12 剂。水煎，早晚服，服 6 剂停 2 天。

二诊：2019 年 3 月 2 日。服上药后患者头晕、肢麻明显减轻，自取初诊方药间断服用两月，左侧颜面部及肩臂麻木消失，现偶有左手指尖麻木、冰凉，双下肢乏力，失眠改善。舌淡苔白，脉弦数。血压 140/85mmHg。守法治疗，调整方药：上方去白芍、夏枯草、白蒺藜，加黄芪 20g，川芎 12g，水蛭 5g，通草

4g。12 剂。水煎，早晚服 6 天停 2 天，后 6 剂每晚服 1 次，共服 18 天。

三诊：4 月 26 日。患者现劳累、休息不好后头昏，走路平稳，双下肢困倦，口服施慧达，血压平稳，甘油三酯 2.5mmol/L。舌暗苔白，脉弦细。从肝肾亏损、络脉虚滞调治。组方：龟甲 15g，桑寄生 15g，黄芪 20g，半夏 10g，天麻 12g，白蒺藜 15g，葛根 20g，川芎 15g，鸡血藤 20g，水蛭 5g，蜈蚣 2 条。浓缩丸，3 月量。

2019 年 8 月 6 日见患者，诉：发病时症状已完全消失。

按语：腔隙性脑梗死的发生与高血压、动脉硬化相关联，西医学认为有效控制高血压与动脉硬化是防治本病的关键。此案发病前血压高，就有风阳上扰的表现，用夏枯草、白蒺藜息风阳的同时配用龟甲、桑寄生、白芍补肾平肝以固根本。"不荣则不仁"，肢麻为络脉虚滞，行走不稳乃为风象，用当归、鸡血藤、葛根、地龙、蜈蚣荣润经脉通络滞，天麻、僵蚕息风痰。

十四、2 型糖尿病案

王某，女，40 岁，西安市土门人。2020 年 3 月 8 日初诊。

主诉：口干，乏力，发现糖尿病 2 个月。

现病史：两月前患者因口干、困倦乏力在西安某三甲医院诊治，检查发现血糖高，现服二甲双胍，查空腹血糖仍 8.28mmol/L，餐后 1 小时血糖 9.14mmol/L，餐后 2 小时血糖 2.03mmol/L，糖化血红蛋白 8.4mmol/L，要求中医治疗。刻下症见：困倦乏力，口干思饮，口水多，入睡困难，多梦，急躁易怒，排便不畅，手胀目痒。舌红少苔，脉弦数。

西医诊断：2 型糖尿病。

辨证：阳气亏虚，燥热伤津。

治法：温阳益气，清热生津。

方药：肉桂 6g，黄芪 30g，麦冬 10g，石斛 15g，天花粉 15g，黄连 10g，龟甲 15g，黄精 15g，枸杞 10g，葛根 15g，薏苡仁 40g，地骨皮 15g。12 剂。水煎，早晚服，服 6 剂停 2 天，继服。

二诊：3月22日。患者口渴改善明显，困倦乏力好转，睡眠浅，多梦，口中黏，口水多，目痒消失，大便干。测空腹血糖6.4mmol/L，餐后2小时血糖11.2mmol/L。守法治疗，调整方药：肉桂6g，龟甲15g，黄芪30g，砂仁5g（后下），益智仁10g，佩兰10g，石斛15g，葛根15g，黄连10g，薏苡仁4g，地骨皮15g，菖蒲10g，远志6g。12剂。水煎，服法同前。停服二甲双胍。

三诊：5月6日。患者口干明显减轻，出汗少，燥热心烦好转，口水减少，大便干。遵医嘱：饮食调理。2周后查血糖：空腹血糖5.8mmol/L，餐后血糖9.2mmol/L，糖化血红蛋白6.5mmol/L。舌红少苔，脉沉细。治疗有效，医不更法，上方去砂仁、菖蒲、远志，加白蔻仁5g，知母12g。浓缩丸，3月量。嘱：停服阿卡波糖。

3个月后患者前来治便秘，诉：血糖正常。

按语：糖尿病多从阴虚燥热论治，然余以为2型糖尿病关乎脾肾亏损，津液输转失常。脾虚者在脾不散精，谷精游离血中、渗漏尿中，且脾不为胃行津液，胃土化燥又以伤津为代价。益气用黄芪，健脾用砂仁，升津用葛根，生津润燥不离石斛、天花粉。病久必损肾，损肾在阴阳俱损，肾阳虚用肉桂、附子蒸谷精使之正化，肾为阴阳并居之脏，阳虚必阴损，补肾阴当并配龟甲、黄精、地骨皮滋阴清虚火，阻断"壮火食气"病理环节。

十五、肾病综合征案

刘某，男，32岁，西安长安区郭村镇人。2017年8月6日初诊。

主诉：反复浮肿、发现尿蛋白3个月。

现病史：患者近3个月来反复出现浮肿，尿中出现蛋白。在西安市某三甲医院确诊为肾病综合征（膜性肾病型），住院治疗30天病情好转出院。此次因"感冒"病情反复，眼睑浮肿，下肢肿胀，乏困无力，尿少。舌淡胖，有齿痕，脉沉细弱。

实验室检查：尿蛋白（+++），红细胞（+），血浆蛋白31g/L，24小时尿蛋白1.92g，肌酐89μmol/L。

西医诊断：肾病综合征。

辨证：肾不固精微，气不化水湿。

治法：固精摄蛋白，利尿宣水湿。

方药：怀牛膝 15g，山药 20g，黄芪 20g，山茱萸 15g，金樱子 12g，沙苑子 10g，石韦 15g，鱼腥草 20g，车前子 15g，白茅根 30g，益母草 20g，蝉衣 4g，生甘草 5g。12 剂。水煎，早晚服，服 6 剂停 2 天，继服 6 剂。

二诊：8 月 20 日。患者浮肿消退，精神好转，口黏略干。舌淡红，脉沉细。尿液检查：尿蛋白（+），24 小时尿蛋白 0.64g。守法治疗，调整方药：黄芪 30g，党参 15g，白术 15g，怀牛膝 15g，山萸肉 15g，沙苑子 15g，覆盆子 10g，芡实 20g，石韦 15g，鱼腥草 20g，地肤子 10g，蝉衣 4g。12 剂。服法同前。

三诊：9 月 5 日。患者腰困，精神差，唇紫。舌红有瘀斑，脉沉细涩。治法：固摄精气，兼化瘀利水。调方：桑寄生 15g，怀牛膝 15g，山药 20g，山萸肉 15g，生地黄 15g，黄芪 30g，金樱子 20g，沙苑子 10g，石韦 15g，鹿衔草 12g，芡实 15g，白花蛇舌草 20g。12 剂。水煎，早晚服。

之后以上方化裁间断治疗两月，每月复查小便 1 次。其后随诊病情稳定，肾功正常，偶见蛋白尿（+），未发生水肿。

按语： 肾病综合征以反复出现蛋白尿与不同程度的水肿为症状特征。病关脾肾固精气与输转水湿功能障碍。治疗补肾固精与疏利水湿并用，制方纵擒摄宣为配伍法度，用怀牛膝、山萸肉、沙苑子、黄芪、山药等补肾脾固精摄蛋白，茯苓、车前子、白茅根、益母草输利水湿消水肿。肾脏受损往往与湿热蕴肾伤络有关，故方中常用石韦、鱼腥草、白花蛇舌草泻肾经湿热毒邪。

十六、严重失眠案

许某，男，35 岁，西安市某医院医生。2019 年 1 月 14 日初诊。

主诉：严重失眠，有时彻夜难眠 2 年，加重 1 月。

现病史：患者两年来因工作压力大、情绪不稳常失眠，严重时彻夜难眠，一直依靠服用右佐匹克隆片助眠。近 1 月失眠严重，凌晨 12 时也难以入睡，服用右佐匹克隆片可睡 3 小时左右，多梦，伴心烦、头晕、焦虑、精神萎靡，工作不能进入状态。

辨证：心肾不交，神志不宁。

治法：交通心肾，安神定志。

方药：夏枯草 12g，半夏 10g，夜交藤 30g，酸枣仁 15g，石菖蒲 30g，远志 6g，天冬 15g，丹参 20g，珍珠母 30g（先煎），琥珀 4g（研冲），灯心草 4g，炙甘草 5g。12 剂。水煎，中午上班前服 1 次，夜晚睡觉前服 1 次。

二诊：1 月 28 日。服上方后患者睡眠明显改善，遵医嘱右佐匹克隆片减为半片，每晚可入睡 6～7 小时，梦减少，精神好转，心烦、焦虑减轻，口干。舌淡苔白，脉沉细弦。治疗显效，守法治疗，调整方药：上方加合欢皮 15g，15 剂。水煎，每服 5 剂停 2 天继服 5 剂，仍午后 2 时服 1 次，睡前服 1 次，后 5 剂每晚睡前服 1 次，药渣睡前泡脚。嘱：停服右佐匹克隆片。

三诊：2 月 26 日。患者现已停服右佐匹克隆片，每晚睡眠可维持 6～7 小时，精神好转，梦少，饮食正常。患者此前有过敏性鼻炎病史，反复出现鼻塞、流涕，季节变化时加重，近期鼻炎复发，要求中医治疗。从卫气不固、肺气不宣治疗。方药：黄芪 30g，白术 15g，防风 10g，白芷 10g，辛夷 6g，苍耳子 12g，麻黄绒 6g，炙甘草 6g。7 剂。水煎，早晚服。

按语：失眠病关心不藏神，神不守舍；证有虚实之分，虚多为心肾不交，实多为肝郁痰火；虚证两调心肾，实证清泻痰火。然严重失眠虚实常相兼，交通心肾的同时，非重镇安神不足以使神归其舍。此案忧思伤心，恐惧伤肾，心不藏神，肾不安志，交通心肾不用交泰丸温肾清心，也不用天王补心丹滋肾养心，而经验性用《冷庐医话》中交通心肾治失眠的半夏、夏枯草，与夜交藤、酸枣仁、菖蒲、远志相配交通心肾，珍珠母、琥珀与灯心草相配重镇安神清心火，安神定志取得良好效果。

十七、抑郁症案

司某，女，72 岁，住咸阳市世纪大道帝都花园。2016 年 12 月 20 日初诊。

主诉：失眠、情绪低落 5 年余，彻夜难眠 5 天。

现病史：患者 5 年来情绪低落，心神不定，经常失眠，对生活不感兴趣。曾在某三甲医院诊断为抑郁症，曾服文拉法辛、米氮平，现服米氮平。近 5 天恐惧不安，心神不定，有两晚彻夜难眠，白天头晕，口苦、口干。舌淡红，脉沉细弱。

西医诊断：抑郁症。

辨证：心胆虚怯，痰火扰心。

治法：养心安神，清泻痰火。

方药：人参 10g，酸枣仁 15g，半夏 10g，菖蒲 10g，远志 6g，陈皮 10g，茯神 12g，竹茹 10g，胆南星 10g，合欢皮 20g，栀子 10g，炙甘草 5g。12 剂。水煎，分早晚服，服 6 天停 2 天。

二诊：2017 年 1 月 4 日。服药后患者心神不安减轻，睡眠明显好转，每晚可睡 4～6 小时，但入睡困难，情绪稳定，仍有恐惧感，记忆力减退，饮食不慎时胃脘嘈杂，口干，头晕，便秘，自觉发胖。舌红少苔，脉沉细滑。守法治疗，调整方药：上方去陈皮、茯神、栀子，加刺猬皮 15g，玫瑰花 10g，琥珀 4g（研冲）。12 剂。免煎颗粒。服法同上。考虑米氮平副作用出现，嘱：可停服。

三诊：3 月 10 日。遵医嘱停服西药后，患者出现心神不定、恐惧，但坚持服中药 3 天后上述症状缓解，心烦、心神不定消失，睡眠浅。后自取 1 月 4 日方服两周，现情绪稳定，焦虑好转，每晚可睡 4～6 小时。

按语：心主神明，胆主决断，心胆共司思维决策，心虚则神不守舍，胆虚则善惊、心气乱。抑郁症见情绪低落、对生活缺乏兴趣等心胆虚怯、神机不运之表现。首先用人参补心气，振奋气机，使神藏心安。胆为洁净之腑，其性温和，胆虚可生痰，即戴原礼《秘传证治要诀及类方》所说"胆涎沃心"，故方中以温胆汤清化胆腑痰热，使胆气平和，也可配龙骨、牡蛎平潜收摄胆气。

十八、神经性耳鸣案

马某，男，17 岁，学生，住西安市曲江芙蓉东路。2019 年 6 月 18 日就诊。

主诉：耳鸣伴乏力、嗜睡1年。

现病史：1年前患者因学习任务重经常熬夜，突然出现双侧耳鸣，嗡嗡作响，右耳重，安静时甚，严重影响正常生活。经多处诊疗诊断为神经性耳鸣，西医治疗疗效不显。见此前中医治疗诊籍，曾用耳聋左慈丸、龙胆泻肝丸、知柏地黄丸等方化裁或原方，现仍耳鸣如蝉，夜间尤甚，耳有闷塞感，时感乏力困倦，嗜睡，眠不解乏，精力不济，晨起口干。舌尖红苔黄，脉沉细数。

辨证：脾虚清阳不升，肾虚相火上扰。

治法：补脾升清化湿，滋肾平肝降火。

方药：黄芪30g，生晒参10g，葛根12g，石菖蒲10g，龟甲15g（先煎），珍珠母30g（先煎），女贞子15g，旱莲草15g，白蒺藜15g，五味子15g，蝉衣5g，路路通12g。12剂。水煎，早晚服两周。

二诊：8月6日。服上药后患者耳鸣基本消失，近日熬夜后又出现耳鸣，晨起口干、口苦，口中有异味。舌红苔薄黄，脉沉细弦。守上法治疗，调整方药：黄芪30g，生晒参10g，石菖蒲10g，葛根20g，升麻6g，泽泻15g，白蒺藜15g，龟甲15g（先煎），珍珠母30g（先煎），蝉衣5g，五味子10g，龙胆草6g，炙甘草5g。12剂。水煎服。

三诊：9月3日。患者诉：服二诊方药后耳鸣未出现，口干、口苦消失，但近日盗汗、失眠、遗精，精神差，心悸。舌红苔少。证属阴虚火旺。嘱：自购知柏地黄丸两盒服用。

按语："肾开窍于耳"，耳鸣是风火之象，涉脏有肾、肝之分，证候有虚、实之别。虚证补肾填精清虚火，实证苦寒清降泻肝火。此案少年熬夜，阴阳失调，阴亏精耗起风火，曾用滋肾、清肝，虚实之治皆周效。细辨之，患者有乏力、嗜睡等脾虚清阳之气不升的证候特征，以李东垣益气聪明汤化裁，配相关滋肾清肝的经验用药二至丸、白蒺藜、蝉衣等而获效。

十九、癫痫案

孙某，女，30岁，甘肃省庆阳市宁县人。2018年4月18日初诊。

主诉：患癫痫 12 年，头痛 9 个月。

现病史：患者 2006 年突然出现肢体抽搐，意识不清，呼之不应，目睛上吊，口吐白沫，唇咬伤，小便失禁，持续 3 分钟缓解。西京医院诊断为癫痫，服拉莫三嗪 50mg，2 次 / 日，氯硝西泮 2mg，1 次 / 晚。类似上述大发作 1 年 1～2 次，小发作频发，1 年前遵医嘱减氯硝西泮后出现间断性前额、颈后持续性疼痛，头有紧箍感至今，伴心悸气短，头晕耳鸣，视物旋转，入眠难，多梦易醒，乏力，易汗出。小发作时持物掉落，抽搐震颤。舌红苔薄黄，脉沉细弦。

辨证：痰气迷阻，风阳内动。

治法：豁痰开窍，祛风止痉。

方药：人参 10g，半夏 10g，天竺黄 10g，郁金 15g，白矾 5g（装入胶囊壳服），川芎 15g，僵蚕 10g，蜈蚣 2 条，胆南星 10g，琥珀 5g（冲服），石菖蒲 10g，远志 6g。12 剂。水煎服 6 剂，停 2 天继服。

二诊：5 月 2 日。患者服药期间无癫痫大小发作，头痛缓解，仅前额隐痛，心悸气短、头晕消失，入睡难，耳鸣，易汗出。舌红苔薄黄，脉沉细弱。守法治疗，调整方药：上方去半夏，加龟甲 15g（先煎）。12 剂。水煎服。

三诊：5 月 23 日。患者心慌气短消失，头晕减轻，前额头痛好转，后枕闷痛。停药 3 周后出现多次一过性小发作，持物不稳，双手抽搐，均在休息不好时及月经前后发作。入睡难，梦多易醒，乏力，白天汗出。舌红苔薄白，脉沉细弱。守法治疗，调整方药：人参 10g，天麻 10g，天竺黄 12g，郁金 15g，白矾 6g（服法同前），石菖蒲 10g，胆南星 10g，远志 6g，琥珀 5g（冲服），川芎 12g，僵蚕 10g，蜈蚣 2 条，全蝎 5g。浓缩丸，3 月量。

四诊：12 月 24 日。患者服药期间未出现癫痫大小发作，停用中药后 2 周小发作 2 次。刻下症见：紧张时面部抽搐、头痛，有时伴有恶心，入眠难，多梦易醒。治法：滋阴益气，化痰开窍。调整方药：龟甲 15g（先煎），人参 10g，制南星 12g，天麻 15g，石菖蒲 10g，禹白附 6g，郁金 12g，枯矾 6g（研冲），天竺黄 10g，琥珀 4g（冲服），蜈蚣 2 条。12 剂。免煎颗粒，服 6 剂停 2 天。

1 个月后患者电话询诊：月经前癫痫小发作 1 次，证轻。嘱：12 月 24 日方取 12 剂，服 24 天巩固疗效。

按语：脑为元神之腑，由髓汇聚而成，脑髓喜纯净，髓纯则神识清，髓杂则神识昏。癫痫为痰证，痰阻脑窍，神机失灵见昏迷，筋脉失控见抽搐。治疗有两点：其一豁痰开窍，药用白金丸（白矾、郁金）、天竺黄、僵蚕、石菖蒲等；其二息风止痉，息风不寄于平肝使风静，要考虑风痰窜络动风，故用全蝎、蜈蚣搜风止痉。

二十、干燥综合征案

王某，女，62 岁，新疆生产建设兵团退休职工，住乌鲁木齐。2017 年 11 月 7 日初诊。

主诉：口干、眼干 10 年，反复口腔疼痛 4 年余。

现病史：患者 10 年来口干舌燥，饮水不能缓解，眼干涩。近 4 年反复发生口腔疼痛。2017 年 5 月 27 日在新疆生产建设兵团医院检查：（唇腺）涎腺细胞周围可见炎细胞浸润，其中一灶炎性细胞＞ 50 个，符合慢性炎症细胞浸润 3 级。诊断为干燥综合征。经多处治疗无明显效果，现口干，口腔疼痛，口唇、上颚干裂，眼干涩，入睡困难，每晚睡 3 ～ 4 小时，身热烦躁，大便干，夜尿频。舌红无苔，舌两侧有溃疡面，脉细数。

辨证：胃阴不足，虚火伤津。

治法：滋养胃阴，生津润燥。

方药：玄参 15g，麦冬 10g，石斛 12g，玉竹 15g，寒水石 30g（先煎），知母 12g，天花粉 15g，女贞子 12g，枸杞 10g，川牛膝 15g，黄连 6g，枇杷叶 10g，炙甘草 10g。6 剂。水煎，早晚服，每日 1 剂。自制口腔溃疡散（青黛、冰片、血竭等）贴舌溃疡面。

二诊：11 月 14 日。患者诉用上药后口腔疼痛明显缓解，口干舌燥减轻，唇干，眼干涩少泪，入睡困难，身热烦躁，大便 2 日一行，夜尿 3 次 / 晚，身困乏力。舌红无苔，脉细数。治法：滋肾养肝，生津润燥。方药：女贞子 15g，枸杞 15g，旱莲草 15g，麦冬 10g，石斛 15g，寒水石 30g（先煎），天花粉 15g，葛根

15g，升麻 6g，栀子 12g，知母 12g，黄柏 10g，炙甘草 10g。12 剂。水煎服，每日 1 剂。

三诊：11 月 28 日。服二诊方药后患者口干舌燥基本消失，晨起眼干涩，烘热多汗，排便不畅。舌红无苔，脉沉细。守法治疗，调整方药：生地黄 15g，麦冬 10g，石斛 12g，玉竹 10g，知母 10g，天花粉 15g，葛根 15g，女贞子 10g，枸杞 10g，决明子 12g，鳖甲 15g（先煎），牡丹皮 10g，地骨皮 12g，五味子 15g。12 剂。水煎，早晚服，每日 1 剂。

按语：干燥综合征是唾液腺和泪腺功能下降引起的临床以口干、眼干为主要特征的自身免疫疾病。属中医"内燥"范畴，病关脏腑津液亏虚，治疗遵"燥者润之"。口干、口腔少液为土燥津伤，用甘凉滋润药如沙参、玉竹、石斛润土燥而生津液；津亏多热化燥，用知母、天花粉清热润燥；眼干燥少泪为肝肾阴亏，津血不濡目，用枸杞、女贞子、决明子滋肾明目。有猖獗性龋齿者，用龟甲、骨碎补等补肾生髓；口腔黏膜溃疡用竹叶、灯芯草清心火。

二十一、前列腺增生（癃闭）案

李某，男，68 岁，陕西省铜川市耀州人。2002 年 10 月 14 日初诊。

主诉：排尿不畅 2 年，伴尿频。

现病史：2 年前患者小便时出现尿等待，逐渐排尿困难，余沥不尽，西医诊断为前列腺增生。2001 年 10 月行前列腺气化切除术，术后 1 年又出现排尿不畅，小便滴沥，夜尿 4～5 次。舌暗苔白，脉涩。

中医诊断：癃闭；辨证：痰瘀凝结，阻滞尿道，肾气不固。

治法：降气通闭，散结利尿，固肾缩溺。

方药：沉香 5g（后下），路路通 20g，荔枝核 20g，橘核 20g，乌药 12g，苏梗 10g，牛膝 15g，瞿麦 15g，琥珀 3g（研冲），覆盆子 12g，桑螵蛸 10g。6 剂。水煎，早晚服。

二诊：10 月 23 日。患者小便较前明显畅通，次数减少，精神好转，食欲增加。治疗有效，医不更法，调整方药：上方去橘核，加黄芪 20g，益智仁 12g，皂角刺12g。12剂。服3周。后随访2次，排尿畅通。

按语： 痰瘀凝结压迫尿道，肾气不固，是老年男性前列腺增生的病理状态，小便余沥不尽与小便频数是其症状特征。治疗欲散结疏通尿道当与温肾固溺相结合，通疏固溺，构建纵擒摄宣配制法度。此案以沉香配路路通沉降疏通，乌药温暖下元助气化，覆盆子、益智仁补肾固溺，荔核、橘核消痰瘀凝结；肺为水之上源，妙用苏梗宣肺通下。

二十二、血小板减少性紫癜案

刘某，女，58岁，住西安市科技三路。2018年5月10日初诊。

主诉： 皮肤紫斑5年余，口腔渗血半年。

现病史： 患者双下肢出现片状紫斑近5年，两年前在西安某三甲医院行骨髓穿刺报告为巨核细胞生成障碍，诊断为原发性血小板减少性紫癜，曾用激素治疗病情减轻，近半年来停用激素病情加重，口腔渗血。血常规检查：血小板$9×10^9$/L，白细胞$3.0×10^9$/L，红细胞$2.5×10^{12}$/L。患者不愿住院，要求中医治疗。见双下肢胫部紫块融合成片，紫癜表面有渗血状，瘙痒，牙龈有出血痕，精神极差，不思饮食。舌紫暗少苔，脉沉细弦数。

中医诊断： 肌衄；**辨证：** 脾不统血，络破血溢。

治法： 补脾生血，养血止血。

方药： ①黄芪30g，生晒参10g，白术15g，当归10g，鹿角胶15g（烊化），紫珠草15g，旱莲草20g，仙鹤草20g，鸡血藤30g，三七粉4g（冲服），川牛膝10g。12剂。水煎，早晚服，服6剂停药两天，继服6剂。②乌贼骨30g，白及15g，儿茶15g，血竭5g，蛇床子5g。粉碎，少许撒于双下肢紫斑渗血处，纱布包裹，每日换1次。

二诊： 5月28日。患者紫斑颜色变淡，部分紫块色转紫红，紫斑处渗血消失，刷牙口腔牙龈出血。血常规检查：血小板$36×10^9$/L，红细胞$×10^{12}$/L。舌质紫暗少苔，脉细数。上内服药去紫珠草，加生蒲黄15g，地锦草20g。12剂。水煎，早晚服，服6剂停2天，继服6剂。

三诊：6月12日。患者下肢片状紫斑范围变小，色紫泛红，皮肤作痒消失，时有心慌。舌淡苔白，脉弦细。守法治疗，调整方药：黄芪30g，生晒参10g，灵芝10g，鸡血藤20g，旱莲草15g，地锦草15g，仙鹤草15g，生地黄15g，五味子15g，麦冬12g，三七粉3g（冲）。12剂。水煎，早晚服。

2020年4月5日见患者，自诉：两年来间断自取2018年6月12日方服用，病情稳定，刷牙时口腔未出血，下肢紫斑片斑色变紫红，部分有色素沉着。1周前血常规检查：血小板：75×10^9/L，血红蛋白85g/L。

按语： 此案双肢下紫癜与贫血并见，属脾虚不统血、生血，用黄芪、人参、白术、灵芝等甘温益气药鼓舞脾胃之气，激发生血之源，使气统血、血载气。离经之血归其经不但赖脾统之，又赖肝藏之，出血见贫血者必有肝血虚而血不归藏，配当归、鹿角胶养肝血之品与旱莲草、鸡血藤、三七、紫珠草止血化瘀药才有效。肾生精，精可化血，此案紫癜、贫血重，血的生成障碍，配用鹿角胶、鹿茸、枸杞之属补肾生精，使精化血。

二十三、类风湿关节炎案

高某，男，63岁，凤翔县董家河乡农民。2010年8月10日初诊。

主诉：手指关节对称性疼痛6年，逐渐变形、僵硬3年。

现病史：6年来患者指关节、膝关节疼痛，曾在当地县人民医院诊断为类风湿关节炎，经常服用布洛芬、消炎痛、雷公藤片、强的松等药物。近3年来指关节逐渐变形、僵硬，并膝关节疼痛。近日天气变化疼痛剧烈，晨起僵硬，腰困膝软。查体：双指关节梭形变，有压痛，肘、膝关节稍大，不红肿，双肘鹰嘴部位可见风湿结节。舌淡，苔薄白，脉弦紧。

辨证：督阳虚寒，寒凝骨骱。

治法：温肾壮督，化瘀通络。

方药：制川乌12g（开水久煎），巴戟天15g，威灵仙15g，千年健15g，伸筋草15g，木瓜15g，索骨丹15g，乳香10g，没药10g，地鳖虫5g，炙甘草5g。12剂。水煎，早晚服。药渣加老鹳草40g，花椒15g，加水煮后热敷关节。

二诊：8月25日。患者指关节疼痛、晨僵减轻，膝关节酸软。舌淡，苔薄白，脉弦紧。效不更法，上方去乳香、没药，加桑寄生15g，骨碎补15g，穿山龙12g。12剂。水煎，早晚服。药渣外敷，加药、用法同上。

三诊：9月10日。患者关节疼痛明显减轻，晨起指关节晨僵好转，压痛消失，腰困膝软。舌淡，苔薄白，脉弦紧。辨证：肾督阳虚，痰瘀滞络。治法：温肾壮督，通络止痛。方药用自拟壮督通络丸：制川乌12g，桑寄生15g，仙茅12g，鹿角片15g，白花蛇1条，索骨丹15g，千年健15g，威灵仙15g，穿山龙12g，木瓜15g，地鳖虫5g，蜈蚣2条。制浓缩丸，3月量。早晚冲服。

2011年1月12日见到患者，关节僵直好转，手指关节仅在天气骤变时稍疼痛，已能干农活。

按语： 类风湿关节炎病至后期关节变形、疼痛僵硬，风寒湿瘀凝滞关节，深入骨骱，损骨伤肾。治疗要抓住两个关键环节：其一，止疼痛温经散寒，防变形辛润通络。散寒止痛非川乌、草乌之类莫属，制止僵硬虫类药搜剔通络，必配桑寄生、木瓜荣润舒筋。其二，疗骨损温肾壮督阳，用鹿角制剂、淫羊藿、巴戟天、骨碎补之属补肾壮督阳，能有效控制关节畸变。

二十四、周身疼痛案

谋某，男，55岁，陕西彬县永乐镇教师。2018年3月20日初诊。

主诉：周身肌肉、骨节疼痛4月余。

现病史：4个月前患者无明显原因出现周身肌肉、骨节疼痛，畏寒彻骨，夜间痛甚，肌肉疼痛不能触碰，触之痛剧，关节活动正常。曾在县人民医院住院治疗，查风湿三项、免疫指标均正常，服祛风湿药暂可缓解，停药疼痛如初。现因胃脘疼痛不适停服止痛药，周身疼痛难忍。舌红，苔白腻，脉沉迟缓。

中医诊断：身痛；辨证：寒湿滞经，瘀凝滞络。

治法：散寒除湿，通络止痛。

方药：制附片12g（久煎），巴戟天15g，威灵仙15g，骨碎补15g，黄芪30g，当归12g，川芎15g，透骨草15g，鸡血藤20g，蜈蚣2条，炙甘草5g。12

剂。水煎，早晚服。

二诊：4月3日。患者全身肌肉骨节疼痛明显缓解，夜间已不疼痛，肌肉触痛消失，睡眠良好，畏寒减轻，但胃脘不适，时有反酸，平素易感冒。舌淡苔白，脉沉迟缓。守法治疗，调整方药：上方附片用至15g，去骨碎补，加黄芪30g，乳香15g，没药10g，刺猬皮15g。12剂。水煎，早晚服。

三诊：5月2日。患者全身肌肉骨节疼痛、畏寒消失，但胃脘隐痛，饱胀，畏寒凉饮食，偶尔反酸。舌淡，苔白腻，脉沉缓。转为治疗胃病，从中阳虚寒、肝胃不和调治。方药：炙黄芪30g，生晒参10g，白术15g，高良姜12g，香附10g，半夏10g，枳实15g，刺猬皮15g，丹参20g，檀香10g，砂仁5g（后下），白蔻仁5g（后下），炙甘草5g。12剂。水煎，早晚服。

按语： 周身疼痛病关营卫气血。气主卫，营主血，气血充沛，气煦血濡，营卫充实，邪难侵袭。若气血虚少、营卫空虚，外易招邪，营卫虚滞，周身疼痛隐袭屡发。欲止疼痛必须补营实卫，疏通营卫气血，此案方中用黄芪、当归、川芎、鸡血藤之属即是此意。卫气发源于中焦，但其根在肾之督阳。寒滞卫气，在温卫和营、散寒止痛的同时，当并用附子、巴戟天等督阳，其效更捷。

二十五、肝肾功能损害案

李某，男，54岁，安康市旬阳县某学校教师。2019年3月14日初诊。

主诉：体检发现肝、肾功异常1个月。

现病史：患者诉1年前患丙肝，西药、中药治疗近1年。1个月前在西安某三甲医院肝功能检查示：谷草转氨酶90U/L，谷丙转氨酶112U/L，直接胆红素4.4μmol/L；肾功能检查示：肌酐205μmol/L；尿检：尿蛋白（++）。此前服护肝片、联苯双酯、百令胶囊等保肝肾药。自发病以来饮食正常，无明显不适，要求保肝肾治疗。舌淡，苔白水润，脉沉细弱。1个月前B超检查示：多囊肝、多囊肾。

西医诊断：丙肝；肝功能损害；肾功能不全。

辨证：湿热蕴肝，肾精不固。

方药：黄芪 30g，山萸肉 15g，生地黄 15g，柴胡 10g，五味子 15g，垂盆草 20g，珍珠草 20g，丹参 15g，鳖甲 15g（先煎），覆盆子 15g，怀牛膝 15g，石韦 15g，炙甘草 5g。12 剂。水煎，早晚服，服 6 剂停 2 天，继服 6 剂。

二诊：4 月 2 日。患者失眠多梦，烘热多汗，余无不适。舌红，苔薄白，脉沉细数。调整方药：黄芪 30g，山萸肉 15g，柴胡 10g，五味子 15g，垂盆草 20g，珍珠草 20g，酸枣仁 15g，丹参 15g，鳖甲 15g（先煎），怀牛膝 15g，覆盆子 15g，石韦 15g，白蔻仁 5g（后下），炙甘草 5g。12 剂。水煎，服法同前。嘱：服药结束后复查肝、肾功能。

三诊：4 月 16 日。见 4 月 14 日肝功能检查示：谷丙转氨酶 48U/L，谷草转氨酶 46U/L，较前显著下降；肾功能测定：肌酐 96μmol/L；尿检：尿蛋白（－）。劳累后腰左侧酸胀，余无明显不适，睡眠改善。舌淡苔白，脉沉细弦。调整方药：上方去柴胡、垂盆草、珍珠草，加桑寄生 15g，芡实 15g。9 剂。免煎颗粒，每晚服，共服 18 天，巩固疗效。

3 个月后患者带人看病，诉：自己肝肾功能正常。

按语：丙型肝炎有很强的隐匿性，感染丙肝病毒后临床症状不明显，一旦发现可能已转为慢性丙肝，肝功受损或出现相关肾病肾功能不全，此案便是如此，当然多囊肾严重者也可引起肾功不全。中医辨证论治以临床症状、体征为依据，在无症可辨时要着眼深层次病理状态。此案抓住湿邪蕴肝伤肾，在用垂盆草、珍珠草清湿热蕴毒的同时，用山萸肉、五味子、生地黄、鳖甲、怀牛膝、覆盆子等补肝肾、固肾精，恢复肝肾功能而获效。

二十六、食管癌案

刘某，男，68 岁，陕西礼泉县叱干镇人。2018 年 10 月 14 日初诊。

主诉：进行性吞咽困难半年，加重 1 月。

现病史：患者于半年前出现进食梗阻感，固体食物下咽难，遂到咸阳某三甲医院诊治，诊断为食管鳞状细胞癌，放疗 1 个月进食好转而出院。近 1 月进食流体食物也觉梗阻感明显，咳嗽，咯痰，痰色白，质黏易咯出，消瘦明显。

CT 检查示：食管上段管壁增厚，管腔狭窄，符合食管癌表现；右肺炎症，纵隔淋巴结肿大。病理检查示：食管鳞状细胞癌 2 级。舌淡苔白，脉沉细。

西医诊断：食管癌纵隔淋巴转移；放射性肺炎。

辨证：痰气交阻，气阴两虚。

治法：益气养阴，化痰散结。

方药：太子参 20g，沙参 15g，白术 15g，黄精 15g，夏枯草 20g，山慈菇 15g，石见穿 30g，威灵仙 20g，半夏 10g，苏梗 10g，枳壳 15g，瓜蒌 12g，浙贝母 15g，紫菀 10g，炙甘草 3g。12 剂。水煎，早晚服，每服 6 天停 2 天。

二诊：11 月 3 日。患者进食梗阻感好转，可进半流食，口干，偶尔咳嗽，痰少咽干，失眠多梦。舌淡苔白，脉沉滑。治法：益气养阴，化痰散结，以润为降，促进纳谷。方药：生晒参 10g，麦冬 12g，沙参 15g，石斛 15g，半夏 10g，威灵仙 15g，苏叶 10g，石见穿 30g，硇砂 4g（研冲服），沉香 5g（后下），菖蒲 10g，远志 6g。12 剂。水煎，早晚服。

三诊：11 月 17 日。患者进食稍感噎梗，可食面条，咳嗽好转，咯痰消失，口干咽燥，偶有胸骨后疼痛，精神好。舌红，苔薄少津，脉虚滑。肺失宣肃好转，毒瘀结聚，气阴不足，调整方药：生晒参 10g，沙参 15g，天花粉 15g，半夏 10g，枳壳 15g，山慈菇 15g，石见穿 30g，急性子 15g，浙贝母 15g，硇砂 4g（冲服），蜈蚣 2 条，陈皮 10g。24 剂。水煎，早晚服，每服 6 剂停药 2 天。

四诊：2019 年 1 月 5 日。患者病情稳定，进食馒头时有梗阻感，食面条正常，偶尔口干，活动量大时有气短，纳差。舌红，苔白腻，脉沉滑。守法调药：三诊方药去天花粉、急性子、陈皮，加石斛 15g，苏梗 10g，白术 15g。18 剂。用法同前。嘱：若病情稳定，可在当地按上方取药服用，服 3 个月停 1～2 周，3 个月后复查。

五诊：5 月 18 日。患者进食噎梗减轻明显，停药后感觉胸骨后不适，仍有疼痛感。舌暗，苔薄白滑，脉沉细弦。CT 复查示：食管上段壁增厚与 2018 年 10 月份比较缩小，纵隔淋巴结不大，未见转移病灶。从气阴两虚、毒瘀结聚、润降失常调治。方药：生晒参 10g，黄精 15g，白术 15g，石斛 15g，麦冬 12g，半夏 10g，苏梗 6g，威灵仙 12g，浙贝母 12g，山慈菇 15g，石见穿 20g，硇砂 4g（冲服），焦麦芽 12g，炙甘草 5g。14 剂。水煎，早晚服。

2019 年 12 月 15 日询问家属，知患者病情稳定。

按语：食道为胃之上口，胃纳食进谷之通道。食管癌早期仅感胸后骨不适，下咽不利，此乃痰气交阻食道，治以化痰行气开结滞，口干用沙参、石斛以润为降促纳食。此案病久进食困难为痰瘀凝结阻进食，如叶天士所云"气滞痰聚日壅，清阳莫展，脘管窄隘，不能食物，噎膈渐至矣"（《临证指南医案》），此案即是如此；并气耗阴伤，虚证显露，进食减少，消瘦明显。用半夏、枳壳、苏梗、瓜蒌等宽胸行气开痰结的同时，用山慈菇、石见穿、硇砂等抗癌破痰瘀毒聚；与此同时，养阴益胃气，固护正气在所必用。此外，进食不在健脾消导，而在润降开结和胃。

二十七、癌症发热案

张某，男，45 岁，住西安市纬一街。2016 年 6 月 22 日初诊。

主诉：胃癌术后 4 月余，化疗期间发热半月。

现病史：2016 年 1 月患者发现胃癌，行切除术，术后放疗 1 个月。6 月 8 日在西安交大一附院化疗第 3 次后出现发热，午后热甚，平均体温 37.5℃，复查发现癌细胞腹腔转移，住院治疗发热未退，伴呕吐、纳呆、精神差。诉：术后 4 个月体重减轻 40 余斤。舌红，苔白腻，脉沉细数。

辩证：毒瘀结聚，热伏阴分。

方药：鳖甲 20g，生地黄 12g，青蒿 12g，地骨皮 15g，牡丹皮 12g，知母 15g，葛根 20g，银柴胡 15g，石膏 30g，重楼 15g，竹茹 10g，陈皮 10g，滑石 30g，白蔻仁 5g（后下），甘草 5g。6 剂。日 1 剂，水煎，分早晚温服。

二诊：6 月 29 日。服上药 4 剂后患者自觉热退，测体温正常，精神好转，但胃脘不适，尿频，夜尿 3～4 次。舌淡苔白，脉沉细数。从补气滋肾、解毒和胃治疗。方药：黄芪 20g，生晒参 10g，鳖甲 15g，地骨皮 12g，重楼 15g，乌骨藤 20g，蜈蚣 2 条，刺猬皮 15g，炒白术 15g，佛手 15g，益智仁 12g，覆盆子

10g。12 剂。水煎，早晚服，服 6 剂停 2 天，继服。

三诊：12 月 20 日。患者再未出现发热，夜尿减少至 1～2 次，口干，饭后吐白涎沫，腰背疼痛，全身困乏无力，睡眠差。舌淡红，少苔，脉沉细。辩证：气阴两虚，浊阴上泛。方药：黄芪 30g，生晒参 10g，麦冬 15g，玉竹 12g，吴茱萸 5g，姜半夏 10g，砂仁 5g（后下），茯苓 15g，陈皮 12g，乌骨藤 15g，千年健 15g，川断 5g，重楼 12g，姜汁少许。7 剂。每日 1 剂，水煎，分早晚温服。

按语： 癌症发热排除感染性者，多为癌组织扩散时癌细胞坏死释放的致热物质引起。属中医内伤发热，其证情有实有虚，虚实亦常兼夹。癌瘤盘踞局部，毒郁发热为实，或苦寒退热，或辛寒退热，或逐瘀泄热随机而用，我屡验升降散（《伤寒瘟疫条辨》方：僵蚕、蝉蜕、姜黄、大黄）退郁热亦有效。其虚多为癌瘤耗阴伤气，虚热伏于阴分发热。此案发热即是此症，用鳖甲青蒿汤为底方，相应配伍治疗而获效。

二十八、肺癌并骨转移案

案一： 王某，女，59 岁，陕西省永寿县监军镇人。2016 年 1 月 27 日初诊。

主诉：发现肺癌 1 年，胸背疼痛 3 月余。

现病史：2015 年 1 月患者无明显原因出现右侧胁肋部疼痛，遂去西安某三甲医院诊治，确诊为肺癌，口服磷酸芦可替尼片治疗。10 月 3 日 CT 检查示：肋部多发转移并肋骨骨化。刻下症：右侧胁肋部疼痛，后背阵发性疼痛，咳嗽、恶心、反酸、口干思饮、气短、咽部不适，查上腹膨隆明显，腹部可触及肿块。舌淡苔少，有裂纹，脉沉细弱。

辨证：气阴两虚，痰毒互结。

方药：生晒参 10g，天冬 10g，石斛 15g，灵芝 10g，沙参 12g，蜂房 6g，山慈菇 20g，蛤蚧 1/2 对，黄药子 15g，炙甘草 6g，紫菀 10g，款冬花 10g，白蔻仁 5g（后下）。共 18 剂。水煎，早晚服，每服 6 剂停 2 天，最后 6 剂服 12 天。

二诊：5 月 16 日。患者胸背疼痛减轻，咳嗽咯痰存在，口干思饮，面部烘热多汗，夜间手心热，纳差，胃脘胀满，大便不畅。舌红，苔白腻，脉沉细。

守法调药：生晒参 10g，北沙参 15g，红景天 12g，浙贝母 12g，瓜蒌 15g，紫菀 10g，款冬花 10g，枳实 30g，半夏 10g，蜂房 6g，重楼 15g，鳖甲 15g（先煎），青蒿 10g，地骨皮 12g，炙甘草 5g。12 剂。水煎，早晚服，服 6 剂停 2 天。

三诊：6 月 28 日。患者咳嗽缓解，烘热多汗消失，胃胀减轻，气短，夜间手脚心发热，口干欲饮凉水，下肢浮肿。舌红嫩，苔薄白，有齿痕，脉沉细。辩证：气阴两虚，毒结肺络。方药：黄芪 20g，生晒参 10g，石斛 15g，北沙参 15g，红景天 12g，半夏 10g，蜂房 6g，重楼 15g，鳖甲 15g（先煎），蛤蚧 1／2 对，地骨皮 15g，土贝母 20g，白蔻仁 5g（后下），炙甘草 5g，车前子 15g。18 剂。水煎，服法同首诊。

四诊：9 月 21 日。患者服三诊药后症情均有缓解，自取上方间断服用 3 个月。近期右侧胁肋疼痛、背痛、脘腹胀痛，五心烦热，气短乏力。9 月 3 日 CT 检查示：与前片比较变化不大。骨转移疼痛明显。舌红，苔薄白，脉弦滑。调方药：上方去石斛、半夏、土贝母，加延胡索 20g，郁金 15g，千年健 15g，蜈蚣 2 条，18 剂。服法同上。

2017 年 1～6 月开始每月调治 1 次，每次开药 12～18 剂，以此前诊次方辗转变化于益气养阴、化痰散结、抗癌解毒之间，多次 CT 复查，与发病时比较变化不大。

2017 年 8 月 5 日就诊：患者病情稳定，有胸闷气短，胸部不适时咳嗽，咽干，背疼痛，胃脘不适，不思饮食，乏力，体重未减轻。舌红，苔薄白，脉沉细数。守法调药：生晒参 10g，黄精 15g，北沙参 12g，紫菀 10g，款冬花 10g，白术 20g，蛤蚧 1/2 对，千年健 15g，蜈蚣 2 条，全蝎 5g，炒蜂房 5g，地鳖虫 5g，炙甘草 5g。10 剂。水煎，早晚服。

按语：肺为五脏六腑之华盖，开窍于鼻，与天气相通，最易遭邪侵。肺癌的发生往往在肺脾气虚的情况下痰瘀毒结，聚为癌瘤。癌瘤的转移也无不与正虚邪毒肆虐莫制有关，正愈虚而转移愈快。抑制肺癌转移首先要补益肺气，肺喜温润，补肺以生晒参、沙参等甘温润品为妥。肺损及肾用蛤蚧、沉香温肾纳气。癌毒聚肺，损肺致肺失清肃见咳嗽，用紫菀、款冬花、百部等宣肺止咳。

肺状若蜂巢，吸之则满，呼之则虚，抗肺癌毒邪取类比象我常用蜂房，验之有效。

二十九、肺癌咯血案

刘某，男，70岁，咸阳市火车站退休职工。2012年3月29日初诊。

主诉：反复咯血3月，伴胸痛、气喘。

现病史：3个月前患者无明显诱因出现咳嗽，少量咯血，痰中带血，在当地医院抗感染、止血治疗1周，症状无改善。遂在咸阳某三甲医院诊治，经支气管镜、CT等检查，诊断为左侧中心型鳞状细胞癌、慢性支气管炎伴肺气肿、Ⅱ型呼吸衰竭。住院对症治疗3周，咳嗽、咯血好转，未做手术及放化疗出院。出院后身体渐虚衰，又出现咳嗽、咯血，痰中带血沫，胸痛、喘息，不思饮食，困倦乏力，大小便正常。舌红，苔黄腻，脉沉细滑。

辨证：肺虚痰阻，毒伤肺络。

治法：补肺化痰，解毒止血。

方药：太子参15g，黄精15g，北沙参15g，仙鹤草30g，白及15g，花蕊石30g（先煎），蛤蚧1/2对，瓜蒌12g，浙贝母15g，重楼20g，桑白皮15g，地骨皮10g，炙甘草5g。12剂。水煎，早晚服，服6剂停2天，继服6剂。

二诊：5月10日。服上药后患者咳嗽减轻，偶尔有痰中带血丝，胸闷、气短、气喘减轻。患者自诉：按上方又取药10剂20天。近期纳差，口干，偶尔反酸，大便数日一行，排便费力，小便正常。舌淡，苔薄黄，脉沉细缓。主证未变，兼胃阴不足，腑气不畅。调整方药：黄芪30g，黄精15g，北沙参15g，瓜蒌12g，仙鹤草30g，花蕊石30g（先煎），三七粉4g（冲），蛤蚧1/2对，紫菀10g，款冬花10g，刺猬皮15g，枳实30g，炒莱菔子30g。12剂。每日1剂，水煎，早晚服，服6剂停2天，继服6剂。

三诊：5月24日。服上药后患者咳嗽好转，痰少，痰中带血出现1次，胸痛、胸闷，食后胃脘嘈杂不适，大便呈稀糊状，量少，入睡困难，醒后难眠。舌红苔白，脉沉细。调整方药：太子参15g，黄精15g，沙参15g，仙鹤草30g，白及 15g，川贝母 5g（研冲），花蕊石 30g（先煎），吴茱萸 4g，黄连 6g，刺猬皮 15g，百部 12g，蛤蚧 1 对，酸枣仁 30g。12 剂。日 1 剂，水煎，早晚服。

四诊：6 月 15 日。患者咯血消失，胸痛未出现，偶尔有咳嗽，咯少量白痰，活动剧烈时有胸闷，气喘，精神良好。此后每 1～2 月就诊 1 次，或由其子代诉调药。从气阴两虚、毒瘀聚肺为主法调治。调整方药：生晒参 10g，黄精 15g，沙参 15g，仙鹤草 30g，白及 15g，浙贝母 15g，重楼 30g，山慈菇 20g，炒蜂房 10g，沉香 5g，蜂房 6g，蛤蚧 1/2 对，炙甘草 5g。以此为基本方，辗转变化服用 1 年半。

2015 年 5 月 15 日其子前来咨询代诉：患者病情稳定，未出现咯血，未明显消瘦，可生活自理，走路远时有胸闷气短，余无特殊不适。嘱：在 2012 年 6 月 15 日方的基础上去掉浙贝母、重楼、山慈菇，加夏枯草 15g，黄芪 30g，气短时可加红景天 15g。每 1～2 月服药 2 周。

按语： 进展期肺癌随着正气的耗伤，癌瘤增大或转移，疾病状态变化莫测，或毒郁化热可出现发热，或胃络破损出现出血，或子盗母气脾土衰败不能进食。此案癌毒侵扩肺络，络破咯血。首先，治咯血未浪用涩止。其一，养肺阴益脾气，使肺不燥而血络宁，脾气旺可统血；其二，欲使血止必先止咳，咳止使肺少振动而血络宁。其次，用止血当用涩止化瘀止血药，如三七、白及、仙鹤草、花蕊石，一般不用清热止血药。以上 3 个治疗用药策略都在本案中得到展现。

三十、胃（贲门）癌案

孔某，男，64 岁，住陕西西咸新区双照镇毛村。2013 年 5 月 6 日初诊。

主诉：胃痛不适 10 年，吐血、确诊胃癌 2 周。

现病史：患者有胃病史 10 余年，常胃脘痞满疼痛，2 周前突然出现吐血，在咸阳市某三甲医院诊治，检查后确诊为胃（贲门）癌（Borrmann Ⅰ型、腺癌Ⅱ级）、溃疡出血、贫血（中度）。血压 90/60mmHg，住院 2 周出血停止，拒绝手术、化疗而出院，求治中医。患者面色㿠白，精神差，口渴，胃脘嘈杂不适。舌红苔白，脉沉细弱。

辨证：脾不统血，毒瘀结聚。

治法：补脾统血，和胃解毒。

方药：黄芪 30g，生晒参 10g，炒白术 15g，炒升麻 6g，吴茱萸 4g，黄连 6g，刺猬皮 15g，乌骨藤 30g，黄药子 15g，白及 15g，乌贼骨 20g，硇砂 4g（冲服）。12 剂，水煎，早晚服，服 6 天停 2 天，继服 6 天。

二诊：5 月 20 日。患者未吐血，精神好转，口渴减轻，大便化验未见潜血，胃脘不适消失，但偶尔疼痛、呃逆。舌红脉数，脉沉细弱。守法治疗，调整方药：黄芪 20g，当归 12g，黄精 15g，石斛 15g，炒白术 20g，半夏 10g，刺猬皮 15g，佛手 12g，沉香 5g（后下），苏梗 12g，藤梨根 30g，硇砂 4g（冲服），守宫 6g，全蝎 5g，炙甘草 5g。15 剂。水煎，早晚服，间断服 3 周。

2013 年 6 月至 2016 年 6 月，间断从益气养阴、解毒化瘀、和降胃气治疗，在上两次处方的基础上加减变化，基本每月就诊 1 次，每次服药 12～15 剂，病情稳定，体重未减。

二十八诊：2016 年 12 月 22 日。患者出现胃脘嘈杂不适，伴恶心、嗳气频作、全身颤栗、畏寒、大便干结、排便困难而就诊。舌淡红，苔白腻有裂纹。从阳虚胃寒、毒瘀结聚、胃失和降论治。方药：附片 12g（先煎），黄芪 30g，吴茱萸 4g，黄连 6g，刺猬皮 15g，苏梗 12g，旋覆花 10g（包煎），枳实 30g，酒大黄 10g，藤梨根 30g，硇砂 4g（研冲），全蝎 5g，炙甘草 5g。15 剂。水煎，早晚服。此后患者自行以此诊方药去附片，或加守宫、黄药子之属间断治疗 1 年余，病情稳定。

2018 年 5 月 12 日复诊：患者饮食不慎后吐血 1 次，胃脘疼痛、嘈杂不适，进食胃脘饱胀、恶心，大便干，下肢困倦无力。舌苔白腻，脉沉细数。辨证：脾不统血，肝胃不和。治法：补脾统血，和降胃气。方药：黄芪 30g，生晒参 10g，炒白术 15g，姜半夏 10g，刺猬皮 15g，苏梗 12g，侧柏炭 20g，地榆炭 20g，三七粉 3g（冲），阿胶 12g（烊化），枳实 30g，酒大黄 10g。18 剂。每服 6 天停 2 天。

2018 年 10 月 29 日复诊：患者服上药后出血停止，之后停药近半年，但近

1周出现胃脘隐痛，吞咽时梗阻感，畏寒凉饮食，呃逆，口干，大便干结，精神差，下肢困，体重无明显变化。舌红，苔白腻，脉沉细。辨证：中阳虚寒，胃气郁滞。方药：炙黄芪30g，肉桂5g，白芍15g，饴糖30g，半夏10g，石斛15g，威灵仙15g，急性子10g，硇砂4g（研冲），旋覆花10g（包煎），藤梨根30g，乌骨藤30g，酒大黄15g，炙甘草6g。18剂。水煎，分早晚服，每服6天停2天。

2019年5月10日复诊：患者诉服药后吞咽梗噎感减轻，进食尚可，胃脘无明显不适，精神转佳。随后以2018年10月29日方间断服用半年余。现胃脘感嘈杂、灼热，吐清痰后阻塞感减轻，大便干结好转，消瘦不明显，仍可干轻体力农活。舌淡红，苔白，脉沉细弦。调整方药：黄芪30g，党参15g，吴茱萸4g，黄连6g，刺猬皮15g，栀子10g，清半夏10g，厚朴10g，藤梨根30g，硇砂4g（冲），莪术20g，枳实30g，炒莱菔子15g。12剂。水煎服。

2020年2月18日其子前来调方，患者健在。

按语：胃癌多为脾胃久损，痰湿毒瘀凝聚而发生癌变。人以胃气为本，胃癌发生之后以气虚血耗为代价，随着癌瘤增大，邪结盘实，治疗要局部癌瘤整体调治，用黄芪、生晒参、黄精等补气血阴津固其本，用黄药子、硇砂、藤梨根等破癌毒结聚治其标，扶正气与抗癌毒在抑制癌瘤增长中具有协同作用。在癌症的进展中，病性有寒热之变，病位有在经在络之异，随机整体调治在医案中均得以展现。此外，胃为水谷之源，进谷者昌，失谷者亡，治胃癌要将健脾益胃、纳食进谷放在一个重要位置。

第七部分

论著选录

中医辨证论治与标准化问题的思考 ①

辨证论治是中医诊疗疾病的核心技术，体现中医整体调治的临床思维方法，近几十年来对辨证论治的研究热衷于标准化，试图以规范证候达到规范个体化辨证论治的临床实践。笔者以为，辨证论治标准化是中医药标准化工作的核心，其标准化应该坚持有所为、有所不为的原则。

一、前证候的标准化研究与辨证论治的临床实践拉开了距离

目前开展的辨证论治标准化对疾病单证候症状、体征要素的确立与治疗方向确能起到一定的方法性规范作用，但反观临床，与辨证论治的医疗实践拉开了距离，并没有对医生的辨证论治临床实践产生根本性影响，中医药行政部门、行业学会发布的中医诸多标准只是在中药新药开发与撰写临床论文中发挥着"依据"作用。其原因可能在于，除辨证论治的个体化诊疗特征、经验性学术内涵、灵活多变的"权变"思维与标准化技术规范要求相悖之外，其证候标准的单结构更与临床证候的多态性特征、多维度调治思维出现了差距。

辨证论治是建立在疾病演进纵向"轴线"上的证候单元层位治疗，其疗效优势主要体现在慢性疾病的治疗上。慢性疾病多具积年累月的病史，多数脏腑正气亏虚与组织器官变性、内邪滋生共同存在于一个证候的矛盾统一体中。其因虚致实、因实致虚、虚实相关联，多数表现出正虚与邪实交错的证候单元病

① 沈舒文，宇文亚.中医辨证论治与标准化问题的思考 [J].中华中医药学刊，2013，31（10）：2088-2090.

机状态，临床采用虚实标本辨证论治思维方法辨析证候，则多具有本虚标实、虚实相兼的证候结构特征。我们在此前开展的胃癌前病变证候研究中发现，324例患者首诊病例中 72.4% 为虚实关联（相兼）证，单结构证候仅占 27.6%[①]，单实证见于疾病的复发期或活动期，纯虚证的机会甚少。

目前中医诊疗标准中的证候标准都是单结构证候标准，沿袭教科书证治类型且新意不多。而临床对慢性疾病证候单元的辨治，注重虚与实结构状态辨析与结构状态的维度调治。如一个形寒肢冷、胸闷、心前区疼痛、痰多、面色青滞、舌暗苔白滑、脉沉细涩的冠心病，辨证为心阳不振、痰浊阻胸、心血瘀阻，治疗就形成了温心阳、化痰浊、通心络三个维度。而单结构证候的标准化使临床对证候的判断陷入了非实证即虚证、非此即彼、对号入座、按图索骥的选择中，与临床对慢性疾病虚实标本辨证论治的个体化临床思维拉开了距离，限制了临床对证候的结构性思维与个体化医疗经验在临床实践中体现之手眼。笔者以为这可能是辨证论治标准化在临床实践中遭受冷遇的重要原因之一。

二、标准化技术规范难以诠释人文属性个体化辨证论治诊疗技术

辨证论治具有宏观审视疾病脏腑气血阴阳失衡的病理状态，宏观调治机体偏盛偏衰归于平复的具有人文属性的临床思维特征，宏观整体的临床思维方法存在于追求个体化临床疗效中，体现了个体化整体调治思维。所谓辨证论治是临床实践中所遵循的思维方法问题，个体化则是解决不同患者在辨证论治中的个体差异问题。辨识证候，凭症状可藉，由于不同患者的体质差异，所处的自然环境、人文环境的不同，疾病可表现出差异性症状、体征，如严用和所说"慨念世变有古今之殊，风土有燥湿之异，故人禀亦有厚薄之不齐"（《严氏济生方》）。所以对一个病的辨证论治，在其整体调治临床思维方法的框范下，要充分考虑疾病证候的个体化特征，作出个体化诊治决策，如徐大椿所言："必问水土风俗而细调之"（《医学源流论》）。

---

① 沈舒文,宇文亚,赵运,等.胃黏膜异型增生证候演变及与肿瘤标志物水平两年跟踪研究[J].中华中医药杂志,2010,25（1）：38-39.

辨证论治"贵在权变"的动态观体现在临床上，要求具有"执常达变""法随证变""证随时变""方随法变"的"权变"灵活性。正是由于坚持辨证论治思维框范的原则性与根据病情变化而"达变"的灵活性的统一，构成了辨证论治中的个体化。即在一个疾病证候不发生移位走型的情况下治法不变，治法不变但处方可变，所谓"师其法而不泥其方"，在主证、治法不变的情况下可以选用不同方剂，或增减药味治疗兼证，"修剪病理枝节"，或调整配伍关系以适应病情变化。雷丰说："而临证即有对病之成方，亦当谅体之虚实、病之新久而损益之"（《时病论》）。考仲景用四逆汤曰"强人半钱匕，羸者减之"，于小青龙加石膏汤曰"强人服一升，羸者减之"，于十枣汤曰"强人服一钱匕，羸人服半钱"。如笔者对肝肾阴虚证滋补肝肾用六味地黄汤时，考原方剂量为熟地黄、山萸肉、山药、茯苓、泽泻、牡丹皮比例为 8：4：4：3：3：3。若病证以腰膝酸软、头晕耳鸣等肾精亏损症状为主，原方剂量不变，熟地黄为君重用；若以盗汗、遗精等阴精走泄症状为主，则温涩滋补为主，重用山萸肉为君，减少熟地黄的用量；若属肝肾阴虚的消渴，则重用山药为君，突出生津止渴作用，减少熟地黄的用量。辨证论治强调"知常达变"，"知常"就是掌握疾病常规性辨证论治思维方法，"达变"则是根据疾病个体化证候特征进行论治思维，个体化存在于辨证论治的临床思维方法中，体现了辨证论治追求疗效的个体化灵活性。知常则可执常，执常并非胶柱鼓瑟、一成不变，执常要达变，变如盘中走珠，灵活多变。辨证论治实现标准化，显然给"权变"的灵活性设了围。

三、目前开展的中医标准化不利于学术创新和疗效技术提高

辨证论治历经两千多年而不衰的根本原因在于客观存在的临床疗效，其疗效不只体现在辨证论治的诊疗模式上，在很大程度上体现在学术性、经验性内涵发展上，也就是说，学术的创新与经验的渗入不断丰富着辨证论治理论体系，提升着它的临床疗效价值。纵观辨证论治的形成与发展，《内经》创立了辨证论治思维框架，东汉张仲景首先在外感病的诊疗中创建了辨证论治的临床实践思维模式，金元时期的学术创新形成了以脏腑辨证为主体的辨证论治思维方法与

学术流派，明清医家在医疗实践中坚持辨证论治临床思维在发扬与舍弃、继承与创新中发展与完善，从而全面提高了辨证论治诊疗技术的有效性。辨证论治的发展轨迹可以看出，历史并没有为其内涵设置标准，反倒任其在学术创新与经验的渗入中不断丰富着其疗效内涵，正因为内涵的学术创新与经验积累相互促进，才不断提高了它的疗效价值。尽管唐代孙思邈《备急千金要方》中有对内科疾病以脏腑寒热虚实归纳症状、罗列方剂的记载，金元张元素归纳脏腑经络标本症状并根据五味入五脏的理论著《脏腑标本寒热虚实用药式》，试图规范脏腑辨证用药，但均未被后世广泛接受及推广。

具有人文属性的辨证论治的临床思维总是将中医理论与临床经验捆绑在一起，医生对一个疾病的辨证论治总是以临床疗效为前提，思考疾病病机状态，确定治法思路，斟酌处方用药，预测治疗效果；尤其在调理思路、处方用药的选择配伍、配伍剂量的确定中最具有经验性。这种个体化经验没有上升为理论之前不能称之为学术，只是散在性存在于不同医生医疗实践中的疗效体会中，这种经验性疗效体会经不断积累与验证，可能正是培育学术的生长点。标准化追求的是一种成熟的技术规范，而辨证论治追求的是提高疗效为前提的学术创新与发展，允许医生个体化疗效经验的存在与升华。标准化要求制定成规，执行成俗，而辨证论治允许内涵的学术创新，对个性化经验不具有排他性。

四、实行辨证论治规范化，进而实现多维协同施治标准化

目前中医对疾病的治疗是采用"病证结合"方法，即在明确疾病诊断的基础上采用辨证论治诊疗方法。病是贯穿于疾病病程中的纵向整体，证是存在于疾病演进中的横向病理机制。辨证论治是把一个病的治疗转化到疾病演进中纵向"轴线"上的阶段性病理单元证候治疗上。辨病是为了明确疾病自身的演化规律，辨证是为了明确就诊时疾病所处的病机状态，确定治疗措施。辨证论治并不是无序化思维，而要遵循理、法、方、药的诊疗程序，维护辨证论治的完整性，也就是说，对一个病完整的辨证论治体现在完成理、法、方、药的诊疗程序上。所以认为，辨证论治的诊疗程序有必要实行标准化思维规范，建立在

诊疗程序上的思维规范，有利于维护辨证论治的完整性，不至于无章无序而使疗效走偏。

所谓"理"，就是辨证思维，证候凭症状、体征可藉，根据疾病就诊时表现出的症状、体征征象，用中医理论分析病机，辨识证候；"法"是依据证候，采用对证调治的逆向思维（正法）确立治疗方法，为处方用药设计方案，即"法从证出"；"方药"则是在治法的指导下按照制方法度选遣切准病机的处方用药，即"方从法出"。四个诊疗环节构成了辨证论治程序上的完整性，"辨证立法，依法选方，按方遣药"，任何一个诊疗环节的缺失都会破坏辨证论治的完整性，进而影响临床疗效。正因为存在于临床中的未识证而先议法、未立法而先组方、制方无法度、选药不达效的情况经常出现于辨证论治的诊疗实践中，有必要对辨证论治的理、法、方、药程序予以规范。

规范辨证论治诊疗程序体现在诊察征象、辨析证候、据证立法、以法选方、按方遣药思维过程。诊察疾病征象的规范化，是将通过望、闻、问、切"四诊"采集疾病症状、体征临床信息资料的方法予以规范，它是辨证的前提，辨证凭借疾病阶段性表现在外的症状、体征征象"司外揣内"辨析证候，古代就有"问诊十歌"规范问诊，《伤寒论》有"观其脉证，知犯何逆，随证治之"之说，可见诊察征象，规范不同疾病"四诊"最有必要，也有可能实现规范化。规范化的实现有利于全面系统了解病因、病情、症状表现，防止阳性体征的采集疏漏，梳理临床思维，为辨析证候、鉴别证候提供可靠的征象资料。不同疾病有表现于外的不同证候征象，"四诊"注重采集征象的面与点有所不同，可规范不同疾病"四诊"资料采集的方法程序。

辨证的规范化就是将通过"四诊"采集的临床症状、体征信息，结合相关西医学检查结果，运用中医理论思维进行去伪存真、去粗存精的思维推理，辨识病因、病位、病性，归纳出"证候"概念，这种思维推理可以从临床思维层次、方法上实现规范化。例如慢性萎缩性胃炎根据主诉怎样确立中医病名，根据病因如何辨识初发、复发及病理特征，根据症状体征如何辨析疾病的寒热虚实属性及其属性实质内涵、病变在胃所涉脾涉肝的病位内联外涉，根据疼痛的性质如何辨析在气在血，根据标本理论如何辨疾病的因果转化、虚实关联、标本特征及病机走势，这些都是辨证思维的方法要领，形成上述证候思辨推理的规范化，框范辨证思维。后端施治的临床实践主要可体现在针对证候类型、结构、病机特征如何采用逆向思维形成的维度协同组方用药，内涵包括维度调治、结构调整、标本调治思维；方药的规范化可体现在在治法的指导下遵循复方配伍理论（如君、臣、佐、使，七情，药对配伍，药量配伍），如何在选方、组方中形成多维度、多靶点的药物作用模式。

五、小结

综上所述，辨证论治的理、法、方、药诊疗程序可以实行规范化技术标准，而在辨证论治中存在的学术性、经验性内涵上不宜实行标准化。辨证论治始终追求的是疗效，而标准化追求的是规范，疗效的突破需要在辨证论治内涵的学术创新与发展、经验的积累与升华中实现，辨证论治更需要彰显其学术性和经验性疗效成分，给学术与经验留有创新发展的空间，允许学术流派的存在，允许医生个体化临床经验的存在。因此，目前推行的中医诊疗技术标准化不能诠释人文属性的辨证论治诊疗技术。要实现标准化当先从疾病病理状态辨识的规范化开始，进而实行多维协同组方用药的标准化。

基于虚实标本辨治的干预措施对胃癌前病变患者临床结局报告研究 [①]

一、临床资料

200 份病例来源：陕西中医学院附属医院 68 例，延安市人民医院 37 例，陕西省人民医院 20 例，宁夏医科大学附属医院 22 例，商洛市中心医院 53 例。2007 年 4 月～ 2010 年 2 月在消化科病房、门诊就诊的患者，凡诊断为慢性胃炎伴肠上皮化生或异型增生的患者，随机分为虚实标本辨证论治试验组 100 例，西医常规治疗对照组 100 例。两组患者的性别、年龄、病程比较有可比性。

1. 两组间胃镜病理报告并 / 兼病情况

见表 7–1。

表 7–1　两组间胃镜病理报告并 / 兼病情况

组别	病理报告						胃镜报告并 / 兼病				
	Dys	Dys 并 IM	IM	CSG	CAG	溃疡	胃息肉	糜烂	疣状胃炎	Hp（＋）
试验组	50	16	34	16	75	27	3	25	2	55
对照组	48	15	37	12	78	23	4	18	5	42

---

① 原载于：沈舒文，刘力，宇文亚，等 . 基于虚实标本辨治的干预措施对胃癌前病变患者临床结局报告的研究 [A]. 中华中医药学会第二十二届全国脾胃病学术交流会暨 2010 年脾胃病诊疗新进展学习班论文汇编 [C]，2010.

经 χ^2 检验，两组患者病理报告 Dys 及 IM 病例数和胃镜病理报告并 / 兼病比较，差异均无统计学意义（$P > 0.05$）。

二、病例选择标准

1. 诊断标准

参照 2004 年中华医学会消化内镜学分会制定的《慢性胃炎的内镜分型分级标准及治疗的试行意见》的胃镜检查诊断及分级标准执行。

2. 虚实标本辨治判定标准

将试验组符合胃镜、病理诊断标准者，通过中医望、闻、问、切四诊方法采集的症状体征信息资料录入此前课题建立的《虚实标本证候辨识数据库》，系统进行辨识，此辨识系统包括虚实标本证候类型辨识与处方用药补虚泻实具体治法辨识数据库。

（1）虚实标本证候类型判定标准　见表 7–2。

表 7–2　虚实标本证候类型判定标准

证型	主症	次症
肝胃气滞并 / 兼气阴两虚证	a. 胃痞胀痛；b. 嘈杂；c. 困倦乏力；d. 口干	a. 泛酸；b. 胃灼热；c. 痛窜两胁；d. 舌红少津或淡；e. 脉弦细
胃络瘀血并 / 兼气阴两虚证	a. 胃疼痛；b. 痛半年以上，痛处固定；c. 胃灼热感，d. 纳呆食少	a. 胃拒按；b. 乏力；c. 口干；d. 嘈杂；e. 舌紫暗或有瘀斑；f. 脉沉细弱或涩
湿热蕴胃并 / 兼脾胃虚寒证	a. 胃痞胀；b. 胃灼热；c. 喜温按；d. 泛吐清水	a. 嘈杂；b. 困倦乏力；c. 小便黄；d. 舌质淡；e. 苔黄腻；f. 脉沉迟或濡滑
湿热蕴胃并 / 兼胃阴不足证	a. 胃痞胀；b. 胃灼热；c. 口苦或臭；d 胃脘隐痛	a. 嘈杂；b. 似饥不欲食；c. 便干；d. 舌红少津；e. 苔黄腻；f. 脉沉细或滑
痰湿中阻并 / 兼脾胃气虚证	a. 恶心欲呕；b. 纳呆食少；c. 胃痞胀；d. 困倦乏力	a. 胀满；b. 口淡不渴；c. 大便溏薄；d. 舌质淡；e. 苔白腻；f. 脉沉细弱
肝胃气滞并 / 兼脾胃虚寒证	a. 胃脘痞胀痛；b. 嘈杂嗳气；c. 喜温按；d. 泛吐清水	a. 痛窜两胁；b. 困倦乏力；c. 口淡不渴；d. 舌质淡；e. 脉弦或沉弱

注：符合主症 a、b、c、d，次症具备 3 项以上者可判定为该证候类型。

（2）处方用药补虚泻实功能判定标准　将脾胃疾病所有用药建立补虚治本与泻实治标药物功能数据库（如补虚治本类：补气、补血、补阴、温中；泻实治标类：疏泄肝气、和降胃气、活血化瘀、活血理气、清化胃热、健脾除湿、消导食积、抗肿瘤）。

（3）患者报告的临床结局测试工具（PRO）　采用自制胃癌前病变 PRO 量表[①]，PRO 量表分为 5 个维度，即全身情况 6 个条目、胃脘感觉 6 个条目、消化不良 8 个条目、心理状态 5 个条目、社会健康 5 个条目。

三、研究方法

200 例胃镜病理诊断为 PLGC 的患者随机分为试验组与对照组，试验组经"虚实标本辨识数据库"辨识，属虚实标本辨治者作为纳入病例，试验组 100 例，对照组 100 例。

试验组给予通过虚实标本辨治的处方用药煎剂，煎药机煎取，每剂分装 2 包，每包 150mL，分早晚两次服用。对照组服维酶素片（每次 1.0g，每日 3 次），胶体果胶铋（每次 150mg，每日 3 次），奥美拉唑胶囊（每次 20mg，每日 1 次），饭后温开水冲服。胃胀，加服吗丁啉（每次 10mg，每日 3 次），Hp 阳性用三联疗法。两组均半年为 1 个疗程。

评价工具采用自制的 PRO 量表，治疗前由患者自填 1 次，疗程结束后自填 1 次，两次量表进行维度统计分析。

四、研究结果

患者报告的临床结局（PRO）测试结果，治疗前和治疗 6 个月后 PLGC 患者 PRO 量表各维度得分情况见表 7-3。

---

① 刘力，常玉双，沈舒文，等 . 慢性萎缩性胃炎癌前病变患者报告临床结局评价量表的编制及信度、效度分析 [J]. 中医杂志，2011，5（52）：10，834-836.

表 7-3 治疗前后 PLGC 患者 PRO 量表各维度得分（分，$\chi \pm S$）

维度	试验组			对照组			组间
	治疗前 （100 例）	治疗后 （100 例）	P	治疗前 （100 例）	治疗后 （100 例）	P	P
全身情况	9.42±2.65	17.13±2.61	<0.01	8.86±2.14	10.82±2.14	<0.05	<0.01
胃脘感觉	10.22±2.43	14.86±2.45	<0.01	10.48±1.84	13.26±1.96	<0.05	<0.05
消化不良	16.62±2.13	19.84±1.89	<0.01	15.96±2.12	17.24±2.10	>0.05	<0.01
心理状态	8.92±2.11	18.64±2.06	<0.01	9.23±2.32	12.24±1.86	<0.05	>0.01
社会健康	9.12±1.46	17.94±2.22	<0.01	8.98±1.95	10.16±1.28	>0.05	<0.01

治疗前试验组和对照组 PRO 量表 5 个维度得分无显著差异（$P > 0.05$），表明有可比性。治疗 6 个月以后，试验组与对照组比较，在全身情况、胃脘感觉、消化不良、心理状态和社会健康 5 个维度，其差异有统计学意义（$P < 0.01$，$P < 0.05$）。

五、讨论

1. 开展虚实标本辨治对 PLGC 患者报告临床结局研究的意义

随着医学模式从单纯生物医学模式逐渐向现代生物 – 心理 – 社会综合模式的转变和疾病谱的变化，以前生物医学模式下主要的疗效评价指标，如发病率、患病率、病死率等越来越无法满足当前医学界的需要。本课题研究将虚实标本诊疗方法对 PLGC 疾病的疗效评价，延伸到患者报告的临床结局评估中，体现了生物 – 心理 – 社会综合医学模式，展现了现代医学健康观。

2. 虚实标本辨证论治疗效优势的科学内涵

课题研究显示：虚实标本辨治是中医对许多慢性难治疾病诊治的临床思维方法，对胃癌前病变具有显著改善患者自我感觉的疗效优势，慢性胃炎伴异型增生或肠上皮化生被称为癌前病变（PLGC），临床缺乏特异性症状、体征，辨治多根据慢性萎缩性胃炎进行，疾病在进展的演化过程中，多表现出正虚与邪实交错的病理状态。本课题用中医虚实标本辨治思维方法诊治 PLGC 100 例，6种本虚标实证候类型采用补虚泻实、标本兼治的具体治法，对改善患者临床结局显示了很好的疗效。这一方法辨析疾病虚实标本关联的证候结构类型，根据证候类型采用不同的补虚泻实、标本兼治干预措施，从正与邪、寒与热、脏与腑诸方面整体调治，恢复机体健康状态。这也正是虚实标本辨治追求个体化辨证治疗疗效优势的科学内涵。

3. 评价患者报告的临床结局工具要体现中医特色

经文献检索，目前尚无 PLGC 患者报告的临床结局测试量表（PRO 量表），我们自制的 PRO 量表融入了中医学"形神相关"（生理领域）、"七情相关"（心理领域）、"天人相应"（社会领域）等理论内容，将患者疾病的生理适应和病理反应，放在自然环境和社会环境的背景下进行评估，其维度条目不仅体现了中医辨证论治的寒热虚实，如胃寒证的胃脘怕凉、泛吐清水，胃（湿）热证的嘈杂、泛酸、胃灼热感、口苦，脾胃虚证的困倦乏力、食欲减退、消瘦等，以及胃实证气滞之胃脘胀满、打嗝、嗳气，瘀血之胃痛、拒按，食积之嗳腐、饱胀，痰湿之恶心呕吐、苔白腻等证候特征的生物学机体和功能，还包括了人的社会属性和功能，体现了中医学"天人合一""以人为本"的思想，全面展现了现代医学健康观。

基于因果模型评价痰瘀同治顽固性高血压疗效的前瞻性队列研究 [①]

顽固性高血压（resistant hypertension，RH）是指高血压患者在接受了至少3 种降压药物后，血压仍高于目标值或者需要至少 4 种药物才能控制其血压者。2008 年美国心脏协会（American Heart Association，AHA）首次公布的顽固性高血压诊疗建议中显示，高血压患者中有 20%～30% 为顽固性高血压 [②]。相对于高血压病，RH 更具有高心血管病发病风险。目前西医无标准的 RH 治疗方法，痰瘀同治法在临床实际中治疗 RH 有效，但缺乏科学的证据。据此，本文在研究确定因果推断能科学评价痰瘀同治法治疗顽固性高血压真实世界的疗效的基础上 [③]，开展痰瘀同治法治疗 RH 的前瞻性队列研究。

一、资料与方法

1. 队列研究设计

根据 RH 患者在临床实际中接受的干预措施不同，将 RH 患者分为试验组和

[①] 此文作于 2018 年 6 月，未发表。作者：宇文亚，沈舒文。

[②] Calhoun DA, Jones D, Textor S, et al. Resistant hypertension: diagnosis, evaluation, and treatment: a scientific statement from the American heart association professional education committee of the council for high blood hypertension research [J].Circulation, 2008, 117(25):e510–e526.

[③] 宇文亚，韩学杰，谢雁鸣，等. 痰瘀同治法治疗顽固性高血压真实世界疗效评价的思路与方法 [J]. 中医杂志，2013，54（24）：2095–2097.

对照组。试验组接受氢氯类利尿剂＋ACE转换酶抑制剂＋β受体阻滞剂＋痰瘀同治方，对照组接受氢氯类利尿剂＋ACE转换酶抑制剂＋β受体阻滞剂[①][该方案已经在美国临床试验数据库注册（ClinicalTrials.gov），方案注册号NCT 01904695）]。

2. 病例选择标准

（1）诊断标准　根据2008年AHA对RH的定义，证候诊断参考《中医循证临床实践指南—高血压病》[②]、《高血压病中医诊疗方案（初稿)》[③]制定。痰瘀互结证：眩晕，头痛，头沉头重，胸闷，呕吐痰涎，口黏，心悸，失眠，身重困倦，手足麻木。舌质暗红，苔黄腻或白腻，脉弦数。

（2）纳入标准　①诊断为顽固性高血压。②证候诊断为痰瘀互结。③年龄18～70岁。④签署知情同意书。

（3）排除标准　①由于肾脏疾病、嗜铬细胞瘤等造成的继发性顽固性高血压。②近1个月内参加过其他临床研究；③妊娠或哺乳妇女，或在接受治疗过程中准备妊娠者；④目前合并脑卒中、冠状动脉粥样硬化性心脏病，糖尿病，慢性肾病合并精神疾患者。

3. 治疗药物

降压西药由氢氯类利尿剂＋ACE转换酶抑制剂＋β受体阻滞剂组成，其中氢氯类利尿剂推荐药物为氢氯噻嗪50～100mg/d，ACE转换酶抑制剂推荐药物为卡托普利50～150mg/d，β受体阻滞剂推荐药物为倍他乐克100mg/d。临床医生根据患者的具体情况，选择降压药物和剂量。

痰瘀同治由11种中药组成，主要药物为钩藤15g，泽泻10克，川芎

---

① YUWEN Ya, LIU Yuqi, WANG Yanping, et al. The add-on effect of a Chinese herbal formula for patients with resistant hypertension: study protocol for a pilot cohort study [J]. Journal of Integrative Medicine, 2015,13(2):122-128.

② 中国中医科学院 . 中医循证临床实践指南—中医内科 [M]. 北京：中国中医药出版社，2011：227-249.

③ 韩学杰 . 高血压病中医诊疗方案（初稿）[J]. 中华中医药杂志，2008，23（7）：611-613.

10g，丹参 20g，莱菔子 12g。该方适用于痰瘀互结证的 RH 患者，临床医生根据患者的具体情况，在主方的基础上随症加减，例如失眠加夜交藤 30g，肢体麻木加桑枝 10g，乏力加赤灵芝 3g，心悸加山萸肉 10g、刘寄奴 10g。水煎，日 1 剂，每次 180mL，每日 2 次。

4. 观察指标

两组均服药 8 周，治疗结束后第 24 周随访 1 次。

（1）主要观察指标为血压、症状积分。

（2）次要观察指标为心血管事件、死亡事件。

（3）不良事件。

5. 数据管理与统计学方法

采用双人双次的录入方式，将数据录入到顽固性高血压临床研究数据管理平台（软著登字第 0605315 号）。

采用 SAS 9.1.3 软件进行数据处理，疗效分析采用虚拟事实因果模型，ACE（平均因果效应）＝ 0 表示两组疗效等同；ACE ≠ 0 表示两组疗效有差异，其数值表示疗效值。本研究中，当血压、症状总积分数值较治疗前降低，表示治疗有效；ACE ＜ 0，表示试验组疗效优于对照组；ACE ＞ 0，表示对照组疗效优于试验组。

如何进行混杂因素的识别和处理，是控制偏倚因素、正确进行因果推断的关键。通过临床专业知识进行混杂因素的判别、Boosting 算法对混杂因素的重要性进行排序、χ^2 检验进行混杂因素的识别；若存在混杂因素，则采用倾向性评分法对混杂因素进行处理。GBM 估计倾向评分的过程中，通过使 K–S 统计量达到最小，不断加权调整模型，使得混杂因素在"试验组"和"对照组"之间达到很好的平衡。经过倾向评分加权后，大多数混杂因素在两组间的差异不显著，故 P 值都沿着 45° 的直线即 [0，1] 均匀变量的累积分布分散开，这就如在一个随机试验中通过检验接受两组混杂因素的无差异的 P 值服从 [0，1] 均匀分布一样，从而使得两组间混杂因素达到平衡。在混杂因素识别和处理的基础上，筛选出同质人群，利用同质人群，估算潜在的虚拟结果值，计算出痰瘀同治顽固性高血压的总体 ACE。

二、结果

1. 一般资料

所有数据均来源于中国中医科学院广安门医院、陕西中医药大学附属医院在 2014 年 1 月～ 2015 年 11 月就诊的 RH 门诊和住院患者，经过诊断标准、纳入标准、排除标准共纳入病例 192 例。试验组平均年龄（55.33±9.51），对照组平均年龄（69.36±100.55），两组比较无统计学差异（$P > 0.05$）。两组高血压病史、BMI 指数、日饮酒量、身体锻炼、顽固性高血压分级、病程、左臂舒张压、右臂舒张压比较，均无统计学差异（$P > 0.05$）。两组性别、日食盐摄入量、左臂收缩压、右臂收缩压、左臂脉率、右臂脉率、症状总积分比较，均有统计学差异（$P < 0.05$）。

2. 疗效评价

（1）两组改善血压的疗效比较　具体见表 7-4。

表 7-4　两组改善血压的疗效比较

疗效指标	ACE	P 值
左臂收缩压	−3.25±1.99	0.104
右臂收缩压	−1.92±1.64	0.241
左臂舒张压	2.53±1.34	0.062
右臂舒张压	2.54±2.09	0.225

注：试验组改善 RH 左右臂舒张压的平均因果作用（ACE）均高于对照组，组间比较均无统计学差异（P 均 > 0.05）；对照组改善左右臂收缩压的平均因果作用（ACE）均高于试验组，组间比较均无统计学差异（P 均 > 0.05）。

（2）两组改善症状总积分比较 具体见表7-5。

表7-5 两组改善症状总积分疗效比较

疗效指标	ACE	P 值
症状总积分	2.29±0.66	< 0.001

注：试验组改善 RH 症状总积分的平均因果作用（ACE）均高于对照组，且组间有统计学差异（$P < 0.05$）。

（3）心血管事件 试验期间，两组均未发生心肌梗死、心力衰竭、卒中及其他血管事件。

（4）死亡事件 试验期间两组均未出现死亡事件。

3. 安全性评价

对照组2例患者出现不良事件，但两组间比较，无统计学差异（$P > 0.05$）。

三、讨论

1. 从痰瘀辨治 RH 为本病治疗开辟了新途径

明确提出顽固性高血压是高血压病的一种类型才是近十多年的事，它不同于高血压病患者需要3～4种降压药联合应用才可使血压控制在正常水平，若按中医药的"平肝潜阳、清化风火"等高血压病常用治法也很难奏效。有学者提出，顽固性高血压多发性在高血压病Ⅱ、Ⅲ级，"风阳夹痰滞瘀，凝滞络脉，不少患者并发高脂血症、动脉硬化"[1]。沈绍功教授从事高血压病研究30余年，认为：风痰滞津凝血，从而形成痰与瘀交结，多是顽固性高血压的主要病机特征[2]。沈舒文经验性提出，顽固性高血压取效尤重化痰瘀[3]；并认为顽固性高血压脏腑亏损，风阳凝津滞血，瘀痰相凝，痰瘀凝滞脉内，外周阻力加大，是使血

① 刘力，沈舒文. 顽固性高血压的中医分型治疗 [J]. 陕西中医，2002，23（8）：754-755.
② 韩学杰，朱妍，李成卫，等. 痰瘀互结、毒损心络导致高血压的理论探讨 [J]. 中国中医基础医学杂志，2008，14（3）：201-204.
③ 宇文亚. 沈舒文学术经验(4)顽固性高血压治疗尤重化痰瘀[N]. 中国中医药报,2015-02(4).

压值居高难降的原因所在 [①]。治疗他注重平潜肝阳，化风痰凝瘀，尽可能减少风痰凝瘀滞络，降低外周阻力，减轻血压对终端器官的损害 [②]。韩学杰教授等人开展顽固性高血压临床研究，进一步肯定了痰瘀辨治高血压的临床疗效 [③]。也有研究显示，化瘀通络治疗顽固性高血压不仅能扩张血管从而减少外周阻力使血压下降，还能改善微循环障碍及血液"浓、黏、凝、聚"状态，甚至可逆转高血压左室肥厚，重塑因平滑肌细胞增殖的血管损伤，减少高血压对终端器官的损害 [④]。据此认为，从痰瘀辨治顽固性高血压为中医药治疗本病开辟了新的临床思维与方法。

2. 因果推断能科学评价痰瘀同治方法对 RH 的疗效

科学的本质是可靠的方法学 [⑤]。我们初步研究认为，顽固性高血压从痰瘀辨治有一定临床疗效；然而，其有效性要取得主流医学认可，必须经过严密科学的临床疗效评价。正确评价中医临床疗效的两个关键环节是建立在中医干预措施有效性科学假说和运用科学方法验证假说 [⑥]。评价临床疗效，必须依据临床事实，进行合乎逻辑的推理和判断。自古以来，探讨事物之间的因果关系就是医学研究的最终目的。因果模型是进行因果推断的一种非常重要的工具，用因果推断评价中医临床疗效，实际上是中医干预措施与临床结局之间是否具有因果关系的研究 [⑦]。痰瘀同治方治疗顽固性高血压的因果推断，就是研究痰瘀同治干预措施对 RH 因果关系的研究，痰瘀同治方为自变量，血压、症状积分、心血管

---

① 杨志宏，宇文亚. 疑难病证治验思辨录 [M]. 北京：中国中医药出版社，2014：248-255.

② 沈舒文. 内科难治病辨治思路 [M]. 北京：人民卫生出版社，2002：68-88.

③ 韩学杰，王丽颖，李娜，等. 痰瘀同治、解毒通络法治疗高血压病的动态临床研究 [J]. 中国中医急症，2011，20（3）：377-379.

④ 宋震. 中西医结合治疗顽固性高血压 120 例临床观察 [J]. 云南中医中药杂志，2011，32（8）：25-27.

⑤ 刘建平. 循证中医药临床研究方法学 [M]. 北京：人民卫生出版社，2006：2：序三.

⑥ 魏华风，郑培水，季光. 中医临床疗效评价的思路与方法 [J]. 中西医结合学报，2005，3（3）：185-186.

⑦ 赖世隆. 中医药临床疗效评价因果关联推断的探讨 [J]. 中国中西医结合杂志，2005，25（4）：293-296.

事件为因变量。它不仅可以给出关于因果作用的最精确的定义和描述，同时给混杂以完整的形式化定义 ①②③。

因果模型既可以用于随机对照试验（randomized controlled trial，RCT）的疗效评价，也可以用于观察性试验的疗效评价。我们前期研究发现，虚拟事实因果模型不仅可以客观评价实用性 RCT 的疗效 ④，也可以评价前瞻性队列研究的疗效。传统的统计方法如 t 检验、χ^2 检验往往得到的是相关关系，但是相关关系不等同于因果关系。因为随机化使得暴露因素和非暴露因素一般是不能相互替代的，因而相关关系不能解释为因果关系 ⑤。据此，本研究采用虚拟事实因果模型进行疗效评价。

3. 进行队列研究中混杂因素的识别和处理

混杂因素的准确识别和处理是因果判断正确与否的关键。相对于 RCT 关注干预措施在理想临床环境下带给患者的受益程度，队列研究更关注干预措施在真实临床环境下带给患者的受益程度。在队列研究中采用宽泛的研究对象纳入标准，主要根据患者接受的干预措施分组，由于未通过随机化使已知混杂因素和未知混杂因素的分布在试验组和对照组都达到平衡，所以相对于 RCT，混杂因素是队列研究临床数据的重要特征。如何进行队列研究中痰瘀辨治 RH 混杂因素的识别和处理，是正确判断痰瘀辨治与 RH 临床结局间是否存在因果关系的关键。

本研究首先进行混杂因素的识别。根据临床专业知识，考虑的混杂因素包

---

① Wichramaratne PJ, Holford TR. Confounding in epidemiologic studies the adequacy of the control groups as a measure of confounding[J]. Biometrics, 1987, 43(4): 751–765.

② Geng Z. Collapsibility of relative risks in contingency tables with a response variable [J] .J R Statist Soc B, 1992, 54(2): 585–592.

③ Greenland S, Robins JM. Identifiability exchangeability and epidemiologic confounding[J].Int J Epidemiol, 1986 , 15(3): 413–419.

④ 宇文亚，谢雁鸣，赵性泉，等 . 中医综合康复方案对缺血性中风患者早期康复的影响 [J]. 世界科学技术 – 中医药现代化，2010，12（4）：526–530.

⑤ 谢雁鸣，宇文亚，耿直，等 . 基于因果模型的中医临床疗效评价方法探讨 [J]. 中国中医基础医学杂志，2008，14（10）：777–779.

括性别、年龄、高血压家族史、BMI、日食盐摄入量、日饮酒量、身体锻炼（每次 30 分钟以上）、RH 分级、病程（年）、合并疾病、左臂收缩压、右臂收缩压、左臂舒张压、右臂舒张压、左臂脉率、右臂脉率、症状总积分共计 17 个因素。Boosting 算法自动根据 17 个混杂因素对因果模型的贡献，来测量并排序每个混杂因素对处理平衡的相对重要程度，前 5 个重要程度最大的混杂因素是症状总积分、左臂收缩压、右臂脉率、右臂收缩压和性别。两组 17 个混杂因素基线比较显示，两组间 BMI 指数、高血压病史、日食盐摄入量＞10g、日饮酒量＜2 杯、身体锻炼比较，均无统计学差异（$P > 0.05$），其他混杂因素组间比较，均有统计学差异（$P < 0.05$）。

然后，则采用 GBM 估计倾向评分法对 12 个混杂因素进行平衡，使得两组间混杂因素达到平衡。

4. 证候辨识与痰瘀同治方治疗 RH 的疗效

辨证论治诊疗体系是中医治疗疾病的核心技术，它是以单个患者整体涌现性为中心的个体化医学体现[1]。顽固性高血压的痰瘀辨证就是基于顽固性高血压病变过程中所出现的痰瘀交结为特征的辨证论治，其论治的施法用药设立在痰瘀交结证候的证治上，依据文献[2][3]确定诊断标准与痰瘀互结证候标准，用研究团队中名老中医痰瘀同治经验方[4]进行顽固性高血压痰瘀互结证的因果模型评价的前瞻性队列研究。该方由半夏、丹参、钩藤、川芎、泽泻、莱菔子等为主组成。君药半夏燥湿化痰；臣药丹参活血化瘀，钩藤平肝息风；君臣相佐，化痰

① 周玉梅，陈琳，柏琳，等. 论中医个体化治疗与精准医疗 [J]. 中医杂志，2016，57（12）：1073–1074.

② Calhoun DA, Jones D, Textor S, et al. Resistant hypertension: diagnosis, evaluation, and treatment: a scientific statement from the American heart association professional education committee of the council for high blood pressure research [J].Circulation, 2008,117(25): e510–e526.

③ 韩学杰. 高血压病中医诊疗方案（初稿）[J]. 中华中医药杂志，2008，23（7）：611–613.

④ YUWEN Ya, LIU Yuqi, WANG Yanping, et al. The add–on effect of a Chinese herbal formula for patients with resistant hypertension: study protocol for a pilot cohort study [J]. Journal of Integrative Medicine, 2015,13(2)：122–128.

消瘀，平息风阳。佐药川芎助丹参活血化瘀；泽泻渗湿利水，使湿无以聚，痰无以生；莱菔子消食导滞，使胃肠疏通。全方共奏祛痰化瘀、平肝息风之功，与痰瘀互结证方证合拍。

本研究初步表明，痰瘀同治方改善 RH 患者的症状总积分有一定的优势，且安全性较好。症状总积分根据 RH 痰瘀互结证的诊断标准，依据权重不同进行症状积分赋值，所有积分的总和即为症状总积分。其中，主要症状眩晕、头痛、头沉头重的权重均为 0 分、2 分、4 分、6 分，次要症状胸闷、呕吐痰涎、口黏、心悸、失眠、身重困倦、手足麻木的权重均为 0 分、1 分、2 分、3 分，舌苔、舌质、舌象的权重均为 1 分、2 分、3 分。本研究初步证实了痰瘀同治方的疗效优势在改善 RH 患者的症状、提高生活质量，这与老中医的临床诊疗实际情况基本一致。

第八部分

学术传承

沈舒文教授辨治血管性痴呆经验

杨志宏

血管性痴呆（vascular dementia，VaD）是老年期痴呆的主要类型之一，是脑血管病后的主要并发症。随着社会人口老龄化，VaD 发病率逐年增高，已成为严重威胁老年人健康的重要疾病。沈舒文教授潜心研究中医药治疗难治病 30 余年，对 VaD 有独到的见解与临床经验，笔者随师临证颇得心传，现总结如下。

1. 论病机精气亏损，邪"杂"髓脑髓不纯

沈舒文教授认为，VaD 发生于高龄脏腑虚衰，精气失化，脑失髓养，阴阳失衡，风火痰瘀内生弥留犯脑，致脑髓不纯，元神失用而发病。用虚实标本临床思维辨析病机，精气亏虚为病本，邪"杂"脑髓为其标，虚实因果相关联，病延日久，精愈亏而邪已实，病深难愈。脑为元神之府，神以脑髓为用，"高龄无记性者，脑髓渐空"（《医林改错》），故而认为，脑髓充盈是神识聪灵的物质基础，髓旺则神灵，髓少则神呆。脑髓又以纯净为贵，所谓"脑髓纯则灵，杂则钝"，若脏腑虚衰，肾精亏少气化，脾气虚不升清，湿浊痰瘀弥留于脑，髓不纯净则元神失用，可见脑髓纯净又是神识清灵的基本保证。临床中因病因而异，杂髓之邪有气郁、痰火、痰瘀之变。病起于情感失落、情志不遂，杂髓为肝郁之变，病发于血压偏重、任性冲动、情绪亢奋；髓杂于痰火之变，病发于神思涣散，老年斑迭出；髓杂于痰瘀之变，往往数邪交错杂髓，从而使在内元神之府萎废，在外则元神灵机失用。

2.补肾精调理肝脾，纯脑髓注重痰瘀

沈舒文教授认为，所谓高龄脑腑虚衰，在肾精、脾气、肝阴亏虚，而三脏之虚以肾精最尤关键。"脑为髓海"，脑髓由肾精所化生，所谓"肾藏精"，"肾主智，肾虚则智不足"（《医学心悟·健忘》）。补脑髓就在于补肾精，主张用熟地黄、山萸肉、龟甲、鹿角霜、枸杞等阴柔沉静之品填精补髓，核桃肉食补脑髓。先天之肾精有赖后天脾胃水谷精气所奉养，脾气虚精气失化，肾精必然不足，脾肾精气又共同充髓养元神，所谓"两精相搏谓之神"（《灵枢·本神》）。所以，他补肾精兼补脾气，补脾气尤重升清，常用人参、黄芪配葛根甘温升补，鼓舞脾气，升发清阳，清阳升达于脑，有利于"杂髓"浊阴下降。调肝之法有二：呆发于肝气郁，用柴胡、郁金、白蒺藜解肝郁，解郁同用开窍，用石菖蒲、远志、辛夷、麝香之属开宣脑窍；病发于阴虚肝阳亢，平肝潜阳化风火，用龟甲、生龙牡、珍珠母与天麻、钩藤常相伍。

杂髓之邪往往在脏腑虚衰、阴阳失衡的基础上气滞于神机，痰阻于脑窍，血瘀于脑络，使髓杂不纯，神机失用。沈舒文教授治疗 VaD 强调在补脏腑精气的同时纯净脑髓，恢复神机。纯髓尤注重消痰化瘀。他认为早期杂髓以气郁痰湿弥漫于脑髓，闭遏神机居多；中后期以痰凝、瘀阻盘结于脑髓为主。"治呆必开窍"，用菖蒲、远志、郁金、辛夷、麝香等芳香之品激浊扬清，宣湿化浊；尤推崇辛夷，认为辛夷开鼻窍，即可开脑窍。杂髓之邪以痰最盛，"痰气最盛，呆气最深"（《石室秘录》），脾虚谷精可变痰，肝郁风木可化痰，痰亦最普遍，"治呆无奇法，治痰即治呆"（《辨证录·呆病门》）。痰生于湿浊，用法半夏、僵蚕、胆南星、远志之属与开窍药相伍；痰生于风火，用天竺黄、胆南星、竹茹清化痰火。病延日久，痰与瘀相凝，痰瘀缠结，多盘踞于局部损伤脑络（如多发性脑梗），治疗亦最难，常用丹参、红花、桃仁、赤芍、泽兰化瘀血，尤倡导用全蝎、水蛭、蜈蚣搜络瘀，认为病深脑络者，非草木活血可达，虫类药性走窜，搜络剔邪最有效。

病案举例：王某，男，58 岁，西安人。2006 年 9 月 12 日初诊。

现病史：患者 3 年前患多发腔梗，说话吐字不清，口角流涎，左下肢软弱

无力，走路不稳。近半年逐渐出现呆坐少语，嗜睡，精神疲惫，对近事或者放置物品记忆不清，与同事疏远，腹胀便干，表情呆滞。唇青舌紫暗，苔白腻，脉沉细涩。查颅脑 CT 示：多发性腔隙性脑梗死；脑萎缩。血压 120/76mmHg。

辨证：精亏气衰，痰瘀阻脑，腑气不畅。

方药：熟地黄 30g，龟甲 15g，枸杞 12g，人参 10g，葛根 15g，白术 15g，菖蒲 10g，远志 8g，辛夷 6g，益智仁 10g，丹参 15g，水蛭 6g，枳实 15g，炒莱菔子 15g。14 剂，水煎，早晚服。

二诊：9 月 29 日。患者记忆力有所增强，口角流涎消失，嗜睡减少，大便通畅，但下肢仍软弱。舌质暗，苔薄白，脉沉细涩。调整方药：熟地黄 30g，龟甲 15g，鹿角胶 10g，人参 10g，菖蒲 10g，远志 8g，辛夷 6g，葛根 15g，丹参 15g，水蛭 6g，琥珀 5g（研冲），川牛膝 12g。水泛丸，日服 30g，4 个月量。

三诊：2007 年 1 月 26 日。患者能主动与人交往、干家务活，语言增多，对周围事物感兴趣，饮食正常。

3. 补精纯髓辨寒热，热化风火寒温肾

VaD 为精亏髓少，脑髓不纯而发病，但病有虚实相兼，髓有寒热之别，临床不可不辨。脑髓热者病偏于肝，多见于本病与高血压相伴而发者。肝肾乙癸同源，肝藏魂，与神识有关，肝肾精血不足，阴不恋阳化风火，风阳卷痰带瘀上犯脑而杂于髓。症见血压偏高、眩晕，任性冲动，心烦少寐、情绪急躁，神情呆滞。治在滋阴潜阳、清化风火，风火清则脑髓纯。沈舒文教授最常用龟甲、石决明、珍珠母、琥珀潜肝阳，阳潜则魂安；用天麻、钩藤、胆南星、天竺黄之属清化痰火凉脑髓。若心烦少寐，用黄连、栀子清心肝之火而凉髓。

病发于老年痴呆，或 VaD 病至后期风阳败退，精亏髓损日益加重，髓少而脑萎缩，阳衰则髓寒。患者神呆渐重，呆坐不语，神思涣散，近事全忘，动作迟笨。治用填精温肾阳，温肾即温髓；不宜继守痰火用清化，用之使髓愈寒而呆愈深。沈舒文教授重用熟地黄 30g，与鹿角胶、鹿茸、菟丝子、紫河车之属配伍填精温髓，并用菖蒲、远志、辛夷宣脑窍，开神机。他认为温髓可激发脑髓活力，振奋神机，对恢复智能有效果；并认为凉髓较易，温髓恒难，温髓要坚

持一个较长的治疗过程。

病案举例：刘某，男，65岁，咸阳市人，农民。2007年5月19日初诊。

现病史：（患者之子代诉）发作性语言迟钝、近事遗忘10月余，近日呆滞不语、嗜睡不醒。查体：表情呆滞，多问少答，定向力丧失。舌质紫暗，有瘀斑，脉沉弦。血压120/92mmHg。脑血管造影示：脑动脉硬化；颅脑CT示：脑萎缩、多发性脑梗死。

西医诊断：脑血管性痴呆；中风后遗症。

辨证：肾虚髓寒，痰瘀凝络，神机失用。

治法：填精温髓，化痰通络，宣窍纯髓。

方药：龟甲15g，熟地黄30g，鹿角胶12g，鹿茸片5g，菟丝子12g，人参10g，肉苁蓉15g，菖蒲10g，远志6g，辛夷8g，水蛭8g，僵蚕10g。按此比例量做水泛丸4个月量，日服生药量30g、

二诊：9月12日。患者能自觉饮食起居，定向力有所改善，时有呆坐少动。舌质紫暗，苔薄白，脉沉迟涩。上药去鹿茸、肉苁蓉，加丹参15g，葛根15g。水泛丸继服4个月。

2008年1月15日约诊，（其子代诉）患者病情稳定，自觉饮食起居，定向力有所恢复，能主动做简单农活。

4. 辨兼病整体调治，守病机知常达变

脑血管性痴呆多继发中风，或与中风相伴而生，有不少患者有过多次卒中发作史，发病中又常与高血压、脑动脉硬化、冠心病、糖尿病相兼。病情复杂多变，兼证丛生。如继发高血压、脑动脉硬化与眩晕相兼，并发中风后遗症与偏瘫相兼，并发冠心病与胸痹相伴，糖尿病与阴虚燥热证相随。治疗中要善与多发病、原发病结合考虑，宏观把握，慎守病机，整体调治，知常而达变。

沈舒文教授认为，VaD与中风有共同的病理基础，即高龄肝肾精血亏损，阴阳失衡，湿浊、痰瘀犯脑；但中风犯脑损髓以风阳为先，"风阳上潜，痰火阻窍，神识不清"（《临床指南医案·中风》）。本病精亏杂髓以痰瘀为最，若与中风相兼为病，滋阴潜阳化风火，用药以龟甲、石决明、珍珠母、琥珀、天麻、

钩藤、白蒺藜最常用。而并发中风后遗症偏瘫者，少化风阳，重在补精气，通经络。病发于元气大亏，痰瘀阻络者，常以黄芪、人参、川牛膝、丹参与鸡血藤、丝瓜络及虫类通络药相伍；病发于肝肾亏损，痰瘀阻络者，常用龟甲、怀牛膝、何首乌、桑寄生与丹参、鸡血藤、地龙、水蛭、丝瓜络相配。本病若血脂高，他常用何首乌与决明子、槐米相配，很有疗效。

病案举例：吕某，男，63 岁。2007 年 5 月 2 日初诊。

现病史：患者高血压病史 10 余年，脑出血（左外囊区）半年，遗留语言不利，右侧肢瘫，神情逐渐呆滞，嗜睡。现症见：吐字不清，问答反应迟钝，口角流涎，近事记忆不清，颜面老年斑迭显，眼圈青滞。舌紫暗，有瘀斑，脉沉细涩。颅脑 CT 示：多发性腔梗、脑萎缩。血压 150/115mmHg。

西医诊断：高血压病；中风后遗症；脑血管性痴呆。

治法：补肾潜阳，化痰通络。

方药：龟甲 15g，桑寄生 15g，怀牛膝 15g，制首乌 20g，天麻 10g，钩藤 15g，白蒺藜 15g，僵蚕 10g，石菖蒲 10g，远志 6g，辛夷 6g，鸡血藤 30g，水蛭 6g，蜈蚣 2 条。14 剂。水煎，早晚服。

二诊：5 月 18 日。患者右侧下肢可抬高尺余，能主动与人搭话，纳差少动，表情呆滞，便干。血压 135/105mmHg。上方去钩藤、远志、水蛭，加丝瓜络 30g，黄芪 30g，桑枝 15g，枳实 15g。21 剂。

三诊：6 月 12 日。患者单手扶杖可行走，饮食起居可自理，近事记忆时好时差，关心家政事务，口角流涎消失，饮食正常。

沈舒文教授治疗脾胃病临证思辨拾萃

王捷虹

沈舒文教授对脾胃病的治疗有独特风格和经验。笔者有幸作为他的学术继承人，随师学习3年，侍诊左右，获益匪浅，现将他治疗脾胃病的临证思辨特点总结如下。

1. 胃病立滞损交加论，补虚行滞

沈舒文教授认为，慢性胃病久病多虚，但虚中常兼滞，疾病多处于滞损交加的病变过程。对其虚损要区别气虚与阴虚：气虚病位多偏重于脾，脾气虚运化有所不及，谷不为精便为滞，致食湿滞于胃；阴虚病位侧重于胃，"在阳旺之躯，胃湿恒多"，日久每致湿热伤阴，形成胃阴亏损而湿热内蕴。又饮食不慎，可壅胃碍脾；情志不舒，可郁滞肝气，甚或化火横逆，诱发或加重病情；久病不愈，多有胃络瘀滞。此外，脾虚津变为湿，湿聚成痰，可酿成痰瘀凝滞。基于上述诸多因素的相互影响，临床常见气虚与食滞并存，阴虚与湿热同现，络瘀与痰湿兼见。数证交错，相互掣制，证情复杂。所以辨证中应精细以求其解，不可以某些固定证型限定手眼，要善于把握疾病因实致虚、因虚致滞、滞损交加的病机主线，常中达变，法活方圆，可取得可靠疗效。

2. 肠化生立毒瘀交阻论，解毒散结

Hp 感染是导致慢性胃炎、消化性溃疡的主要病因。沈舒文教授赞赏叶桂所说"在阳旺之躯，胃湿恒多；在阴盛之体，脾湿亦不少，然其化热则一"（《温

热论》）；认为感染 Hp 胃炎，疾病多以湿热为表现。热为阳邪易伤阴，湿为阴邪易伤气，湿热久蕴于胃，耗胃阴而伤胃气，最易导致气阴两虚。湿热久蕴为毒，毒乃是滋存于胃腑的 Hp。瘀是在感染毒邪之后滞气进而凝血，所谓"凡气既久阻，血亦应病，循行之脉络自痹"（《临证指南医案》），即叶天士所谓"病初气结在经，病久血伤入络"是也。毒与瘀交阻胃络，从而导致胃黏膜腺体萎缩，肠腺化生或异型增生。沈舒文教授还认为，在毒与瘀凝结之中，早期毒重于瘀，中后期瘀重于毒。毒瘀交阻，与气相结，也可兼湿阻、食滞。故补虚治本，养胃阴要在补胃气之上，他常用太子参、西洋参、百合、黄精甘平之品气阴双补；见隐痛、干呕，常用麦冬、石斛配半夏刚柔相济，养阴和胃。毒瘀之治，早期湿热滞胃用左金丸、枸橘、半夏、栀子、半枝莲、蒲公英苦寒清热燥湿，兼化毒瘀；中后期毒结滞络，以黄药子、枸橘、刺猬皮、九香虫、莪术等化瘀通络为重，稍用苦寒。他认为中后期 Hp 多无强阳性，邪毒已成强弩之末，胃黏膜损伤的主因是瘀阻气结，所以补虚化瘀散结当在解毒之上。

3. 消化不良立脾虚胃滞论，补脾助运

胃主纳降，脾主升运，气机的升降是胃纳脾运的重要功能。胃病引起消化不良，不论是阳明旺邪从热化，临床以嘈杂、烧心、口苦、苔黄湿热显见，还是太阴虚邪从湿化，临床以脘腹胀满、纳差、苔腻为候，一般都有纳呆、饱胀、呃逆等脾失健运、胃失和降的证候表现；即使有胁肋胀、肝气郁或腹胀满，脾虚失运之候都会影响到胃气的和降。故而沈舒文教授治脾胃病注重调理脾胃气机升降，治脾以升运为主，治胃以和降为要。升运脾气善用黄芪、葛根、四君子汤，且白术与苍术同用，升运脾气尤长除湿醒脾；中满苔腻用砂仁、佩兰化湿醒脾，用草果、白蔻仁化腻苔。降胃气常用姜半夏、香橼、佛手、苏梗之属，并见肝气犯胃者用郁金、枸橘、香附、合欢皮之属。

4. 结肠炎便滞与便稀并见，纵擒摄宣

纵擒摄宣法是沈舒文教授创立的调治功能相反的病理势态的一种治疗法度，具有固摄与宣泄反向调节作用。他运用此法治疗结肠炎、肠易激综合征便滞与便稀并见者取得了良好的疗效。这两种病常可出现大便溏稀，同时有排便不畅。

此乃脾肾虚肠道不固则泻，邪气壅腑气不降则滞；若治泻涩肠则便滞更甚，治滞通腑则泄泻加重；施之良策，唯用纵擒摄宣法涩肠与导滞并用。他常用枳实、槟榔、酒大黄纵以通腑导滞，白术、肉豆蔻、乌梅、赤石脂擒以涩肠止泻。他强调治疗结肠炎纵擒摄宣法的应用当审时度势，一般疾病早期多湿热滞肠，治当导滞纵之，扭转病势由滞为通，不宜擒之；后期脾肾虚弱阶段，正虚恋邪而少滞，肠滑谷流，治当涩肠擒之，扭转病势由通为固，不宜纵之；只有在虚实夹杂、正邪交加的缠绵阶段，便稀与便滞同出现者，方可擒而固肠与纵而通滞同时并举。

基于沈舒文滞损交夹论，谈慢性胃炎辨治体会

杜晓泉

"滞损交夹"论是沈舒文教授对慢性萎缩性胃炎虚实结构病理状态的概括[①]。这一病机理论同样对其他类型胃炎病理状态的辨析具有指导意义。我用此说宏观指导病态思维与微观胃镜相结合治疗慢性胃炎效果良好，在此我主要谈谈疣状胃炎、肥厚性胃炎两种特殊类型胃炎辨治体会，与同仁共享。

1. 滞损交夹是慢性胃炎具有共性的病态，调治大法补虚行滞

慢性胃炎多具有日积月累病史，在漫长的病程中，正气亏损有其必然性，邪气滞留也在所难免。正虚与邪实处于一种交错的病理状态中，因虚致实、因

---

① 沈舒文，慢性萎缩性胃炎辨治经验 [J]. 陕西中医，2000，21（8）：358-359.

实致虚、虚实因果相关联，形成邪滞与正损相交夹的病理状态结构特征。沈舒文教授认为，其虚以气虚与阴虚或气阴两虚为主。气虚偏于脾，脾气运化不及，因虚而滞，滞有气滞、湿滞、痰滞、食滞、血滞，气滞胀满、湿滞呕恶、痰滞胃呆、食滞嗳腐、血滞在络，以痛为主，因滞不同，治之有别。阴虚偏于胃，胃阴亏胃络涸滞，以口干、胃脘隐痛为主。滞损交夹，其损也可两虚并见，如气阴两虚、气血亏损；其滞多为诸邪叠加，如气滞与湿阻并见、阴虚与湿热相兼、痰湿与瘀血相凝……此虚实因果相关联，反映着慢性胃炎滞损交夹的病理状态结构特征。存在于一个证态统一体中的虚实起伏变化，反映不同病期正虚与邪滞的动态主次特征。

疣状胃炎与肥厚性胃炎两种特殊类型慢性胃炎虽不属常见慢性胃炎，但临床缺乏特异性症状表现，治疗按慢性胃炎进行。然而沈舒文教授认为，此两种胃炎与常见慢性胃炎相比，毕竟有胃黏膜相的特异性，治疗应当有区别。他认为此两种特殊类型胃炎在辨证论治宏观层面的病理状态，同样具有滞损交夹的特征，与常见慢性胃炎无二致，治疗当同中有异，同在守补虚行滞之大法，异在针对胃黏膜相的微观病态治疗有所区别。以下分别予以论述。

2. 疣状胃炎损在气阴毒结滞，补气阴行滞解毒

疣状胃炎又称隆起糜烂性胃炎、痘疹样胃炎，国外常称痘疹型胃炎，属于一种特殊类型胃炎。其特点是再发生或持续性胃多发性糜烂，原因不明，镜下见到特征性疣状凸起，中心凹陷，有糜烂。

疣状胃炎的临床表现与常见慢性胃炎无特异性，同样具备滞损交夹的病理状态特征，只是胃镜报告胃黏膜相为疣状改变。由于疾病迁延日久，其正必损，因虚致实则邪滞留，从而形成滞损交夹的病理状态。补虚行滞为之大法。言其补虚，沈舒文教授认为，在疣状胃炎中临床所见以气阴两虚且偏重于阴虚居多，补虚常以人参、麦冬、石斛、白术之属治胃之虚损。治胃之滞，胃胀满、饱胀用半夏、佛手、甘松行气滞，纳呆苔腻用砂仁、苍术、白术化湿滞，嘈杂、反酸用左金丸配刺猬皮清热郁。胃隐痛、口干为胃阴虚络脉涸滞，用养阴益胃汤（太子参、麦冬、石斛）合丹参饮滋阴释津润络滞。此乃补虚行滞因虚之所在、

滞之所属而调之。对于胃镜检查胃黏膜疣状相则从微观层次施药，沈舒文教授认为胃黏膜疣状改变从形态学上隆起为结滞，糜烂为毒损，故而治疗常配三棱、莪术、枸橘、浙贝母之属破散结聚，蒲公英、山慈菇、半枝莲、刺猬皮解毒制酸。

如2012年5月20日治陕西省泾阳县太平镇一刘某案。患者女性，50岁，以胃脘嘈杂、反酸2年，加重3月就诊。追问病史原因为明，平素口干思饮，胃脘嘈杂、胀满，近3月反酸加重，偶有烧心，困倦乏力，口干苦，脉弦细。1周前做胃镜检查示：疣状胃炎；病理检查示：伴轻度肠上皮化生。沈舒文教授点述：患者平素口干思饮为胃阴不足，近周困倦乏力为脾气亦伤，虚中有滞，嘈杂、反酸脘胀满，"诸呕吐酸……皆属于热"，其滞在热郁气滞，胃镜示胃黏膜疣状相，微观局部用药解毒散结。指导制方：太子参15g，麦冬10g，半夏10g，香橼10g，枳实15g 吴茱萸4g，黄连6g，刺猬皮15g，三棱15g，莪术15g，山慈菇15g，蒲公英20g，炙甘草5g。12剂。水煎，早晚服，服6剂后停2天继服。此后就诊3次，守法补虚行滞、散结解毒，在上方基础上游刃化裁于健脾、化湿、通滞之变。6月2日复查胃镜示：慢性浅表性胃炎。

3.肥厚性胃炎补虚行滞，兼消散痰滞

肥厚性胃炎是慢性胃炎中属不常见的特殊类型胃炎，是以一组胃黏膜皱襞增厚，并伴有肺源性蛋白质丢失，而导致的低蛋白血症为特征的综合征。胃黏膜皱襞增厚的原因可能与慢性炎症刺激有关。临床症状表现没有特异性，胃炎的症状也不典型，往往以无规律的上腹饱胀、胃脘不适、隐痛、嗳气，或消化不良的症状表现为主。慢性肥厚性胃炎包括罕见的巨大肥厚性胃炎，病理结构状态同样具有滞损交夹的特征。但沈舒文教授依据多年的胃病治疗经验认为，肥厚性胃炎其虚以脾气虚或中阳虚为主，很少涉及阴虚；其滞在气滞、湿聚、痰凝为著，很少出现瘀血凝滞。其病久延，在消化功能虚弱之人其虚偏在脾，脾气虚运化不及，虚中必兼滞，谷不转精先滞气，见胃脘常饱胀、嗳气；津凝为湿则纳呆、少食、苔白腻；湿聚为痰，痰附胃壁，湿碍胃气则纳呆、嗳气。故而他补虚常用黄芪、党参、白术、茯苓、砂仁等益气健脾助运化，半夏、

枳实、黄连辛开苦降消痞散结。病发于饮食不慎，见嗳腐泛恶，用半夏、枳实、莱菔子消食滞；思虑忧愁、情志抑郁，用柴胡、郁金、合欢皮疏肝解郁。在阳虚之体，其虚多中阳虚寒，补虚用黄芪建中汤温建中宫之气；胃气虚寒而滞，或寒与湿滞，见畏寒凉饮食、脘胀隐痛，行滞当兼化寒湿，用良姜、香附、砂仁、香橼之属；无饥饿感配白术、砂仁、木香；有口干无饥饿感者，半夏配麦冬、玉竹；嗳气配佛手、旋覆花。对胃镜检查胃黏膜皱襞增厚的微观治疗，从痰附着胃腑思考，消散痰滞，用半夏、浙贝母、海蛤壳、瓦楞子之属。由于气不顺则津凝为痰，可配陈皮、木香顺气化痰；阳不化则液聚为痰，可配肉桂、干姜、茯苓温阳化痰。困倦乏力配人参、白术、茯苓，补气健脾以绝生痰之源。

如 2010 年 5 月 8 日治西安临潼区一女性患者张某。患者以间断性脘胀食少，嗳气 1 年，加重 1 月为主诉就诊。追问病史，诱因不明，时发胃脘胀满、食欲差、倦怠乏力。两周前做胃镜检查示：肥厚性胃炎。舌淡，苔白厚，脉虚缓。此病理状态为虚中兼滞，虚在脾气虚，中阳偏寒；滞在气机滞，痰湿凝胃腑。治以补脾温中阳，行滞化痰湿。方药：炙黄芪 30g，肉桂 6g，党参 15g，白术 15g，砂仁 5g，陈皮 12g，半夏 10g，枳壳 15g，茯苓 15g，浙贝母 15g，生牡蛎 30g（先煎），瓦楞子 30g（先煎），莪术 15g，炙甘草 5g。12 剂。水煎，早晚服，服 6 剂后停 2 天继服。随后复诊两次，大法未变，以上方为基本方化裁，调整次药。2 个月后复检胃镜示：慢性浅表萎缩性胃炎。

沈舒文运用纵擒摄宣治疗肾病综合征

雷根平

沈舒文教授治疗难治病学验俱精，对肾病综合征的治疗也独有见解。笔者有幸作为他的学术继承人，亲临教诲，受益良多。今不揣冒昧，将沈舒文教授治疗肾病综合征的经验介绍如下，以飨读者。

1. 病因病机

肾病综合征（nephrotic syndrome，NS）是由多种因素所致的常见肾小球疾病，临床以大量蛋白尿、低蛋白血症、高脂血症及不同程度的水肿为特征[①]。本病属中医学"水肿"范畴，其病位在肾，肾损及脾，导致肾不藏精、脾不摄精，精微漏泄；肾不气化而脾不运湿，水湿停聚体内，故临床以蛋白尿、水肿为主要表现。目前，对本病病机的认识，多认为以肾脾亏损为本，水湿、湿热、瘀血为标；其病机演化多为肾阴受损，湿多从热化，湿热伤肾；肾脾阳气虚，水精输布障碍，水湿停聚，发为水肿；湿性黏腻，可凝血成瘀，瘀伤肾络[②]。

沈舒文教授从脏腑气机意义的角度认为，病症的发生是脏腑功能失调，违生理而行的结果。如肺主肃降，反肃为阻；心喜流通，反通为滞；胃性主降，反降为逆；脾性升运，反升为陷；肝阳主潜，反潜为亢；肾主藏精，反藏为

---

① 叶任高，陈裕盛，方敬爱，整理. 肾脏病诊断与治疗及疗效标准专题讨论纪要 [J]. 中国中西医结合肾病杂志，2003，4（5）：249–251.

② 岳胜利. 肾病综合征中医临床证治思路 [J]. 河南中医学院学报，2008，23（9）：7–9.

泄……调治疾病就是调节脏腑功能的顺逆通滞，以恢复其生理特性为目的。在多数疾病中，脏腑功能失调只表现为一种病理态势。但在肾病综合征中可存在两种病势相反的病机态势，如肾病综合征既有精微下漏的尿蛋白，又有水湿潴留的水肿；这种滞与泄病势相反的病机状态往往影响疾病的进展，使治疗产生了难度。

2. 治疗法则

对肾病综合征出现两种病势相反的病机态势，沈舒文教授采用纵擒摄宣的治疗法度，临床往往取得良好的治疗效果。所谓纵擒摄宣，是通过固摄精气与宣泄滞壅的反向调节，调治病势滞与泄相反的病机状态的一种治法。纵擒摄宣法就是调节脏腑功能的太过与不及，从而使脏腑功能相反的病机态势归于平复，即：气运不及，纵泄而宣，使其张之；气运太过，固擒而摄，使其固之[①]。如肾病综合征显著的临床特征是大量蛋白尿，又有不同程度的水肿。蛋白尿的出现是脾肾亏虚，谷精泄漏，水肿乃为脾肾温化水湿失常。若只着眼蛋白尿，固肾摄精太过，使水肿加重；若着眼于水湿，宣利太过，使尿蛋白漏泄更甚，处于固与利两难的境地。此时宜固肾擒精摄蛋白与纵泄宣利水湿并举，权衡纵擒与摄宣之轻重，方能取得理想效果。

3. 用药特点

纵擒摄宣法治疗肾病综合征，就是要固肾擒精摄蛋白与纵泄宣利水湿并举，治疗当以补肾脾、固精气、利水湿为大法，增强肾脾固摄蛋白与输转水津的功能。在具体用药上，固肾擒精摄蛋白用药有四点：其一，取《内经》"精不足者，补之以味"之意，以六味地黄丸为主加怀牛膝补肾阴，同时配四君子汤补脾气，肾脾同补。其二，补肾中常配芡实、沙苑子、覆盆子等固涩精气，增强肾的封藏之职而制止谷精（蛋白）漏泄。其三，补肾阴中泻肾浊，利水湿，药如六味地黄丸中的泽泻、茯苓、牡丹皮及土茯苓、白茅根、冬瓜皮等。水肿甚而有寒象者，用附子等温阳药。其四，鹿衔草与芡实、山药相配，组成药组，

---

① 沈舒文，宇文亚. 运用纵擒摄宣法治疗难治病举隅 [J]. 中医杂志，2006，47（5）：345-346.

对消除尿蛋白有很好的作用；纵泄宣利水湿常用黄芪配泽泻、茯苓、车前子、白茅根、益母草之属。在具体用药中，沈舒文教授更注重并告诫：固精之药用之太过则擒水，疏利之药用之太过则纵精，临床要根据蛋白尿与水肿的孰轻孰重确定组方配伍比例。在尿中有红细胞时兼化瘀止血、修复肾络，药如茜草、小蓟、旱莲草。

4. 病案举例

（1）阴阳两虚，湿热伤络案　杨某，男，53 岁。2012 年 5 月 4 日初诊。

主诉：出现尿蛋白、下肢浮肿 6 个月。

现病史：患者 6 个月前因感冒出现浮肿、腰痛，在泾阳县某医院就诊。尿常规检查：尿蛋白（+++），红细胞（+++）。转西安某医院住院，作肾穿刺活检等检查，确诊为肾病综合征，用激素等治疗 3 周后病情减轻，尿蛋白（+），红细胞（++），肾功能正常而出院。出院后遵医嘱继用强的松，每天 4 片。近期因感冒病情复发，下肢浮肿，畏寒肢冷，腰酸困痛，精神差，小便如浓茶，尿少，不思饮食，失眠多梦。见面色㿠白。舌淡，舌体胖大有齿痕，脉沉缓。尿检：尿蛋白（+++），红细胞（+++）。血常规：白细胞 3.6×10^9/L，红细胞 2.8×10^{12}/L，血浆总蛋白 63.4g/L，白蛋白 30.4g/L。肾功能检查正常。

西医诊断：肾病综合征；肾性贫血。

中医诊断：水肿；虚劳。

辨证：脾肾阳虚，湿热伤络。

治法：温肾补脾，清热止血。

处方：黄芪、鱼腥草、冬瓜皮、山药各 30g，附子（久煎）、白术、川牛膝、熟地黄、山萸肉、茯苓、泽泻、沙苑子、鹿衔草、石韦各 15g。12 剂。水煎，早晚服。另嘱：强的松 1 周后减量至每天 10mg。

二诊：5 月 18 日。患者畏寒肢冷减轻，尿量增多，下肢浮肿消失，精神好转，尿深黄。舌淡苔白，脉沉缓。尿检：尿蛋白（+），红细胞（++）。上方去附子、茯苓、冬瓜皮，以生地黄 20g 易熟地黄，加茜草、旱莲草各 15g，小蓟 20g。18 剂。水煎，早晚服，每服 6 剂，停药 2 天。嘱：强的松减至每天 5mg，治疗 1 周后停用。

三诊：6 月 18 日。患者偶有腰酸困，失眠多梦，小便色转淡黄，全身无明显不适。舌淡，苔薄白，脉沉细缓。尿检：尿蛋白（＋）。治法：补肾固精，清热利湿。处方：黄芪 30g，山药 20g，怀牛膝、鹿衔草、生地黄、山萸肉、泽泻、芡实、覆盆子、沙苑子、石韦各 15g，地肤子、川牛膝各 12g。12 剂。水煎，前 6 剂每天早、晚分服，后 6 剂隔天服。

四诊：7 月 9 日。患者诉服药 5 天后因感冒全身不适，流涕，下肢微肿，停药 2 天。在当地尿检：尿蛋白（＋），红细胞（＋）。之后继服三诊方药 2 周余，无明显不适感，但干体力重活时精力不济，食欲差。舌淡红，苔薄白，脉沉细缓。尿检：红细胞（＋）。调整方药：6 月 18 日方去鹿衔草、覆盆子、石韦、地肤子，加小蓟 15g，地锦草、益母草各 20g，藕节 30g。12 剂。水煎，早、晚分服，每服 6 剂，停药 2 天。

五诊：8 月 22 日。患者偶感腰酸困，余无明显不适。尿检：尿蛋白（－），红细胞（－）。以四诊方药继服 6 剂，巩固疗效。

（2）肾虚精亏，脾虚湿滞案 闫某，男，56 岁。2013 年 2 月 27 日初诊。

主诉：困倦乏力，腰酸，下肢浮肿 1 月。

现病史：患者 1 个月前无明显原因逐渐出现腰酸困，乏力，双下肢午后浮肿。半月前入住陕西中医学院二附院肾病科，诊断为肾病综合征、肾功能不全，肾性贫血。治疗后双下肢水肿减轻，但仍腰背酸困，困倦乏力，精神极差，尿少，腹胀，纳差。请求中医会诊调治。患者面色萎黄，双下肢轻度压陷性水肿。阅化验单：尿素氮 8.5mmol/L，肌酐 214μmol/L，二氧化碳结合率（CO_2CP）25mmol/L，钾、钠、钙正常。总蛋白 55g/L，白蛋白 30g/L，尿蛋白（＋＋＋）。血常规：白细胞 2.1×10^9/L，红细胞 3.1×10^{12}/L，血红蛋白 44g/L。舌淡红、苔白腻，脉沉细弱。

西医诊断：肾病综合征，肾功能不全；肾性贫血。

中医诊断：水肿；虚劳。辨证：肾虚精亏，脾虚湿滞。

治法：滋肾温阳，补脾利湿。

处方：冬瓜皮 30g，附子（开水久煎）、生晒参各 10g，鹿角胶（烊化）、鹿衔草各 12g，怀牛膝、山萸肉、山药、石韦、沙苑子各 15g，砂仁（后下）5g，芡实、鱼腥草、益母草各 20g。12 剂。水煎，早晚分服，每服 6 剂，停药 2 天。

二诊：3 月 11 日。患者精神好转，腰背酸痛、困倦乏力减轻，双下肢浮肿消失，要求出院。查：尿蛋白（＋），尿素氮 135mg/24h；白细胞 3.1×10⁹/L，血红蛋白 71g/L。舌淡，苔薄白，脉沉细弱。守法治疗，出院带药：黄芪 30g，生晒参 10g，鹿衔草、牛膝、山药、熟地黄、白术、茯苓、覆盆子、沙苑子各 15g，地肤子、山萸肉各 12g，益母草 20g。18 剂。水煎，早晚服，每服 6 剂，停药 2 天。

三诊：4 月 15 日。患者出院后服二诊方药腰背酸痛消失，精神好转，下田地干活不觉困乏无力，食量增加，小便正常。查肾功能正常，尿蛋白（＋），白细胞 3.2×10⁹/L，血红蛋白 96g/L。二诊方去鹿衔草、地肤子，加枸杞 15g，鱼腥草 20g。18 剂。水煎，早晚服，每服 6 剂，停药 2 天。

沈舒文教授从毒瘀交阻治疗胃癌前病变经验

宇文亚

慢性萎缩性胃炎伴中度以上肠上皮化生和（或）不典型增生被称为胃癌前病变（precancerous lesions of gastric cancer，PLGC）。多数医家认为其病机是本虚标实、虚实相兼，本虚以脾胃气阴两虚为主，标实有气滞、湿阻、血瘀、热毒蕴胃等；治疗应标本兼治。沈舒文教授治疗本病则立足于毒瘀交阻，游刃于虚实变化。笔者有幸随师三载，对其治疗论点心领神会之一斑，现总结如下。

1. 毒瘀交阻损胃络，治实谨守毒与瘀

沈舒文教授认为，PLGC虽为本虚标实，但病变过程中具有因邪致虚、因虚致邪的转化特点。其邪实是导致其虚，乃至损伤胃黏膜致肠上皮化生的直接病理因素，邪实的病理特征是毒瘀交阻，毒乃是滋存于胃的Hp。有报道，Hp感染发生肠上皮化生是非感染的9.7倍，胃黏膜异型增生Hp检出率高达89.5%[①]。毒的属性多以湿热为表现，湿热是否显露于临床，取决于中气的虚实，所谓"中气实则病在阳明"，湿热易现；"中气虚则病在太阴"（薛生白《湿热论》）湿显而热隐。瘀是在感染毒邪之后滞气进而凝血，所谓"凡气既久阻，血亦应病，循行之脉络自痹"（《临证指南医案》），即叶天士所谓"初为气结在经，久则血伤入络"是也，毒与瘀交阻胃络，从而导致胃黏膜腺体萎缩，肠化增生。有研究报道，慢性胃炎伴肠上皮化生或胃黏膜异型增生，其中舌有瘀象者占64.9%[②]。实验报道，萎缩性胃炎胃黏膜血流为正常的53.9%，进展性胃癌的微循环灌注已处于血供不良期[③]，表明胃络瘀血的存在。沈舒文教授认为，本病虽有气阴虚的一面，但气阴虚往往是因毒、瘀、气致虚，邪实虽有气滞、湿阻、食积的存在，但诸邪之中毒与瘀最为关键，故而他治疗本病，不论病程中正邪如何变化，始终抓住毒与瘀这个根本性病理治疗，扶正兼治毒瘀，祛邪更围绕毒瘀。

2. 毒瘀滞气调气机，降逆和胃化毒瘀

胃主纳降，脾主升运，气机的升降是脾胃的重要功能。当Hp滋存于胃，邪毒蕴郁，先伤胃气，壅胃碍脾，继伤胃络，瘀凝胃络。不论是阳明旺邪从热化以嘈杂、烧心、口苦、苔黄湿热易见，还是太阴虚邪从湿化以脘腹胀满、纳差、苔腻为候，一般都有饱满、嗳气、呃逆等胃气郁滞，失于和降的证候表现；即使有胁肋胀，肝气郁或腹胀满，脾气虚都会影响到胃气的和降。故而沈舒文教

---

① 项伯康. 胃癌前病变的研究现状与前景 [J]. 浙江中医学院学报，1998，22（2）：1-2.

② 徐珊. 慢性胃炎胃络瘀血证论治 [J]. 中国中西医结合脾胃杂志，2004，8（4）：243-244.

③ 王雁，袁申元，张宗跃，等. 溃疡病、慢性胃炎和胃癌患者胃黏膜血流量的研究 [J]. 中华内科杂志，1993，32（4）：239-242.

授在毒瘀滞气证候中，清化湿热毒邪，化除胃络凝瘀的同时，尤注意降胃气。清化湿热常用黄连、黄芩、半枝莲、蒲公英等具有解毒作用的清湿热药；化胃络凝瘀常用黄药子、丹参、三七、刺猬皮；降胃气常用枸橘、佛手、苏梗、甘松之属。

病案举例：刘某，女，58 岁，凤翔县城关镇人。2003 年 5 月 10 日初诊。

主诉：胃脘胀满、疼痛 4 年，加重伴嘈杂 1 月。

现病史：患者自诉 4 年前因饮食不慎出现胃脘胀满、疼痛，食后尤甚，嗳气后减轻，经服多种中西药效不佳。近 1 月上述症状加重且出现胃脘嘈杂不适。做胃镜检查示：慢性萎缩性胃炎，胆汁反流；病理检查示：中度不典型增生（胃窦），Hp（++）。现症：胃脘胀满疼痛，烧心，嘈杂，空腹时尤甚，食后减轻，纳差，二便调。舌红，苔薄黄，脉沉细弦数。

辨证：毒瘀交阻，胃气郁结、

治疗："三联"（阿莫西林、克拉霉素、奥美拉唑三药联用）治疗 10 日后，以具有解毒化瘀、行气散结功效的金果胃康胶囊（由半枝莲、枸橘、黄药子等组成）口服，每次 6 粒，每日 2 次，饭前半小时温水送服，连续服用 6 个月，其间因乏力加服参芪冲剂 1 月。

复诊：12 月 6 日。患者胃痛、饱胀、烧心消失，偶有嗳气。复查胃镜示：慢性萎缩性胃炎（轻度）；病理检查未报告有肠化生及不典型增生。

3.气阴两虚养胃阴，兼顾其标化毒瘀

如前所述，Hp 是 PLGC 的主要致病因素，感染 Hp，"阳旺之躯，胃湿恒多"，疾病以湿热为表现。热为阳邪易伤阴，湿为阴邪易伤气，湿热久蕴于胃，耗伤胃阴，伐残胃气，导致气阴两伤。气虚运血乏力，阴虚津不濡络，尤其津不濡胃络致胃络瘀滞，血运不畅，瘀凝胃络，从而更因虚致实，形成气阴两虚为本，毒瘀交阻损络的病理状态。在 PLGC 中，气阴虚与毒瘀实彼此波动消退动变于多数病例的进程中。沈舒文教授认为，其气阴两虚，阴虚重于气虚，临床中口干、舌红、乏力、纳差等为佐证，这是湿热致虚的病理特性所决定的。而毒与瘀之中，早期疾病，毒重于瘀，中后期瘀重于毒，且毒瘀交阻，与气相

结，也可兼湿阻，兼食滞。故补虚治本，养胃阴要在补胃气之上，常用太子参、西洋参、百合、黄精甘平之品，气阴双补，尤常用麦冬、石斛配半夏，刚柔相济，养阴和胃。毒瘀之治，早期重用苦寒清热燥湿，兼化毒瘀；中后期以化瘀通络为重，稍用苦寒。他认为中后期 Hp 多无强阳性，邪毒已成强弩之末，胃黏膜损伤的主因是瘀阻气结，所以补虚化瘀散结当在解毒之上。

病案举例：王某，男，62 岁，住西安市长安区高桥乡。2003 年 12 月 16 日初诊。

主诉：反复发作性胃脘疼痛 5 年。

现病史：5 年前患者无明显诱因出现胃脘疼痛，经服多种中西药效果不明显，症状时轻时重。两月前胃镜检查示：慢性萎缩性胃炎伴胃黏膜糜烂。病理检查示：中度不典型增生伴肠化生。现症：胃脘疼痛，夜晚及空腹时尤甚，饭后减轻，伴反酸、烧心、嗳气、口干、乏力，大便稍干。舌淡红少津，苔薄黄，脉弦细数。

辨证：气阴两虚，毒瘀交阻，胃失和降。

方药：太子参、丹参各 20g，石斛、焦栀子各 12g，麦冬、半夏、苏梗、佛手、刺猬皮各 10g，吴茱萸 6g，黄连 5g，三七粉（冲）、甘草各 4g。服用 12 剂后，口服金果胃康胶囊，每次 6 粒，每日 2 次，饭前半小时温水送服，连用 6 个月。

复诊：2004 年 6 月。患者胃痛、反酸、烧心、口干、嗳气消失，偶有乏力。复查胃镜示慢性萎缩性胃炎（轻度），病理检查未报告肠化生及异型增生。

4. 脾虚温运化寒湿，行气化瘀重散结

阳明胃腑虽阳气隆盛，但在慢性萎缩性胃炎发展为 PLGC 的较长病程中，每用寒冷残伤胃阳或胃病久延，脾气受损，致胃纳脾运失常，水谷不能化精微，脾气渐虚，纳差、乏力日显，同时胃脘隐痛、饱胀、嗳气、呃逆、稀便日作，则酿成脾胃虚寒为本，气滞络瘀为标的证候类型。此证的毒多以寒湿为临床特征，脘胀而纳差，苔白腻，治本在温补运脾。沈舒文教授常以理中丸补运脾气；隐痛而苔薄黄，面色少华，以黄芪建中汤温建中宫之气；解毒每从寒湿治，用

煨姜、厚朴与枸橘、九香虫配伍；化瘀每用丹参饮、三七粉；行气化瘀尤重散结，每用枸橘、山慈姑、黄药子。

病案举例：吴某，男，46岁，住西安市东方厂。2004年5月12日初诊。

主诉：胃脘隐痛3年。

现病史：患者3年前因饮食生冷后出现胃脘隐痛，间断治疗服药，症状时轻时重。12日前做胃镜检查示：慢性萎缩性胃炎；病理检查：中度肠上皮化生。现症见：胃脘隐痛，喜温喜按，腹胀食后尤甚，纳差，呃逆，稀便。舌暗，苔白腻，脉沉细弦。

辨证：脾胃虚寒，湿阻气滞，胃络血瘀。

方药：炙黄芪、丹参20g，党参15g，白术、厚朴、枸橘、檀香、山慈姑各10g，干姜12g，九香虫6g，砂仁5g（后下），炙甘草4g。服用10剂后，口服金果胃康胶囊，每次6粒，每日2次，连用6个月，其间因大便稀加服氟哌酸7日。

复诊：2005年2月。患者胃脘隐痛、腹胀、纳差消失，偶有稀便、呃逆。复查胃镜：慢性浅表性胃炎。

沈舒文从痰瘀辨治难治病验案举隅

董　盛　王晓梅

所谓难治病指诊断易于明确，治疗尚有困难的疾病，目前对难治病缺乏完全治愈的医疗方法。沈舒文教授医道精湛，临证思路开阔，对不少疑难疾病从痰瘀治疗取得了突出疗效。笔者有幸作为他的学生，从师侍诊 2 年，现将导师从痰瘀辨治难治病经验简举 3 例，以飨读者。

沈舒文教授认为难治疾病经久不愈，不少预示着痰瘀久羁。前贤早有"百病皆由痰起"之说。他认为瘀多生于气机不利，痰多成于气化失司，二者的生成具有同源性，瘀可滞津生痰，痰可黏血成瘀，生成之后又有互结性。痰瘀恋结，黏滞凝涩，阻滞经络，阻碍气运，相互影响，根深蒂固，酿成难治之疾。故此认为痰瘀互结的治疗关键要痰瘀并治，消痰与散瘀共施。当然，具体治法要根据不同疾病痰瘀凝结的所在部位、病理属性、痰与瘀生成的因果关系和主次轻重，采用不同的治疗方法。

1. 肺间质纤维化咳嗽气短案

王某，女，70 岁，工人。2001 年 9 月 10 日由家属搀扶就诊。

主诉：气促 / 气短 7 年余，加重 3 月。

现病史：患者曾因诊断为肺间质纤维化而反复多次住院，经中西医治疗，疗效不甚理想。此次来诊由于外感引起上症加重复发，气促、气短、咳嗽，自觉有痰不易咯出，伴纳差、乏力。查体：痛苦面容，面色萎黄无华，口唇微绀，呼吸浅快，稍加活动更甚，双肺呼吸音粗，中、下野可闻及干鸣音，杵状指。胸片提示肺间质纤维化。查阅先前诊治方案，多以激素、免疫抑制剂及抗感染支持对症处理治疗，症状时轻时重，尤气促、气短未有明显缓解。舌紫暗，苔白滑，脉细涩。

辨证：痰瘀互结，肺气阻遏，宣肃失司。

方药：西洋参 10g（另煎兑），紫菀 10g，款冬花花 10g，半夏 10g，川贝母粉 6g（冲），桃仁 15g，红花 10g，赤芍 10g，葶苈子 10g，桑白皮 12g，海蛤壳 3g（研冲），甘草 5g。7 剂。每日 1 剂，水煎，早晚服。

二诊：9 月 17 日。患者自诉气短较前明显减轻，咳嗽消失，纳食增加。查体：双肺仍呼吸音粗，可闻及干鸣音。法药有效，医不更法，上方去桑白皮，加地龙，10 剂，水煎，早、晚服。

三诊：二诊方药去半夏、葶苈子，加僵蚕 10g，沉香 3g，间断服药 2 个月。

后随访，患者病情较为稳定，受凉后偶发咳嗽、气短、症状明显减轻。

按: "肺间质纤维化" 多在久咳致气阴耗伤的基础上痰浊瘀血凝滞阻肺而发生。证为正虚邪实，正虚气阴同伤，邪气痰与瘀并存。治痰瘀当先养气阴，养气阴相对容易，消痰瘀之实则较难。沈舒文教授认为盖痰瘀互凝，肺气阻遏，滞络伤肺，使邪结根固。治当痰瘀同治，治痰当用具有下气润肺作用的紫菀、款冬花、沉香配以清化痰热的桑白皮、贝母、半夏之辈；肺为娇脏，用消瘀作用较为平和的桃仁、红花、赤芍，加之西洋参益气养阴生津，补脾益肺。诸药合用，共奏化痰瘀、宣肺气、畅肺络之效。

2. 萎缩性胃炎案

许某，男，39岁，经理。2002年3月12日初诊。

主诉: 胃脘胀满3年余，伴隐痛加重半年。

现病史: 患者平素因工作关系饮食不节，3年前自觉胃脘胀满、不思食、嗳气，未予重视。后常发胃脘胀满不适伴隐痛，胃纳较差，甚时影响睡眠。半年前去西京医院做胃镜检查示：慢性萎缩性胃炎；病理检查示:(胃窦)重度慢性萎缩性胃炎伴小凹细胞增生，部分腺体中、重度增生、肠化。口服多种中、西药治疗均无效，故来我院求师诊治。诉近日胃脘胀满隐痛，时轻时重，伴纳差、嗳气、口干无味，二便尚可。查体：剑突下压痛（+），肝脾未及。舌质暗，苔白滑，脉弦。

辨证: 痰瘀凝滞，胃气受阻，胃失和降。

方药: 太子参20g，半夏10g，枳实12g，檀香6g（后下）、莪术15g，山慈菇15g，丹参12g，黄药子12g，吴茱萸6g，黄连6g，刺猬皮15g，砂仁5g（后下）、甘草5g。12剂。水煎，早晚服。之后服金果胃康颗粒（太子参、枸橘、半枝莲、黄药子等组成），冲服，日2次。

两月后复诊，患者胃脘胀满隐痛减轻，食欲增强，偶有嗳气、口稍干。舌暗苔白，脉弦。法药有效，医不更法，上方去黄药子、檀香、砂仁、山慈菇，加佛手12g，苏梗10g。6剂。

三诊时患者症状大为改善，嘱改变平素饮食习惯，继服金果胃康颗粒。

2002 年 11 月西京医院复查胃镜示：慢性萎缩性胃炎（轻度）；病理检查示：（胃窦）轻度慢性萎缩性胃炎，小部分腺体轻度肠化。

按：慢性萎缩性胃炎是临床上常见病之一。沈舒文教授认为本病虽然在个体病证上有所偏重，但痰凝阳明燥土与瘀血凝滞胃络，几乎是萎缩性胃炎伴肠上皮化生所具有的共性特点。因此治疗以抑制肠化生从痰瘀论治为主，半夏、丹参配山慈菇、莪术等化瘀消痰同施，兼服用导师多年临床自研院内制剂金果胃康颗粒，解毒化瘀，理气和胃，可激活腺体，使之分泌胃酸并抑制胃黏膜肠上皮化生。

3. 前列腺增生案

李某，男，68 岁，干部。2002 年 10 月 14 日初诊。

现病史：患者自诉患前列腺增生多年，近两年小便余沥加重，已影响到日常生活。1 年前行前列腺气化切除术，术后 1 年又出现排尿不畅，小便滴沥，伴胃脘胀满不适，打嗝，时反酸。曾做胃镜检查示：慢性萎缩性胃炎。舌暗苔白，脉涩。

西医诊断：前列腺增生；慢性萎缩性胃炎。

辨证：痰瘀气阻，尿道阻塞。先治前列腺增生，以解急病之症。

方药：冬葵子 15g，路路通 15g，荔枝核、橘核各 15g，乌药 12g，苏梗 10g，乳香、没药各 10g，琥珀 3g（冲服），滑石 30g，生甘草 6g。6 剂。水煎，早晚服。

复诊：10 月 21 日。患者愉悦来诊，自诉小便较前明显畅通，次数减少，精神好转，食欲增加。治疗有效，医不更法，原方 10 剂，继服 2 周。后随访 2 次，诸症未再复发，每日坚持体育锻炼，身体康健。

按：沈舒文教授认为在老年难治病中，肾虚与痰瘀共存是具有普遍性的病理特征。本案前列腺增生患者即肾气虚弱，痰瘀互结于尿道，肾虚为本，痰瘀阻塞尿道为标，急则治标，立法行气散结通络，取得了很好的疗效。导师治疗尿道阻塞，小便余沥不畅，擅长用路路通、滑石、琥珀与乳香、没药配伍，利尿散痰瘀，妙配苏梗宣上焦通调水道，画龙点睛。

沈舒文运用虫类药物治疗难治病经验浅析

姚　洁　董　博

导师沈舒文教授从事内科临床与教学工作近 30 年，在治疗内科难治病方面积累了丰富的临床经验，尤善于使用虫类药物治之。笔者有幸侍医其旁，受益匪浅，现举病案数例，试作浅析。

1. 胃癌扶正健脾攻毒案

杨某，男，64 岁，陕西乾县人。2003 年 5 月 8 日初诊。

现病史：患者胃癌术后 1 个月，化疗 1 个疗程，其子要求中药治疗，停止化疗。患者现形体消瘦，气短，乏力，胃脘稍感胀满，纳少。舌淡，苔白滑，脉沉弱。

辨证：气血两虚，余毒未尽。

治法：益气养阴，健脾攻毒。

方药：黄芪 15g，西洋参 8g，黄精 10g，枸橘 10g，白术 10g，半夏 10g，陈皮 6g，薏苡仁 30g，守宫 5g（焙研冲服），九香虫 6g，蜈蚣 5g，白蔻仁 5g（后下），硇砂 0.4g（冲服）。14 剂，水煎早晚用。

二诊：5 月 22 日。其子代述胃脘部不适消失，纳食增加，仍感气短乏力。令其汤药去守宫，隔日 1 剂继服；并加用丸药枸橘 200g，半枝莲 200g，守宫 50g，黄药子 150g，白药子 150g，急性子 150g 等，细末为丸，每丸 10g，1 日两次，以散结解毒。

10月22日复诊，患者病情稳定，体重增加，纳食可。2005年5月10日复诊，上丸药患者间断服用，病情稳定。

按：胃癌属中医学"噎膈""积聚"等病证范畴，手术治疗仍是目前首选方案，术后患者气阴亏虚，余毒未尽，采用固正培本、健脾攻毒、兼治其标的治疗原则。方中守宫即"壁虎"，别名"天龙"，有小毒，具有解毒散瘀、祛风散结等功效。现代药理研究显示守宫含有与马蜂毒相似的有毒物质及组织胺类成分[1]，体外试验提示可抑制人体肿瘤细胞呼吸[2]，并且含脂肪、精蛋白、微量元素及17种氨基酸，具有营养作用[3]。九香虫具有理气止痛、温中助阳的功效。元素分析表明九香虫抗癌、抑癌元素锰和镁的含量较高，可以起到抗癌作用。蜈蚣具有息风镇痉、通络止痛、攻毒散结的作用，其搜邪破瘀的功效强劲。"癌毒"致病，病情顽固，病势凶险，非攻不可，使用蜈蚣以毒攻毒之性，临床可应用于治疗食道癌、鼻咽癌、胃癌、肝癌等肿瘤。硇砂是卤化物类矿物硇砂的晶体，味咸、苦、辛，性温，有毒。具有消积软坚、破瘀散结之功效，临床应用可以治疗多种肿瘤，如食管癌、皮肤癌、鼻咽癌、宫颈癌、胃癌等。

2. 乙肝后肝硬化软坚通络解毒案

杨某，男，55岁，工人。2003年4月7日初诊。

现病史：患者1990年查体时发现患有乙型肝炎，未予重视，间断服中西药治疗。1月前出现胃胀，右胁下疼痛，纳差，大便日3～4次，质不稀。苔薄白，脉沉弦细。B超检查示：肝实质光点增粗、增强，肝硬化改变，胆囊区B超提示胆囊炎改变。查乙肝系列HBsAg（＋），抗–HBe（＋）。

辨证：毒瘀肝络，气滞血瘀。

治法：行气化瘀和胃。

方药：乙肝胶囊（组成：地鳖虫120g，蜈蚣30条，露蜂房150g，明矾

① 周金黄，王筠默.中药药理学[M].上海：上海科学技术出版社，1986：293-294.
② 季守彬.抗癌中药药理与应用[M].哈尔滨：黑龙江科学技术出版社，1999：212.
③ 黄红林，朱炳阳，谢志忠，等.守宫水蛭组方对大鼠局灶性脑缺血再灌注损伤的保护作用[J].中国动脉硬化杂志，2002，10（2）：123-125.

50g，灵芝 150g，旱莲草 200g。制成胶囊），每次服 5 粒，含生药 10g，每日早晚服，用黄芪 20g，薏苡仁 40g，绿豆 40g，煎汤送服，连服 3 个月。

二诊：4 月 28 日。患者诉右胁疼痛减轻，纳食增加，仍感胃胀，大便日 2 ～ 3 次。舌脉同前。继用上方治疗，方药调整。

三诊：6 月 20 日。患者诉无明显不适，查乙肝系列 HBsAg（＋），抗 –HBe（＋）。

按：沈舒文教授认为慢性病毒性肝炎乃因肝炎病毒久羁损正，正气虚弱恋邪不解而发病，余毒为发病的内动因素，正虚为发病的关键因素。若属顽毒羁留，累用清利难收功者，可调整思路，采用中医学"以毒攻毒"之法解其毒，以药物之毒攻击蓄于机体脏腑组织之顽毒，促病康复[①]。从现代药理学角度认识，毒性药物都含有较高的生物活性，故临床疗效较好，在解毒的同时不忘扶正，正旺邪自去，邪去正自安。方中所用地鳖虫，又称地鳖、土鳖虫。性寒味咸，有毒，入心、肝、脾三经，作用力强，走窜穿透力甚，是活血破瘀峻药，有活血化瘀、通络止痛之功，为伤科、内科常用之品，现代药理研究表明其具有抗炎抑菌、提高免疫力作用。蜈蚣又名天龙，性味辛温，入肝经，有毒，具有祛风走窜活血之功，为祛血止痉、攻毒散结、通络止痛之要药。《医学衷中参西录》云：蜈蚣"走窜之力最速，内而脏腑，外而经络，凡气血凝聚之处皆能开之"。其性有微毒，而专擅解毒，凡一切疮疡诸毒皆能消之。现代有学者通过体外实验证明，蜈蚣具有抗癌活性[②]。并在方中使用黄芪等药，以提高正气，抗邪解毒。

3. 子宫腺肌病配虫类药搜剔散结案

屈某，女，31 岁，2004 年 4 月 28 日初诊。

现病史：患者诉月经前腹痛 6 年，来潮后减轻，月经量偏多，色暗红，曾孕两次，均在 40 日左右自然流产，后 6 年未孕。舌暗淡，苔薄黄，脉细弦。B

① 沈舒文 . 内科难治病辨治思路 [M]. 北京：人民卫生出版社，2002：214，215，22.
② 曾红，张国利，程巨龙 . 蜈蚣中抗癌活性成份的提取 [J]. 湖南中医杂志，2004，20（5）：
　57–58.

超检查示：子宫腺肌病；左卵巢囊肿；子宫直肠陷窝积液。

辨证：气血凝结。

方药：怀牛膝 10g，三棱 10g，莪术 10g，泽兰 15g，五灵脂 12g，水蛭 4g，小茴香 6g，蜈蚣 5g，香附 12g，乌药 10g。

5月9日复诊患者诉经前腹痛减轻，继服上方。6月8日三诊诉症状消失。

按：子宫腺肌病是指子宫内膜腺体及间质在子宫肌层的良性侵入，并伴有平滑肌增生。属中医学"崩漏"等病范畴。水蛭在《神农本草经》中记载"主逐恶血，瘀血，月闭，破血瘕积聚……利水道"，《医学衷中参西录》云："凡破血之药，多伤气分，唯水蛭味咸专入血分，于气分丝毫无损。且服后腹不疼，并不觉开破，而瘀血莫消于无形，真良药也。"现代研究认为，水蛭唾液腺中含水蛭素、抗血栓素和肝素样物质，能阻止凝血酶对纤维蛋白原之作用，阻碍血液凝固[①]。蜈蚣除了具有息风镇痉、通络止痛作用，还有较强的解毒散结、消癥逐瘀作用，可用于疮痈肿毒、瘰疬痰核等。香附的功效是调经止痛、理气解郁，对于女性痛经及相关妇科疾病，均具有很好的调整作用，在此方中联合治疗子宫腺肌病，可取得较好的疗效。

内科难治病具有脏损与邪实共存的病理特征，内邪的产生以脏腑功能失调为滋生的条件。叶天士倡导"病久入络"之说，采用搜剔通络法治疗瘀血阻滞日久不愈致络瘀严重之病证。但邪入络脉，病邪深痼，非草木活血通络药所能通达，当用虫类药搜剔凝瘀，通络脉以起沉疴，用他药以扶正固本。虫药具行窜之性，可入络搜剔窜透，"松动根基"以剔除凝瘀滞痰，使络脉通达，则顽疾可祛。

① 周金黄，王筠默.中药药理学[M].上海：上海科学技术出版社，1986：293-294.

沈舒文教授辨治胃癌的临床用药与经验

惠建萍　黄毓娟

我国是胃癌的高发国家，胃癌的年患病率达到 300.87/10 万，死亡率达到 29.31/10 万，是世界平均水平的 2 倍多，每年有新发病例 30 多万，每 1～2 分钟就有一个中国人死于胃癌[①]。胃癌是我国当前重点研究的癌症之一。沈舒文教授从事脾胃病研究近 30 年，对胃癌的治疗积累了一定的临床经验，取得了显著的临床疗效。笔者有幸作为沈舒文教授的学术继承人，在跟师学习期间，深得导师治疗胃癌经验策略，现总结如下。

1. 扶正抗癌为原则，进食纳谷贯始终

胃癌常发生在萎缩性胃炎的基础上，尤其是慢性萎缩性胃炎伴不典型增生或肠上皮化生癌变的概率较高，临床将中度以上不典型增生或肠化称之为胃癌前病变，消化性溃疡癌变者也不少。胃癌发病早期没有特异性临床表现，多数与萎缩性胃炎一样，仅见胃脘饱胀、隐痛、泛酸、嗳气、烧心等症状，部分患者上腹有轻度压痛，胃镜、病理可确诊。沈舒文教授认为，用虚实标本临床思维辨析胃癌，以气阴两虚为本，毒瘀交阻为标，正虚与邪实交错于病程中，形成正邪相兼的证候特征。胃主纳降，脾主升运，脾胃运纳相助，完成对水谷精微的受纳与谷精的转化。胃癌早期纳运失常，气与阴虚，滞损交加，其气虚关

---

① 李连弟，鲁凤珠，张思维，等.中国恶性肿瘤死亡率 20 年变化趋势和近期预测分析 [N].中华肿瘤杂志，1997，19（1）：3-9.

乎脾，脾气虚运化有所不及，阴虚主要在胃，胃阴亏润降功能失司，进而化源匮乏，气血亏损显见；病至后期，胃气虚败，化源告竭，虚涉肝肾阴阳。

沈舒文教授虽然主张分期辨治，但常强调要充分发挥扶正抗癌在抑制扩散转移、改善体质中的作用，并将促进纳食进谷贯穿于治疗始终，认为防止胃气虚败、化源告竭是制止恶化的关键。

2. 早期胃癌气郁为先，调理气机化痰瘀

气为百病之先导，气机失调是早期胃癌最基本的病理改变。情志、饮食、毒物等致癌因素作用于机体，首先郁滞气机，如情志不遂郁肝气，饮食不慎滞脾胃之气，肝脾两脏土木相关，肝气郁脾气壅，脾气壅肝气滞，从而使肝脾气机同时郁滞，气滞则津凝为痰湿，血凝为瘀血，进而使痰湿瘀聚结于胃，发为癌肿。癌肿形成之后，其痰湿瘀毒又与气滞相伴并存。

沈舒文教授强调，胃癌理气要注重三点[①]：其一，理气不避香燥，如用青皮、枸橘、枳实、槟榔、草果等香燥散结之药速开气机郁滞，此与治慢性胃炎肝胃不和用枳壳、陈皮、谷芽、白芍之属柔疏缓散有所不同；其二，破泄不畏峻烈，如用石见穿、莪术、土鳖虫之属破泄癌肿之聚结；其三，祛邪当结合现代药理，用山慈菇、半枝莲、黄药子、藤梨根等抗癌中药使癌瘤消散。

3. 中期毒瘀交阻气阴虚 解毒化瘀养气阴

胃癌进展到中期，癌体增大或术后转移，碍胃纳食，嗜血耗气，治疗的目的是遏制癌瘤增长，并使之软化缩小，制止扩散转移。但治疗的策略应将补气养阴放在解毒化瘀、软坚散结之上，因为胃癌中期癌肿增大，邪结盘实，坚固根深，不能寄希望于加进化瘀解毒、软坚散结能使肿瘤消散。沈舒文教授常用太子参、人参、黄精、灵芝、百合、白术之属益气养阴，砂仁、陈皮、白蔻仁、槟榔健脾助运，同时用半枝莲、白花蛇舌草、藤梨根化瘀解毒，海藻、昆布、生牡蛎之属攻坚散结，蜈蚣、土鳖虫、守宫等虫药通络动根基。临床实践证实，在癌肿迅速增长阶段，补益扶正可抑制癌瘤生长，所谓扶正可以抗邪，筑墙可

---

① 沈舒文.内科难治病辨治思路 [M].北京：人民卫生出版社，2002：167.

以除寇，扶正与攻坚散结在抑制癌体增长中具有相辅相成的作用。

导师积多年治胃癌经验而研制的金果胃康胶囊（由太子参、枸橘、半枝莲、黄药子等药组成）对早期胃癌、癌前病变及抑制扩散转移有较好的疗效。并自拟散结抗癌方偏重解毒化瘀、软坚散结，在癌瘤结实阶段也很有效。方中黄药子、半枝莲散结解毒抗癌；半夏、制南星化痰散结，降逆止呕；鳖甲滋阴退热，软坚散结；石见穿、急性子破血消积，软坚抗癌；蜈蚣、活血通络，散结抗癌；薏苡仁利湿健脾，排药物之毒外泄；西洋参益气养阴；黄芪、白术扶正御邪；甘草解毒，调和诸药。该方对于进展期胃癌癌肿增大坚实，正气不甚虚者有较好的疗效。

4. 癌瘤肆虐从毒治，进食困难和胃气

胃癌进入中晚期后，随着正气的耗竭，癌瘤迅速增长，肆虐转移，病机动变难测，或阳郁化热出现发热，或胃络破溃出现出血……此时癌瘤当从毒邪治。其实，从某种意义上说，癌瘤本身就具备毒邪的性质，致癌因子对胃的专一性侵害，病因属癌毒；患癌之后癌瘤肆虐，浸润转移，病情难以控制，病性具备"毒"的性质；现代研究多数抗癌药属解毒类药，进而证明胃癌有癌毒的存在。故当癌瘤肆虐扩散莫制，或发热，或出血时，可选用诸如山慈菇、天南星、黄药子、藤梨根、半枝莲及土鳖虫、蜈蚣、守宫等解毒抗癌药。

此外，胃癌随着病情进展，癌瘤的增大可碍胃进食，使纳谷受阻，出现进行性进食困难，反胃呕吐。此时须促进纳食进谷，和降胃气，然而进食非消导食积能胜任，和胃非温燥降逆能承担。沈舒文教授认为当用太子参、沙参、麦冬、法半夏、竹茹之属以润为通，以补为和，安扶胃气；反胃呕吐严重者，配硇砂每日2g，分2次冲服，或用守宫每日5g，焙干研细，分2次冲服，对抗癌镇吐、促进纳谷有疗效。

5. 后期补脾益肝肾，综合治疗不可废

沈舒文教授认为，尽管中医药治疗胃癌具有独特的诊疗体系与临床疗效，但它对癌成有形、盘根结实时的疗效毕竟是有限的，手术治疗目前仍是首选治疗方案。手术治疗后阴血亏损、元气大伤，中医治疗要转入扶正，可益气补血、

运脾和胃。常用黄芪、西洋参、白术补益脾胃元气；鹿角胶补肝肾，益精血；黄精、枸杞滋阴养血；黄药子、守宫散结解毒抗毒。诸药合用，共奏温补元气、滋补精血，兼以抗癌之功。

此外，对失掉手术机会的中晚期胃癌，综合治疗是临床上普遍采用的治疗措施。放疗、化疗、免疫与生物治疗、介入、冷冻等治疗的同时，皆可配用中医药治疗。采用配合中医药综合治疗时，中医当主要着眼于整体调治，坚持扶正培本的原则，不可将癌肿的消散作为主攻目标，中晚期胃癌希望靠中药使癌肿消散的可能性不大。扶正培本要注重调补脾肾，气血不足补脾胃，激发气血生化之源；阴阳不足补肝肾，使元气精血渐复。

6. 病案举例

杨某，男，61岁，陕西省渭南市大荔县人。2008年7月21日初诊。

现病史：患者贲门癌术后3个月。5月3日CT检查示：贲门癌术后并淋巴结、肝转移。胃镜检查示：贲门癌术后；反流性食管炎；慢性浅表性胃炎伴胆汁反流；十二指肠气囊肿。现症见：面色萎黄，形体消瘦，胃脘胀痛，泛酸，口干，口淡无味，饥不欲食，头晕，乏力，气短自汗，便溏，2次/日。舌质红，苔白厚腻，脉弦细无力。血常规示：红细胞 3.2×10^{12}/L，血红蛋白 110g/L，白细胞 4.5×10^9/L。

辨证：气阴两虚，毒瘀交阻，胃失和降。

方药：生晒参10g，黄芪15g，黄精15g，鹿角胶（烊化）10g，白术15g，陈皮10g，半夏10g，半枝莲30g，石见穿30g，枸橘15g，守宫（焙研冲服）4g，肉豆蔻10g，炙甘草6g。9剂。日1剂，水煎，早晚服。

二诊：7月31日。患者食欲增加，精神好转，但胃脘偶胀满，喜温喜按，泛酸，口淡无味，神疲肢冷，大便不成形，1次/日。舌淡苔白，脉沉细无力。辨证：脾胃虚寒，胃失和降。方用丁萸理中丸加减，药用：生晒参10g，高良姜12g，香附12g，白术12g，炙甘草6g，石见穿30g，半枝莲30g，丁香4g，吴茱萸4g，炙黄芪10g，法半夏10g，黄药子15g，鳖甲15g，肉豆蔻10g，补骨脂10g。9剂。日1剂，水煎，早晚服。

三诊：8月7日。患者胃脘胀满，喜温喜按，泛酸消失，有饥饿感，纳食增加，大便成形，2次/日，仍觉乏力气短。舌质淡，苔薄白，脉沉细。血常规示：红细胞 $3.8 \times 10^{12}/L$，血红蛋白 126g/L，白细胞 $4.6 \times 10^9/L$。患者因病情好转，要求改服中成药。方药：生晒参10g，黄精15g，灵芝10g，鹿角胶（烊化）10g，鳖甲15g，白术15g，陈皮6g，半枝莲30g，石见穿30g，守宫（焙研冲服）4g，砂仁5g，炙甘草6g。制成丸药，每日服生药40g，连服4个月。其后服金果胃康胶囊3个月。

2008年4月15日其子前来询诊，诉病情稳定，进食如常人，可下地干农活。

沈舒文治疗严重失眠的虚实辨析经验

刘长江　韦永红

严重失眠是指失眠的程度较重，睡眠时间严重不足及睡眠质量差、入睡困难、多梦易醒。严重失眠可出现在神经衰弱、睡眠障碍、老年失眠症中，也可出现在抑郁症、更年期综合征等疾病中。严重失眠是对人身心健康影响较大的疾病，西药精神类药物的副作用使不少患者望而却步，明智地选择中医治疗。沈舒文教授治疗严重失眠具有独特的临床思维与良好的疗效，笔者随其临证，对严重失眠疗效有所悟，现梳理如下，与同道共享。

1. 辨证候虚实两端，补虚泻实常相兼

严重失眠总归心不藏神、神不守舍，故而沈舒文教授认为，治严重失眠当

从心不藏神的病理状态中辨识疾病之本源与流变。人的正常睡眠由心所主，心藏神，然而心神的静藏与动思顺应天体昼夜阳气的变化。入夜阳气藏而阴气盛，心神由动转静，阳入于阴则入寐；白昼阳气盛而阴气藏，心神由动转静则清醒。如各种原因打破了心神夜静昼动的规律，夜卧阳不入阴，神动则不寐。然夜卧神不安又涉及与之相关脏腑的阴阳气血失调，正邪盛衰变化，使严重失眠证情复杂，证候迷离难辨，笔下用药难以定夺。沈舒文教授历来强调辨证纲领化，将复杂证情简单化，他赞赏张景岳辨不寐分虚实的观点："一由邪气之扰，一由营气之不足耳。有邪者多实证，无邪者皆虚证"（《景岳全书·杂证谟·不寐》）。临床对严重失眠按病理状态的虚实属两性，提纲挈领分为虚实两端，邪扰心神，心神不宁归于实，治从清泻痰火宁心神；心神失养，心不藏神归于虚，治从调节心肾养心神。同时认为，久患严重失眠常虚中兼实、实中有虚，虚实因果相关联，补虚要兼泻邪，泻邪兼补其虚，虚实标本相兼顾。

2. 治实证清化痰火，平心胆重镇安神

心主神明，胆主决断，心胆共司思维决策。对严重失眠见有心烦不眠，胸闷口苦，或有痰者，辨其证为实，实在胆热痰火扰心，神不守舍，即"胆涎沃心"（《秘传证治要诀及类方·不寐》）之谓也。清胆热以撤扰心之痰火，使胆气平和、心神守舍，是治严重失眠实证的第一要义。胆为清静之腑，沈舒文教授常用黄连温胆汤化裁方，方中黄连、半夏、枳实、竹茹、栀子等清热化痰，净化胆腑，使心神内守，组药平中见奇。与此同时，常配珍珠母、琥珀重镇安神，盖因胆虚则善惊，惊则心气乱，重镇之品镇惊可使浮乱之心胆气平复，神舍于心则夜卧寐。

3. 治其虚交通心肾，上下交病和其中

严重失眠的虚证并不仅在心血虚心无以养、心不藏神，沈舒文教授认为更多的在心肾不交，见入睡困难或醒后难以入睡，心悸、健忘、耳鸣、盗汗。心降液，液中有真气；肾升气，气中有真水。心阳乃君火，可下温肾脏使肾水不寒；肾阴乃真阴，可上济于心使心火不独亢。心肾水火的升降协调是心神内藏、神守于舍的重要条件，心肾失调、水火不交通的失眠普遍存在于虚证失眠中，故沈舒文教授治虚证失眠注重于交通心肾，使心肾水火升降协调。交通心肾古方有肉桂配黄连的交泰丸温肾清心、交通心肾，天王补心丹滋阴补心、两调心肾，黄连阿胶汤滋阴清心调心肾，皆立足于心肾水火之交通，使心神内藏。至于《冷庐医话》中夏枯草配半夏亦谓交通心肾，以至于后来对单味药物如夜交藤、远志治失眠皆有从交通心肾解说。沈舒文教授治心肾不交失眠的核心组药是酸枣仁、夜交藤、菖蒲、远志、珍珠母。失眠心烦配入交泰丸交通心肾，头昏者配入《冷庐医案》中的夏枯草、半夏符合其说交通心肾。至于菖蒲、远志常用于安神方中，人们亦解释为交通心肾、安神定志；沈舒文教授则认为此二味药具有和胃化痰、芳香化浊作用，与其说交通心肾治失眠，倒不如说和中调升降治失眠更为中肯。因中焦为阴阳升降之枢纽，中焦和安，才能交通阴阳于上下，所谓"上下交病和其中"，这是他喜欢用此二味药的原因所在，如张锡纯所说"俾胃气调和顺适，不失下行之常，是以能令人瞑目安睡"（《衷中参西录·医案讲义·不寐病门》）。

4. 审病因论治有别，配制方各具千秋

沈舒文教授治严重失眠在病性层位上调虚实的同时尤重视在病因层位的审因论治，根据失眠的不同病因及临床症状表现配用相应的药物。如抑郁症的失眠，若精神萎靡、情绪低落，甚至厌世者，认为是阳气郁，用人参、附片振奋阳气；而对精神恍惚、多思善疑、心神不定者，认为是肝气郁，配合欢皮、白蒺藜、玫瑰花、小麦等疏肝解郁。对中年人生活压力大的忧思失眠、入睡困难、头昏心烦者，配龙眼肉、白蒺藜、柏子仁、郁金养心平肝。老年失眠症精气衰弱无以养神，失眠易醒，醒后再难入睡者，配丹参、天冬、龙眼肉、琥珀安神定志。妇女经期失眠，伴心悸、烘热多汗者，从肾阴虚相火扰心治，配鳖甲、地骨皮、五味子、龙骨、牡蛎；伴头昏心烦者，从"肝不藏魂"论治用药，配当归、白芍、阿胶、鳖甲兼养肝血。

沈舒文辨治脾胃病学术思想探源

许永攀　杨红莲

沈舒文教授辨治脾胃病秉承《内经》之旨，旁参诸家之长，融会贯通，继承创新，形成了自己的辨治思想与独到的用药经验，笔者作以探源。

1. 精读《内经》探本源，土生万物

沈舒文教授辨治脾胃病注重探本索源，他说《内经》是中医理论的源头，学习中医必须学好《内经》，《内经》所展现的"天人相应""整体观念""辨证论治"及"治未病"等具有人文属性的医学理论，较为深刻地揭示了疾病的病因、病机、诊治方法，需要我们精心研读、深刻领会，打好中医基本功。

对于脾胃病，《内经》虽无专篇论述，但其有关脾胃病理论及诊治的临床思维方法却贯穿于全书中。如"五脏者，皆禀气于胃，胃者五脏之本也""人无胃气曰逆，逆者死"等经典论断，体现了"人以水谷为本""安谷者昌，绝谷者亡"的重要思想。"土者生万物而法天地"（《素问·太阴阳明论》），脾胃象土，生化万物，主运化而输转水谷化精微；为化生气血，营养五脏六腑之大源。胃纳脾运，脾升胃降是脾胃纳运功能的基本形式，脾胃燥湿相济是二者功能协调的基本特征。故而导师临证治病尤重视脾胃的纳运、气机的升降及其化生功能。

导师主张学习《内经》从背诵原文开始，补前人学中医的"童子功"。如他对《素问·异法方宜论》曾提出"脏寒生满病"，《素问·至真要大论》则曰"太阳之复，厥气上行……心胃生寒，胸膈不利，心痛痞满"，《素问·六元正纪

大论》指出"木郁之发……民病胃脘当心而痛"，对于"病机十九条"的"诸湿肿满，皆属于脾……诸逆冲上，皆属于火。诸胀腹大，皆属于热……澄澈清冷，皆属于寒。诸呕吐酸，暴注下迫，皆属于热"（《素问·至真要大论》），"清气在下，则生飧泄；浊气在上，则生䐜胀"（《素问·阴阳应象大论》）等条文，讲课随口而出，中医功底使我等赞叹不已。

脾胃病用药，导师遵《素问·脏气法时论》"脾苦湿，急食苦以燥之……脾欲缓，急食甘以缓之，用苦泻之，甘补之"之旨，调补脾胃用甘温补中、苦温燥脾，认为《内经》脾经用药的原则为后世的甘缓止痛、温中止泻、芳香化湿开辟了先河。

2. 法仲景消痞散结，甘补温运

沈舒文教授认为，张仲景在《伤寒论》中创立的六经辨证体系虽是针对外感热病的，但不少条文涉及脾胃病理论与临床实践，书中治疗三阴病以温补为主的处方用药对后世治疗脾胃病影响深远。仲景还在《金匮要略》中创造性地提出"四季脾旺不受邪"的发病观点，其理法方药无不渗透着处处顾护脾胃、重视脾胃的学术思想。

导师认为，仲景辨治脾胃病论痞详而论痛略，"痞"证与慢性萎缩性胃炎的临床表现最为相似。《伤寒论》曰"若心下满而硬痛者，此为结胸也……但满而不痛者，此为痞"，并创制了辛开苦降的诸泻心汤。他深得半夏泻心汤组方要旨，在慢性胃炎有痞满、饱胀的治疗中效法仲景寒热并用、辛开苦降制方法而不一定用全方，变化自如，疗效显著。

仲景辨治脾胃病不但擅长辛开苦降、调理气机以消痞散结，而且尤重甘补温运、调理脾胃，如在三阴病的治疗中以温补见效。仲景长于甘补温运、调理脾胃更体现在其创立诸建中汤系列方剂，如小建中汤、大建中汤、黄芪建中汤、理中丸等，无不以甘温建中为其组方原则，而奏温中健脾、补益气血、调护营卫及调理阴阳等诸多功效。导师将其运用于临床，总能获得明显的疗效。

3. 师东垣胃纳脾运，补脾升阳

李东垣首创脾胃内伤学说，所著《脾胃论》中提出"人以胃气为本""内伤脾胃，百病由生"，强调脾胃功能，重视气机的升降，认为胃纳脾运功能是在清气上升、浊气下降的运动中完成的。导师临床诊治脾胃病承袭东垣思想，重视气机升降的调理，且欲升先降，将脾胃病脘腹胀痛归咎于脾胃虚寒，胃寒生胀，脏寒生满，气滞寒凝而痛。他治疗脾胃病重视消补兼施、辛开苦降，促进胃纳脾运；取东垣消痞丸消痞散结、枳术丸"治痞消食强胃"、木香枳术丸"破滞气，消饮食"取东垣用枳实消痞的临床经验，承仲景半夏泻心汤寒热并用、辛开苦降制方之法理，巧妙组建成半夏、枳实、黄连核心精方，对胃脘痞满、饱胀者临床屡有效验。

导师认为，东垣治脾胃虚弱病证尤善升发脾阳，如其创制的补中益气汤、调中益气汤、升阳益胃汤等著名方剂，皆以甘温药为主，补益脾胃元气；同时配有升阳风药，升发脾胃阳气，舒畅气机。他临证时将升发脾阳用于脾气虚陷病证，对久泻不止的患者擅用升阳，常配升麻、葛根、白芷等风药以鼓荡清阳上升，实是对东垣之说的传承与发扬。

4. 宗叶桂养阴滋胃，通络润枯

清代医家叶桂提倡脾胃当分而论治，导师赞同叶桂提出的"太阴脾土，得阳始运；阳明胃土，得阴自安"的观点。叶桂辨治胃病尤善养胃阴，弥补了东垣脾胃学说的不足。养胃阴学说萌芽于《内经》。《灵枢·平人绝谷》曰："故平人不食饮七日而死者，水谷精气津液皆尽故也。"《素问·至真要大论》也记载有"燥者濡之"的治则。叶桂深得其旨意，又受仲景麦门冬汤的启发而悟出养胃阴之法，认为胃为阳土，宜凉宜润，治疗重视甘凉濡润以滋养胃阴，"阳明燥土，得阴自安"，纠正了东垣刚燥温升、健运脾阳的偏颇；治胃病投以甘平或甘凉濡润之品以养胃阴，以冀"津液来复，使之通降"。导师秉承叶氏法，精炼叶氏用药，善用太子参、麦冬、石斛、黄精、沙参、玉竹等养肺胃之阴药，并创制养阴益胃汤（由太子参、麦冬、石斛组成）甘凉濡润，作为养胃阴的核心组药，在胃病中但见口干、舌红必用之。他临证处处顾护胃阴，认为养阴重于益气，对纳差、食欲不振，别人从补气健脾入手，他养胃阴每获良效；对食管炎、反流性胃炎，以养阴益胃汤配佛手、旋覆花润降胃气而取效；并指出脾胃病"益脾气尚易，育胃阴恒难"，强调养胃阴需恒久方能收功。

叶桂以善治络病饮誉医林。导师推崇叶氏善用虫蚁飞走之属以散其盘根错节[①]，"通血脉，攻坚垒，佐以辛香行气"的络病治疗大法，认为虫类搜剔可攻顽疾，而以辛香之品宣通气机，在癌症治疗中常以虫类药配行气攻散毒结药，并发挥叶氏治络理论，在他著的《临床治法与制方实践》中总结出辛温通络、辛润通络、解毒通络、搜剔通络、补虚通络等络病治法。

5. 得何伦制方真传，方药精道

何伦教授为陕西中医药大学早期的方剂学家，是中医制方理论的一代宗师，他对中药临床性能的熟悉"如数家珍"，临证变化如"盘中走珠"，遣方用药功力深厚，组方君臣佐使分明、周到严谨。沈舒文教授毕业留校后曾在中医方剂教研室从事医、教、研工作，何伦教授作为他的指导老师曾给予其精心栽培，使他在中药性能掌握及处方配伍理论学习方面受益匪浅，很快便对中药性能及各种制方配伍了如指掌。导师辨证精思，法活方圆[②]，注重升降合用、寒热平调、润燥相济、化纳相助、立论平整。他处方用药考究，疑难病证匠心独运，方药精道。所谓方药精道，一是体现为处方药味较少，多控制在 9 ～ 15 味，很少超过 15 味，他常说："用药十七八，大夫主张差。"用药太多就说明医师心中无数。二是体现在组方用药周密精炼，方药照顾病情周到，常抓住主症并尽可能兼顾次症，病情复杂者强调"治病求本"，抓主要矛盾，打破病理环节，重视病理维度、病机趋势的整体调整用药，如治胃纳必配助脾运，开胃痞必配益脾气，降胃气多配升脾气，化脾湿兼顾护胃阴，构成化纳相助、升降合用、燥湿（润）相济的制方格局，故能获得良好疗效，深受患者赞颂。

6. 舌为胃之镜，治胃尤重舌诊

沈舒文教授认为四诊合参是采集病情、辨析证候的基础。《素问·本脏》曰："视其外应，以知内脏，则知所病矣。"他辨治脾胃病重视四诊合参，但认

① 姚洁，董博.沈舒文教授运用虫类药物治疗难治病经验浅析 [J].现代中医药,2006,26（1）：10-11.

② 沈舒文，内科难治病辨治思路 [M].北京：人民卫生出版社，2002：126.

为四诊当有侧重，观舌辨寒热，切脉辨虚实，尤重舌诊详于问诊。他常言："舌为胃之镜、脾之候、心之苗。"望舌是中医辨证的特色手段，其最能反映胃气的盛衰，且对脾胃病辨证价值更大。他认为有苔为实，主湿主滞；无苔为虚，主阴虚。舌苔白腻且厚，或者灰白且润者主湿浊；舌苔黄浊或黄白相兼则主湿热；舌质红提示内有郁热。舌质淡多为虚寒；舌淡少苔或无苔，提示气阴两虚。舌暗有瘀斑，提示胃内有瘀血；舌红苔黄燥或发黑，多提示热极或寒极，常提示病情危重。导师临证但见舌红、少苔、口干，便认定患者存在胃阴亏虚的一面，治疗当及时滋阴润胃。但辨舌也常需参考问诊，若见舌红有苔，必问有无口渴，若渴不欲饮，则病在偏太阴，阴伤湿盛；若舌红少苔，渴而欲饮或饥不欲食，则病在偏阳明，胃阴受伤。

望舌之外，又通过闻诊、问诊进一步测知疾病。通过听声音则知道患者有无嗳气、呃逆、太息等；患者诉口臭为脾胃有湿热，诉口黏为湿浊中阻，诉口苦则为肝胆有湿热，诉口咸为肾经有虚火。问诊常能明确病情之轻重、病势之顺逆、病性之所属，并可获得关于疾病更多的信息，尤其是疾病发生的时间、诱因、原因、症状、发展经过及既往史，以及平时的生活习惯、饮食爱好等，这些对诊治疾病常具有重要的参考价值。可见问诊宜详，当为诊病所重视。譬如患者诉胃痛，若是隐痛，多为脾胃虚弱；若为胀痛，多为肝胃气滞；若为刺痛，必有瘀血阻络；若为灼痛，多为肝胃郁热；若因进食生冷突发暴痛，多为寒凝作祟；胃痛喜按为虚证，胃痛拒按为实证。这些不可不详细问之。导师常言"观舌辨寒热"，但有些胃病寒热最为难辨，此时舌诊必参问诊，当需问患者胃脘寒热感受及胃对寒凉冷饮的接受程度，以判断寒热病性。

综上所述，导师精研医典，兼蓄并收各家之长，师古不泥，勤于思考，善于钻研，勇于创新，对脾胃病的辨治造诣颇深，逐渐形成了自己辨治脾胃病独特的学术思想和诊疗用药风格。

沈舒文用半夏泻心汤化裁治疗胃食管反流性咳嗽

宋　健　李　敏

胃食管反流性咳嗽（gastroesophageal reflux cough，GERC）在胃食管反流病中并不少见，临床容易误诊，且治疗颇难。陕西省名中医、博士生导师沈舒文教授根据胃与肺土金相生、经脉相连的生理特性，认为本病属"胃咳"，母病及子，用半夏泻心汤化裁消痞散结、和降胃气，并根据肺气郁壅、肺阴不足、痰气阻逆的不同症态特征配伍肃肺止咳经验性用药，疗效显著，笔者随师应诊，体会颇深，现总结如下：

1. 胃失和降气机逆，母病及子病涉肺

GERC 是由于食管下段括约肌松弛，胃酸和其它胃内容物反流进入食管，刺激食管远端黏膜丰富的咳嗽感觉器，或反流物的微量吸入或大量吸入，导致以咳嗽为主症的临床表现。患者可伴有典型的胃食管反流症状如胸骨后烧灼感、反酸、嗳气、胸闷等。但也有不少 GERC 患者没有反流症状，咳嗽是其唯一的临床表现。

《素问·咳论》云："五脏六腑皆令人咳，非独肺也"。沈老师认为，胃食管返流所致咳嗽属于"内伤咳嗽·胃咳"，肺与胃经脉相连，《灵枢·经脉》："肺手太阴之脉，起于中焦，下络大肠，还循胃口，上膈属肺……"；"咳嗽上气，厥在胸中，过在手阳明、太阴。"（《素问·五脏生成篇》）。导师认为，胃属土，肺属金，胃与肺土金相生，胃居中焦，气机以和降为顺，肺居上焦，气机为肃降

为要。胃食管反流性咳嗽病起于胃，寒热互结于中，或痰热阻胃结胸，胃纳降失常，气机逆阻于上，母病及子，冲击犯肺，"肺为脏腑之华盖，受不得外来之客气，客气干之则呛而咳矣；亦只受得脏腑之清气，受不得脏腑之病气，病气干之亦呛而咳矣"（《医学三字经·咳嗽》）。胃气逆阻，上冲犯肺，致金撞则鸣，常在胸骨后灼热，反酸、嗳气的同时便发生咳嗽。

2. 和胃开结除痞满，随症肃肺降气机

导师认为，GERC 为母病及子，胃病涉肺，病变中心在胃，邪滞胃腑，胃气失于和降，逆阻于上，冲击犯肺，致肺气失于肃降而病咳嗽。治疗要和胃肃肺，和胃在开结除痞，肃肺在治随症态，但"先伏其主"，和降胃气要在肃降肺气之上，他和胃气用半夏泻心汤核心配伍的人参、半夏、干姜、黄连、黄芩辛开苦降，开结除痞，并配瓜蒌、苏梗、旋覆花宽胸降气。就病因与症状而言，病因为本，咳嗽为标，治本和降胃气，治标肃肺止咳，以咳嗽所表现的状态、频率、并发症状、患者的感受判断病态。他认为临床以肺气郁壅、肺阴受损，痰气交阻为多见，临床根据肺失肃降的证候类型，配伍相应肃肺止咳药。

3. 呛咳气急降肺胃，紫菀冬花下逆气

GERC 表现为阵发性呛嗽气急，少量白痰或无痰，多在平卧时咳嗽加剧，追问病史，有些有胃脘痛痞满，胸骨后灼热或不适，有些仅有反酸、嗳气者，导师认为，此类咳嗽胃失和降，气逆于上，致肺气郁壅，肃降失常，治疗他用半夏泻心汤精减方（半夏、枳实、黄连）加瓜蒌、苏梗、旋覆花辛开苦降和胃气，配止咳要药紫菀、款冬花，此二药辛苦温润，肃肺下气，止咳化痰，最宜治肺气失于温肃之咳嗽，若久咳不止，配入百部为紫菀百花散，止咳尤良。

病案举例：刘某，男，56 岁，咸阳武功县农民，1999 年 11 月 6 日初诊：以胸骨后不适，咳嗽半年余就诊，近年来反复出现胸骨后不适偶尔有灼热感，胃脘痞满，嗳气、胸闷，阵发性呛咳，平卧时加重，痰少，中西药治疗咳嗽未减轻，舌淡苔薄白，脉沉细数，胸 X 线检查：未见明显异常，胃镜检查报告：慢性浅表性胃炎，反流性食道炎。临床诊断：胃食管反流性咳嗽。辨证：寒热互结，胃气上逆，肺失肃降，治法：辛开苦降，开结除痞，肃降肺气，方药：人

参 10g、半夏 10g、干姜 10g、黄连 5g、黄芩 10g、瓜蒌 12g、苏梗 8g、旋覆花 8g（包煎）、紫菀 10g、款冬花 10g、百部 10g、炙甘草 3g,6 剂，水煎早晚服。于 1999 年 11 月 13 日二诊：咳嗽明显减轻，胃脘痞满消失，偶有反酸、嗳气，舌淡苔薄白，脉沉滑。守法调整方药：上方去干姜、苏梗，加刺猬皮 15g 乌贼骨 15g 佛手 15g，12 剂，水煎早晚服。11 月 27 日三诊：咳嗽停止，反酸、嗳气消失。12 月 8 日胃镜检查报告：浅表性胃炎。

4. 干咳不止润肺胃，麦冬乌梅紧相配

GERC 若咳嗽表现为干咳少痰，咽干作痒，胸骨后灼热，口咽干燥者，不论有无胃脘痞满，胞胀，反酸，沈老师认为皆宜滋养肺阴肃肺气，辛开苦降和胃气。胃属阳明燥土，以润为降，肺主燥金，性喜润，润则肃降，干咳咽痒，胸骨后灼热，口干乃肺胃阴亏、润降失常的特征，用半夏泻心汤的核心配伍人参、半夏、黄连、黄芩辛开苦降，和降胃气（不用干姜，恐辛热伤阴），配麦冬、乌梅滋阴敛肺，形成辛开苦降、刚柔相济，润肺止咳的核心配伍用药，此配伍中他尤推崇人参与乌梅相配的补气敛肺，半夏与麦冬合用的刚柔相济。临证若胸骨后灼热，加沙参、石斛，有痰加贝母、桔梗，咽痒加蝉衣，咳甚加百部、杏仁。

病案举例：王某，女，76 岁，咸阳永寿县农民，2010 年 5 月 26 日初诊。患者反复咳嗽 1 余年，服用抗生素及止咳中药效果不显前来就诊，一年来频发干咳，饱食、平卧加重，痰少，咽喉干燥作痒，胸骨后有灼热感，胃脘阵阵灼热，嗳气频作，胃脘痞满，干呕食少，大便干，舌质红，舌苔微黄厚，脉细数。胸 X 线检查：未见异常；胃镜检查报告：浅表性胃炎伴见胆汁反流。咳嗽证属寒热互结，肺胃阴亏，治法：辛开苦降，润肺止咳。处方：太子参 20g、麦冬 10g、姜半夏 12g、石斛 10g、黄连 6g、瓜蒌 10g、枳实 15g、炮刺猬皮 15、川贝母 15g、旋覆花 10g（包煎）、蝉衣 3g、乌梅 15g、炙甘草 4g。6 剂，水煎服，日 2 次服，1 剂／日。2010 年 6 月 2 日复诊，患者自诉服上药后咳嗽大为减轻，胸骨后及胃脘灼热缓解，大便微干，舌尖红，苔白微厚，脉沉细数。继守法更药治疗，上方去蝉衣，加麻子仁 15g、槟榔 10g，6 剂，症状基本消失。2 周后电话随访未见复发。

5.喉梗咳嗽降胃肺，苏叶贝母开痰气

GERC有不少患者表现为咽喉部有梗塞感并咳嗽，胸骨后不适或胸闷，导师认为，此为胃气逆阻于上，痰气阻逆于咽，病似中医的"梅咳气"，治疗当守治于胃，开痞散结和胃气，变治于肺，化痰宽胸开痰气，药用半夏泻心汤核心配伍太子参易人参、半夏、黄连、黄芩，取半夏厚朴汤之半夏、苏叶下逆气，配川贝母化痰结构成消痞散结，开泄痰气，肃降止咳的核心配伍用药，若咳甚有痰者，配瓜蒌、紫菀、款冬花止咳化痰，若咽喉干燥，配沙参养肺阴，咽部梗塞明显配威灵仙宣郁泄壅，嗳气频作加旋覆花降逆气。

病案举例： 李某，女，34岁，咸阳国棉七厂职工，2010年3月30日初诊。以咳嗽、咽喉不适伴见胸骨后有烧灼感1余年，多方求治，服用中西药（具体不详），效果不显，经过熟人介绍前来就诊，现症：反复咳嗽，干咳无痰，咽喉不适，常有梗塞感，胸骨后有灼热感，胃脘痞满不适，偶有嗳气，大便干，舌质红，苔薄黄，脉沉细。查体无明显异常，辅助检查，胸X线检查：未见异常；胃镜提示：慢性浅表性胃炎伴见胆汁反流。咳嗽证属胃气上逆于肺，痰气交阻于喉，治法：开痞散结和胃，化痰宽胸降肺。以半夏泻心汤合半夏厚朴汤为基础化裁，处方：太子参15g、姜半夏10g、黄连6g、黄芩10g、苏叶8g、川贝母10g、全瓜蒌12g、北沙参15g、射干8g、旋覆花8g（包煎）。6剂，水煎服，每日分2次早晚服用，1剂／日。2010年4月4日复诊，患者自诉服上药后效果明显，咳嗽大为减轻，胸骨后灼热缓解，现在仍有咳嗽、咽痒，胃脘痞满不适，舌淡红苔薄黄，脉沉细。效不更方，继守法治疗，上方去旋覆花，加五味子15g、制刺猬皮15g。6剂。2010年4月4日三诊，症状基本消失，唯有胃脘胀满不适，舌淡苔薄黄，脉沉细。上方去全瓜蒌、川贝母。加枳壳12g、佛手10g、槟榔10g。服药6剂，症状全部消失。4周后电话随访未见复发。

6.诊疗领悟

胃食管反流与呼吸系统疾病的关系越来越被临床医生所认识，国内外许多文献认为，它可引起多种呼吸道疾病，而且是引起不明原因慢性咳嗽的常见病

因之一，其典型症状除咳嗽外还伴有烧心（胸骨后烧灼感）、反酸、嗳气等反流症状，但也有不少患者以咳嗽为唯一表现，因此容易漏诊甚至误诊。中医药治疗本病有着显著的疗效，在明显诊断的前提下，应深入研究。

沈舒文教授治疗本病阐发《内经》"胃咳"说，从中医胃与肺生理土金相生，病理母病及子的五行理论及胃主和降，肺主润降的生理特性出发，梳理临床思维，总结经验用药，彰显中医理论对胃食管反流性咳嗽的临床指导作用，学验俱精，取得良好地疗效，值得进一步总结与研究。

沈舒文教授辨治溃疡性结肠炎的临床经验

胡亚莉　叶峥嵘

溃疡性结肠炎（ulcerative colitis，UC）是以结直肠黏膜连续性、弥漫性炎症改变为特点的慢性非特异性肠道炎症性疾病，其病变主要限于大肠黏膜和黏膜下层，临床表现为腹泻、黏液脓血便、腹痛，病情轻重不等，多呈反复发作的慢性病程。沈舒文教授对慢性难治疾病的辨证论治突破单证候临床思维，擅长用标本辨虚实、因果测演变，提出虚实关联证候结构动态变化的个体化辨证论治思维方法，他认为UC具有反复发作、虚实相兼、滞损交加的病变特点，脾胃虚弱是该病的发病基础为本，湿热、寒湿、瘀毒为标，治疗上采取补虚治本与泻实治标相兼，同时内外兼治、调摄养生以达良效。我们有幸作为他的第六批全国老中医药专家学术经验继承工作继承人随师应诊，领悟老师经验，现阐析如下，以飨同道。

1. 论病因脾虚邪滞于肠

溃疡性结肠炎属中医学"痢疾""久痢"和"肠澼"等病证范畴。巢元方在《诸病源候论》中列"痢病诸候"专篇论"痢疾",认为岁时寒暑不调、风寒热毒及劳役、饮食等原因导致脾胃大肠失调,是发生本病的基本原因。刘河间《素问玄机原病式》指出:"诸泻痢皆兼于湿……湿热甚于肠胃之内,而肠胃怫热郁结……以致气液不得宣通。"情志不遂、抑郁恼怒亦可引起泄泻。

沈舒文教授认为,该病病位在大肠,脾失健运是关键,同时与肝、肾密切相关,其发病原因多因感受外邪、饮食不慎、情志失调、劳倦过度引起[1]。早期发病因湿热蕴结肠道,壅滞气机,导致肠道受损,化腐成脓,脓血俱下、俱多;病久迁延不愈或反复发作,使脾气受损,累及肝肾,致脾肾亏虚,虚实夹杂为患。病情缠绵难愈。病邪以湿邪为患,病机总为邪滞肠中,气血失和[2]。

2. 分病期治辨虚实标本

沈舒文教授认为,本病患者素有脾虚肠弱,初起或发作期常因起居不慎,感受湿热之邪,邪蕴肠道,或饮食不节,嗜食肥甘味辛辣之品,在脾湿之体,酿生湿热;或因情志不调、忧思恼怒,肝郁犯脾,脾失健运,湿邪停滞肠道而发病。总之,湿热壅滞肠间,与气血相搏结,损伤肠络,而出现黏液脓血便;肠道气机受阻,便出现腹痛、里急后重。脾胃为后天之本,气血生化之源,病久则脾胃受损,生化乏源,临床上多出现食欲不振、困倦乏力等脾胃虚弱的临床表现;进而"痢久则伤肾",肾阳虚不蒸化水谷,大便久泻不止,邪恋肠道又以损伤脾肾为代价,致辗转难愈。因此,导师认为本病具有反复发作、虚实相兼、滞损交加的病变特点,其发作期与缓解期反映了疾病本虚标实变化特征。发作期多邪实内盛,往往以气郁、湿热、血瘀为主;缓解期多正虚邪恋,以脾胃、脾肾正虚,肠中余邪未净为主。在治疗时需要宗"急则治其标,缓则治其本"的原则,补虚泻实,根据不同的发病阶段采用不同的治法:发作期重在治

---

① 樊振,李恒,颜莉芳.沈舒文教授治疗溃疡性结肠炎经验 [J].陕西中医,2006,27(11):1392.

② 沈舒文.内科难治病辨治思路 [M].北京:人民卫生出版社,2002:182.

标，据病邪之不同采用相应的祛邪方法，调治胃肠，顾护正气；缓解期主在治本，据正虚之不同采用相应的补益方法，扶助正气，兼治余邪。

3. 辨寒热清肠温脾有别

溃疡性结肠炎病性有寒热之异，其治有别。湿热滞肠伤络，病在肠，清化湿热凉肠络；寒湿滞肠伤络，病偏脾，健脾温肾涩止血。沈舒文教授认为湿邪在溃疡性结肠炎形成过程中起着关键作用。脾气虚弱，脾失运化，从而导致湿浊内生，湿邪侵袭人体，从寒、从热可异化。本病在疾病早期或阳旺之人发作期，多以湿热滞肠伤络为主，表现为黏液脓血便；中寒之体发作期，寒热滞肠，肠络损伤，以少量白冻黏液便为主。故对于湿热证，导师在清化湿热以治脓，凉血化瘀以止血的同时，导滞通腑，使湿热邪毒下泄，肠道以通为顺的生理功能得以恢复。他临证时常用马齿苋、蒲公英、白头翁、黄柏、黄连、椿根皮等清热解毒燥湿，同时配用枳实、大黄、焦山楂等消食导滞，泻下逐瘀祛邪。为避免长期使用某些清肠热药产生耐药性，配对或交替使用此类药物，如先用白头翁配黄柏，继则用黄连配秦皮，或椿根皮配马齿苋，如有血便槐花配地榆，或槐花配仙鹤草。此外，枳实配大黄可宽肠导滞。若病情反复发作，迁延不愈，脾胃受损，邪从寒化，出现大便清稀，便溏，夹赤白黏冻，为阳气不运，寒湿凝滞大肠，治以温脾化湿，通腑导滞。导师临证时常用参苓白术散和四神丸加减以温补脾肾，化湿涩肠止泻，同时配伍枳实、槟榔、制大黄导滞通便。

4. 大便滞泻并见纵擒摄宣

溃疡性结肠炎患者在某一阶段可出现大便稀溏和排便不畅同时存在的情况。大便稀溏是因损伤脾胃，脾胃运化功能失常，久病及肾，脾肾俱虚，肠失固摄所致；大便滞是腹气滞肠而为，脾虚不能斡旋气机升降，水谷精微运化失常，谷不为精反为滞，邪阻气机，腑气不降而便滞。治疗时涩肠止泻则便滞更甚，通腑导邪则泄泻更重。沈舒文教授认为此时脏腑功能处于相反的病机状态，需用纵擒摄宣法涩肠止泻、导滞通便并举。所谓纵擒摄宣法是导师针对脏腑功能太过与不及，通过固摄精气与宣泄壅滞的反向调节，调治病势滞与泄相反病机状态的一种治法。治便稀在理中丸的基础上配补骨脂、肉豆蔻、乌梅、赤石脂等涩肠止泻，擒而摄之；治便滞配枳实、槟榔、酒大黄、炒莱菔子等通腑导滞，纵而宣之。纵通腑气与擒摄肠津的药力配伍，依据滞与泻的轻重程度增减药味和药量，以达涩肠与通便的双向调治，恢复脏腑功能相反的病机状态[①]。

5. 扶正固本防复发

溃疡性结肠炎反复发作，迁延不愈，治疗最难，与其脾肾亏损、正气难复有关。脾胃为后天之本，气血之海；肾为先天之本，内藏元阴元阳；先后天之本，维护正气，相辅相成。在疾病缓解期消化余邪尤当调养脾胃，健脾益肾，扶正固本。临床上对病偏于脾，脾不升运，湿流于肠者，沈舒文教授治以扶土运脾升阳，即《时病论》之"暖培卑监法"。暖培脾土用芪、参、术之甘补温运，鼓舞脾胃，振奋气机；升阳药常用防风、升麻、葛根等升浮脾阳，荡风除湿止泻效果好。大便时稀时干，他用石榴皮、肉豆蔻、乌梅炭酸温涩肠。疾病反复发作，损伤脾胃，脾病日久，伤及于肾，命门不能温，脾阳不能运，"下元失守"，久痢不止，往往少邪无滞，或无邪无滞，治疗上导师取温补脾肾、涩肠止泻之法，大便滑脱不禁，用附子、干姜配赤石脂、诃子。

6. 内外兼治获良效

沈舒文教授认为，溃疡性结肠炎出现持续性或反复黏液血便、腹痛，内服中药、西药效果差者，可配合中药保留灌肠，对消除直肠和结肠黏膜充血水肿，加速修复愈合溃疡，消除腹痛及黏液脓血便，提高本病的治愈率，减少复发大有好处。他的几种灌肠方：①黏液便脓血不止：苦参15g，黄柏15g，马齿苋30g，椿根皮20g，地锦草20g，赤石脂30g，血竭粉5g（兑入药汁中），腹泻甚加乌梅20g。水煎取汁150mL，保留灌肠（每日1～2次），1周1个疗程。②黏液带血便反复出现：黄芪30g，赤石脂30g，椿根皮20g，黄连10g，乳香15g，仙鹤草20g，白及15g。用法同上。

7. 注重摄养调理

沈舒文教授认为，溃疡性结肠炎的发生与复发，与饮食不节、起居不时、

---

① 杨志宏，宇文亚.沈舒文疑难病症治验思辨录[M].北京：中国中医药出版社，2014：11.

劳倦过度、情志所伤有关。因此，UC 除了正规药物治疗外，预防调护对于疾病的康复，防止病情反复发作同样起着重要作用。平素患者应起居有时、顺应四时变化、寒温适宜、参加体育锻炼以增强体质，多食富有营养、易消化食物，尤其减少压力、劳逸结合最重要，勿过食生冷、辛辣、油腻、炙煿之品，时时以固护脾胃为先。古人云："欲治其疾，先治其心，必正其心，乃资于道。使病者尽去心中疑虑思想……则心地自然清净，疾病自然安愈。"[①] 导师在治疗过程中注重对患者进行心理疏导，嘱其畅达情志，保持精神愉快，避免忧思恼怒及情绪紧张，注意劳逸结合。

8. 验案举隅

税某，女，50 岁。2017 年 1 月 17 日初诊。

现病史：患者脓血便两月余，两个月前无明显诱因出现赤白脓血便，有黏液白冻，血色红，脓多，3～5 次 / 日，经当地门诊治疗减轻。现腹隐痛，里急后重，肛门有下坠感，其脓血便日 1 次，时轻时重，反复发作，口苦，小便短赤，精神差，乏困无力，纳差，夜眠尚可。舌质红，苔黄腻，脉弦细。2016 年 12 月 14 日做肠镜检查示：溃疡性结肠炎。

西医诊断：溃疡性结肠炎。

中医诊断：休息痢；辨证：脾气虚弱，湿热滞肠伤络。

治法：益气健脾，清热止血。

方药：黄芪 20g，白术 15g，党参 20g，炮姜 10g，白芍 30g，炒黄芩 10g，马齿苋 30g，黄连 10g，椿根皮 15g，侧柏炭 15g，生地炭 15g，地锦草 15g，炙甘草 6g。7 剂。每日 1 剂，水煎服。

二诊：1 月 25 日。服上药后患者脓血便减少，偶有里急后重，纳差。舌质红，苔黄腻，脉弦细。上方加木香 10g，苦参 10g，生地炭易生地黄 15g。10 剂。每日 1 剂，水煎服。嘱清淡饮食。

三诊：2 月 13 日。患者大便黏液脓血消失，腹痛未出现，排便顺畅，偶口

① 许俊 . 东医宝鉴 [M]. 北京：中国中医药出版社，1995：241.

苦，纳眠可。善后调理，调整方药：黄芪 20g，白术 15g，党参 20g，黄连 6g，生地黄 15g，砂仁 5g，陈皮 12g，木香 10g，炙甘草 6g。10 剂。水煎服，巩固疗效。

按：湿热蕴结肠道是结肠炎早期与发作期最为多见之证，此阶段以结肠炎性反应与络脉损伤为主，治以清肠热与解毒凉血之剂，竭其毒邪，修复络伤。湿热壅滞气机，需配伍行气通腑之药，则滞随气通，血行络和。沈舒文教授在治疗黏液脓血便时推崇使用椿根皮、地锦草。椿根皮清化湿热作用好；地锦草性滞涩，止肠络出血最有效。腹痛多用芍药甘草汤，重用白芍（30g）以柔肝缓急止痛。湿热壅滞肠络，损伤脾胃，反复发作则脾运失常，治宜扶土运脾升阳，药用芪、术、参之甘补温运之品，鼓舞脾胃，振奋气机。

沈舒文辨萎缩性胃炎虚实关联论及施治经验

张贞鲁　梁海云

慢性萎缩性胃炎是临床多发病，由于本病有向胃癌转化的可能性，是临床研究的热点，也是辩证论治疗效优势明显的疾病。本人有幸跟随我师沈舒文教授临证，对慢性萎缩性胃炎领悟颇深。他善于采用标本虚实的临床思维，认为本病具有虚实因果相关联病理状态特征。治疗主张辨标本之主次，调虚实于动态变化中，疗效甚著。现总结他虚实关联辨治思维与施治用药经验如下。

1. 标本辨析分虚实，病态虚实相关联

慢性萎缩性胃炎具有积年累月的病史，在疾病演进中多数呈现出正虚与邪

实交错的病理状态，沈老师临床以标本辨虚实，认为本病具有本虚标实，虚实因果相关联的证态特征，沈老师称为"虚实关联证"。其本虚以脾胃气阴两虚为主，标实则有气滞、络瘀、湿阻、痰瘀结滞、毒瘀交阻等，且多呈兼夹之势。强调临床治疗要本虚与标实兼治，治本理虚要区别气虚与阴虚，气虚病位多在脾，脾气虚运化有所不及，谷不为精便为滞，气滞在胃关肝脾，则见胃脘痞胀、嗳气；湿滞在中焦脾胃，见胃脘不饥，口粘黄腻；阴虚病位多在胃，胃阴虚津亏不濡胃络，则络枯胃隐痛，阴虚缘于湿热伤阴，阴亏与湿热多并存，见口干口苦、反酸、渴不欲饮、舌红少津。其次，疾病多延不愈，气阴进而亏损，痰与瘀结滞于胃，屡发胃痛、胃呆不纳等，毒与瘀交阻于胃可酿成胃癌前病变，具癌变趋向。

2. 辨虚实滞损交加，转滞为通贯始终

慢性萎缩性胃炎伴有胃黏膜异型增生或肠上皮化生阶段，多病程较长，若按虚实标本的临床思维辨析证候，其虚实因果相关联，虚中常兼滞，其胃腑壅滞，通降失常是普遍存在于疾病中的病理状态，"阳明为腑，以通为用，太阳湿土，以运为健"，邪壅胃腑，通降失常，老师认为多是在脾胃虚损的基础上产生的，由此使疾病处于虚实关联，滞损交加的病理状态。理虚当言其补，但应以"通补为宜，守补为谬"，在疾病缓解期以虚为主者，通补当先辨明是阳气虚而胃腑滞还是阴津亏而胃腑滞，若每因受寒、饮冷等致中阳虚寒，胃脘隐痛喜温，虚劳里急者用黄芪建中汤，寒凝胃痛者用良附丸，用药不同皆扶阳通滞；饮食不慎、劳倦内伤等致中气不能斡旋升运，食少胀满，治用香砂六君子汤之属甘补温运。阴津虚多因湿热内蕴伤阴，或胃腑土燥津伤，致胃腑阴津亏虚，继而胃络涸滞，见胃脘隐痛，饥不欲食，口干思饮，舌红少津，治当滋胃释津，滋通兼用。老师常用自拟滋阴养胃汤（太子参、麦冬、石斛）与丹参饮（丹参、檀香、砂仁）滋胃行滞，以润为通。慢性萎缩性胃炎在活动期多为气、湿、热、瘀、食诸邪壅胃碍脾，其临床以气滞与湿阻相兼，热郁与毒（可理解为幽门螺杆菌）结滞，气病入络，痰与瘀结滞，在胃癌前病变者，毒与瘀交阻者具多。邪滞损正征象时隐时现，治疗在祛邪破滞，气滞于中见痞满者用半夏、枳实、黄连辛开苦降开气机；呃逆嗳气用石斛、佛手、旋覆花通降胃气，转滞为通。总之老师认为虚实关联、滞损交加是本病的证态特征，治疗要把握标本辨证，虚实兼治，补虚泻实，转滞为通，以恢复脾胃化纳相助，胃腑以通为顺的生理特性为目的，在病性、病位、病势、正与虚、标与本的调治中形成个体化施治用药格局。

3. Hp 不除化湿热，久痛不止化痰瘀

幽门螺杆菌（Helicobacterpylori，Hp）是致慢性胃炎、消化性溃疡乃至胃癌前病变的主要原因。导师认为，HP 相关胃炎以湿热蕴胃居多，如吐天士曰"在阳旺之躯，胃湿恒多，在阴盛之体，脾湿亦不少，然其化热则一"（《外感热病篇》）。阳明胃腑"二阳合谓之明"，其阳气降盛，感邪最易化生湿热，脾胃湿热型胃炎与 Hp 关系最为密切，导师课题组曾研究胃癌前病变表明脾胃湿热型胃炎幽门螺杆菌感染者高达 49.4%[①]。湿热蕴郁胃腑，临床表现以胃脘痞满饱胀，烧心，嗳气，嘈杂，口苦，苔黄，若兼有胆汁反流则吞酸反胃。因此，他治疗以开泄湿热，解毒抑菌为主，常用半夏泻心汤合左金丸辛开苦降，开泄湿热；湿热蕴胃，必滞胃气，故常配佛手、枳壳和降胃气；Hp 久久不除，口苦、苔黄选用黄芩、蒲公英、栀子、龙胆草等清热解毒药以抑制 Hp 滋生。

慢性萎缩性胃炎伴异型增生或肠化迁延日久，部分患者胃脘疼痛屡发，不欲饮食，此为痰瘀结滞所致，即叶天士所说："胃痛久而屡发，必有凝痰聚瘀'（《临床指南医案·胃脘痛》）。老师认为，胃气虚滞而痰瘀结滞者，病情偏寒者多，用良附丸温中行气，配半夏，浙贝母，刺猬皮消痰化瘀；胃阴虚而痰瘀结滞者，凝结偏重在络，用自拟滋阴养胃汤（太子参、麦冬、石斛）滋养胃阴，配浙贝母，刺猬皮，失笑散通络化痰。他认为痰瘀的产生，往往以脾胃气机输转不利为先导，脾气虚运化不及，谷不为津凝为湿，湿聚为痰，痰性粘滞，可滞气滞血，滞气则胀，滞血则痛；胃阴虚，阴津失布，也可津凝为痰，皆可形成痰瘀结滞，致疼痛屡发，纳差脘胀。他认为治痰瘀结滞不只在消痰化瘀，配用三

① 沈舒文，宇文亚，陈丽英，等 . 胃黏膜异型增生证候结构特征及其与血清肿瘤标志物水平的关系 [J]. 中医杂志，2009（50）：541-543.

棱、莪术、枸橘等先开泄气结，制止癌变才有效。

4. 癌变高危毒瘀结，制止癌变化毒瘀

课题组曾从中医证候层面研究胃癌前病变的癌变趋势，对 324 例胃黏膜异型增生的两年跟踪中，其毒瘀交阻兼气阴两虚证的癌变率为 13.2%[①]，属癌变率最高的高危证型，进而导师认为，毒瘀交阻，兼气阴两虚是胃癌前病变的核心证态类型。所谓毒，是蕴郁于胃的湿热之邪，久蕴为毒，湿热毒邪蕴胃碍脾，入络凝血，形成毒与瘀交阻，气与血结滞，此证多发生在慢性萎缩性胃炎内瘤变或肠腺化生中，临床表现为湿热蕴胃，瘀凝胃络为病态特征，认为毒与瘀交阻于胃，往往是在气阴两虚的基础上疾病向癌变的趋向发展。标本兼治调虚实是在破泻毒瘀的同时兼益气养阴，他常用生晒参（或太子参）、白术、麦冬、石斛养气阴，配半枝莲、藤梨根、刺猬皮、山慈菇之属破毒瘀 . 毒瘀交阻必滞胃气，常配莪术、枸橘开气结。他用太子参、枸橘、半枝莲、朱砂七等制成院内剂金果胃康胶囊，应用二十多年对逆转胃癌前病变效果良好。

---

① 沈舒文，宇文亚，赵运，等 . 胃黏膜异性增生证候演变及肿瘤标志物水平两年跟踪研究 [J]. 中华中医药杂志，2010（25）：38-40.

附录

年　谱

沈舒文，曾用名沈书文，农家出身。1950年11月17日（农历十月初八）出生于陕西省凤翔县范家寨子乡沈家沟村，父亲沈水成，务农为生。

1958—1964年，在凤翔县董家河学校上小学。

1964年在凤翔县西街中学上初中，其间任校学生会干部。

1967—1969年8月，在原籍生产队劳动期间参加修凤翔县柳沟水库、三岔水库，修十八岭战备公路，进山割柴烧砖瓦窑、学大寨参加农田基本建设等。

1969年9月—1970年4月，在凤翔县农业技术学校农业机械班学习，其间操作大型东方红拖拉机参加夏田耕作1季。1969年12月参加凤翔县知识青年积极分子代表大会，受到表彰。

1971年2月—1972年4月，在凤翔县沈家沟学校任民办教师，执教初中班课程。

1972年5月—1975年10月，在陕西中医学院中医专业学习，第二学年后利用寒暑假回乡在沈家沟医疗站看病。1973年1月加入中国共产党。

1975年10月毕业留校，11月借调西安医学院岐山教学基地开门办学半年，教授78届5班中医临床课，并在岐山县益店医院内科上临床、带教。

1976年7月在陕西中医学院附属医院参加唐山地震伤病员的医疗护理，随后参加外科病房医疗工作。

1978年7月—1979年6月，在广州中医学院进修中药方剂，给该院78级中医专业讲授《方剂学》26学时，其间参加该院青年教师培训班学习。

1979年9月—1980年1月，参加陕西中医学院青年教师第二期师资班学习，系统学习"四大经典"。

1980 年 1 月在陕西中医学院附属医院内科病房、内科急诊从事临床工作。

1981 年 9 月—1984 年 9 月，在中药方剂教研室方剂组担任方剂学教学工作，研究方剂治法配伍，坚持在附属医院内科上临床。

1984 年 9 月调任医疗系担任秘书，承担中医内科教学门诊工作。

1986 年继续读研古今内科治法方药相关内容的医籍杂志，编著《中医内科病证治法》（1993 年 8 月由人民卫生出版社出版）。

1990 年 3—7 月，在上海中医学院参加国家中医管理局举办的全国高等中医院校附属医院教学院长培训班学习。

1994 年 4 月担任医疗系主持工作的副主任。

1997 年 3 月担任医疗系主任；11 月遴选为中医内科消化专业硕士生导师，担任中医内科导师组组长，校学位委员会临床专业分会主席。坚持每周两次内科门诊，结合临床开始研究内科难治病的辨证施治临床思维方法。

1999 年 12 月—2004 年 6 月，"院系合一"后兼任陕西中医学院附属医院副院长、党委副书记、医疗系副主任。2000 年晋升为中医内科教授。其间作为附属医院脾胃病科学科带头人，参与查房、会诊、专家门诊。

2002 年 9 月所主编的《内科难治病辨治思路》由人民卫生出版出版发行，该书结合临床对难治病的辨治思维提出不少新观点，同行反映学术性、实用性俱佳，重印 3 次。

2003 年 7 月去北欧芬兰、瑞典、挪威、丹麦等四国考查两周。

2004 年 2 月被陕西省教育工委评为 2003 年度精神文明建设先进工作者，12 月被宁夏医科大学聘为中医内科客座教授。

2004 年 6 月—2007 年 6 月，任陕西中医学院中医系主任。

2005 年主持国家自然科学基金项目"胃黏膜异型增生虚实关联证结构特征及血清肿瘤相关物质水平关系的动态研究"，实现了陕西中医学院国家自然科学基金项目零的突破。从 2005 年开始参与国家自然科学基金项目、陕西省科技厅科研项目评审及陕西省卫生高级专业技术资格评审 10 余年。

2006 年 4 月被上海中医药大学聘为中医内科博士生导师，次年招收博士生，如期毕业，获博士学位。作为陕西省中医管理局脾胃病学科带头人，引领学科发展，2006年脾胃病学科被评为陕西省中医管理局重点学科。同年考取香港注册中医师。

2007年6月卸任中医系主任，9月应聘去深圳香港中医医院执医10个月。

2008年被评为陕西省首批名中医；同年确定为第四批全国老中医药专家学术经验指导老师，随后2012年、2017年分别聘为第五批、第六批全国老中医药专家学术经验指导老师。

2011年带领的陕西中医学院附属医院脾胃病科被评为国家中医药管理局重点学科。

2008年主持的项目"基于慢性萎缩性胃炎胃癌前病变虚实关联证候辨治的临床疗效评价方法研究"。

2010年3月赴美国旧金山参加"第81届国医节"庆典活动暨中医药发展五洲论坛，大会交流"基于中医证候的胃黏膜异型增生癌变规律研究"中标国家自然科学基金。

2011年被聘为陕西中医药大学首位二级教授。

2012年赴台北参加82届国医节暨2012国际中医药学术大会，大会交流论文。主持的"胃癌前病变虚实关联证候特征与金果胃康证治效应研究"获2012年陕西省人民政府"陕西省科学技术二等奖"。同年被评为第五批全国老中医药专家学术经验继承指导老师。

2013年被聘为第三批全国优秀中医临床研修人才项目指导老师。同年5月赴德国（卢森堡）参加第44届国际中医药学术大会。同年被中国中医科学院聘为中医师承培养博士导师。

2014年主持编审，杨志宏、宇文亚主编的《沈舒文疑难病症治验思辨录》由中国中医药出版社出版。

2015年组织继承人在《中国中医药报》学术与临床栏目连续发表学术经验文章10篇。同年11月退休。后在陕西中医药大学附属医院名医馆、第二附属医院国医堂上门诊，参与疑难病会诊，坚持每月1次的继承人典型病案讨论。

2017 年 1 月国家中医药管理局将陕西中医药大学附属医院沈舒文工作室确定为"全国名老中医药专家传承工作室"。

2019 年 8 月被中共延安市子长县委、子长县人民政府聘为子长县专家工作站首席专家，定期去子长县进行精准医疗、中医药人才培养工作。

2021 年 4 月被陕西省"三部委"授予"陕西省中医药突出贡献奖"。